志玲博士
指导安全用药

药师解惑
儿童常见病用药

主编

李志玲

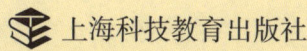

图书在版编目(CIP)数据

药师解惑儿童常见病用药/李志玲主编. --上海：上海科技教育出版社, 2025.1.--ISBN 978-7-5428-8243-1

Ⅰ. R720.5

中国国家版本馆CIP数据核字第20242SC728号

责任编辑　蔡　婷
装帧设计　李梦雪

药师解惑儿童常见病用药
主编　李志玲

出版发行	上海科技教育出版社有限公司 （上海市闵行区号景路159弄A座8楼　邮政编码201101）
网　　址	www.sste.com　　www.ewen.co
经　　销	各地新华书店
印　　刷	上海颛辉印刷厂有限公司
开　　本	720×1000　1/16
印　　张	15
版　　次	2025年1月第1版
印　　次	2025年1月第1次印刷
书　　号	ISBN 978-7-5428-8243-1/R·492
定　　价	98.00元

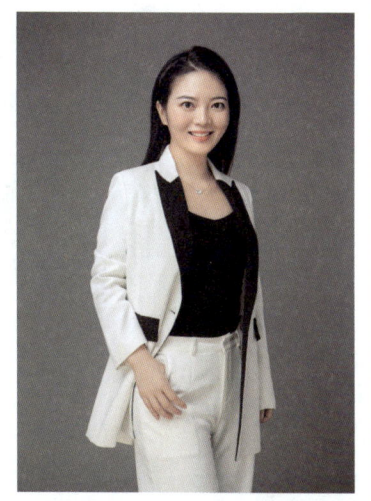

李志玲

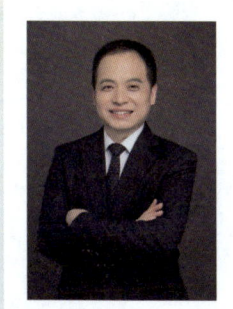

张顺国

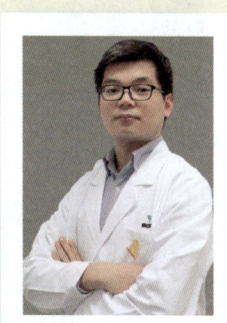

沈安乐

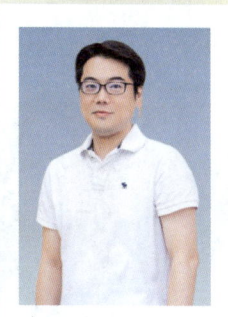

蒋樾廉

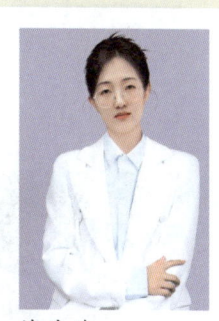

韩美芬

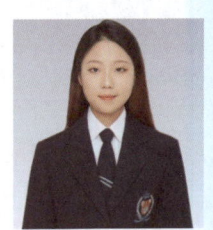
李陈穗子

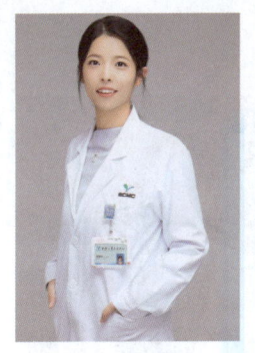
顾莹芬

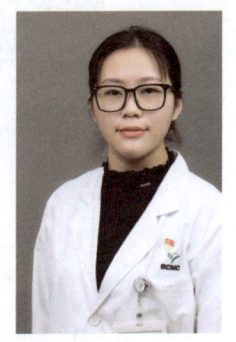
金骋

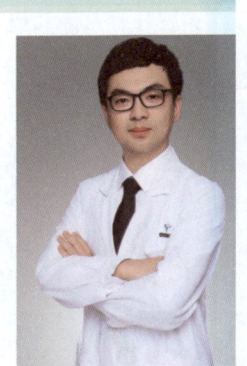
王登宇

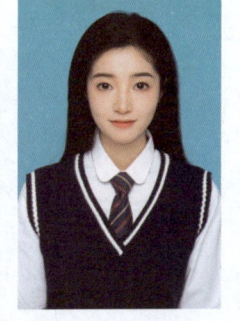
张蝶

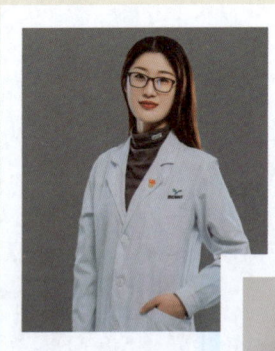
陈鸿婷

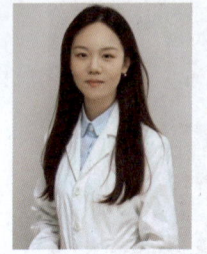
李卓

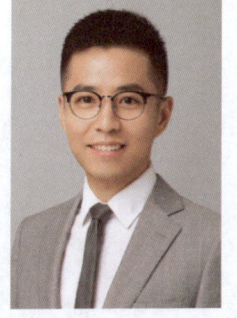
周宇星

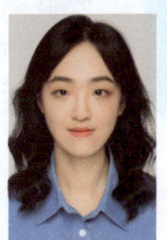
张馨蕾

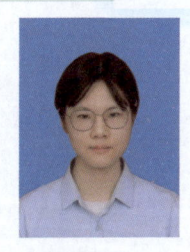
李思妍

编写者名单

主　编　李志玲

副主编　张顺国　沈安乐　蒋樾廉　韩美芬

编　委　顾莹芬　陈鸿婷　张　蝶　王登宇
　　　　　李　卓　金　骋　李陈穗子

插　画　李思妍　张馨蕾　周宇星

写给读者

尊敬的读者：

您好！

在这个瞬息万变的时代，儿童健康问题始终是家庭和社会关注的重心。《"健康中国2030"规划纲要》中明确提出提高全民健康水平，其中对儿童的健康尤为重视。基于这样的国策背景，我们意识到加强儿童医疗健康知识的普及尤为重要。

儿童由于其生理特点和成长需求，对疾病和药物的反应与成人有很大差异。儿童用药不仅需关注药效，更应重视药品的安全性与适用性。因此，《药师解惑儿童常见病用药》一书应运而生，旨在为广大家长及医疗从业者提供一本全面、易于理解的儿童用药参考书籍。此书旨在填补儿童用药指导科普的空白，提供准确、安全的药物使用信息，关注儿童在药物治疗中的特殊需求。

本书由儿科医生及药学专家共同撰写，聚焦于国内儿童常用的药物，经过严格的论证和审校。我们力求在每一章节中详细介绍疾病的常见症状，药物的作用机理、适应证、用法用量、不良反应、特别警告等关键信息。为提高阅读趣味性，书中有一些ChatGPT生成的图片，这些图片均为4.0版本，生成于2024年4月。生成图片的特定指令关键词（如正文第一页图：如果你是上海市儿童医学中心药剂科的药师，请帮我画一幅画，内容是关于儿童患有癫痫病）确保了图片的原创性和合法性，并且生成的图片不侵犯任何第三方的著作权、商标权、专利权,以及他人名誉权、肖像权、姓名权等合法权益。

此书不仅适合卫生专业人士在临床实践中参考,也适合家长在家庭护理中参考。我们明白,尽管有众多医疗资源可供查阅,但正确的用药指导仍然是家长最为渴望掌握的信息。在编写过程中,我们特别注重科学性与实用性的结合,力求使每位读者都能通过本书找到最精准、实用的用药指导。

我们希望,《药师解惑儿童常见病用药》能够成为家庭用药的必备参考书,帮助家长在面对孩子突发的"小病小痛"时,能够做出正确的用药判断;同时也为医护人员提供一个科学的参考资源,增强儿童疾病治疗的专业支持。我们深信,通过这本书的引导与帮助,读者能更加合理地应对儿童常见疾病,更安全、有效地进行药物治疗。儿童是未来的希望,让我们共同努力,为他们的健康成长护航。

感谢您的信任与支持,希望《药师解惑儿童常见病用药》能成为您值得信赖的伙伴。祝您阅读愉快!

李志玲

2024年9月8日

目 录

一、头颈部常见疾病 / 1

(一)宝宝出现抽筋,需要担心患上癫痫吗 / 1

(二)孩子总说耳朵疼,需要警惕是不是中耳炎 / 8

(三)春天里孩子总是鼻塞、流鼻涕和打喷嚏,是不是过敏性鼻炎 / 14

(四)孩子总是抱怨看不清,是否近视了 / 19

(五)孩子总是不停揉眼睛,眼睛痒痒的,是不是患上过敏性结膜炎 / 23

(六)孩子一吃东西就说嘴巴疼,是否出现口腔溃疡 / 29

(七)孩子不注意口腔卫生,不好好刷牙,龋病就会找上门 / 35

(八)感冒的误区与真相:科学解读感冒防治 / 40

(九)宝宝扁桃体健康:你需要知道的事 / 46

(十)咽喉健康:识别和应对咽炎 / 49

二、胸部常见疾病 / 53

(一)宝宝得了肺炎怎么办?宝爸宝妈不用愁 / 53

(二)哮喘是什么?宝宝用药需注意 / 66

(三)保护孩子心脏健康:了解儿童川崎病的奥秘 / 77

三、腹部常见疾病 / 83

(一)小肠大敌:保护孩子免受胃肠道感染的全面指南 / 83

(二)小宝宝肚子"闹情绪"?揭秘儿童消化不良及腹泻的解决方案 / 88

(三)小宝宝的肠道畅通计划:了解儿童便秘的解决方案 / 93

(四)守护宝宝胃肠健康:了解儿童消化性溃疡及幽门螺杆菌感染常见问题的解答 / 99

(五)小肚子大疑虑,了解急性阑尾炎的常见问题解答 / 104

(六)走进功能性消化不良 / 109

(七)厌食症,影响宝宝健康成长 / 115

(八)小心泌尿系统感染来袭 / 120

四、生长发育与营养性疾病 / 126

(一)有一种矮小叫"生长激素缺乏症" / 126

(二)认识性早熟——别让花儿开得太早 / 131

(三)别让"小胖"成"大胖" / 136

(四)"维"你不可——维生素缺乏会怎样 / 142

(五)不能不在乎的缺铁性贫血 / 150

五、心理障碍性疾病 / 156

(一)家长如何支持多动"皮猴子"的成长 / 156

(二)儿童孤独症——不只是沉默,更是被误解的世界 / 162

(三)帮助孩子驯服焦虑 / 168

六、皮肤累及常见疾病 / 174

(一)你真的了解水痘-带状疱疹病毒感染吗 / 174

(二)脓疱疮?别怕,我们一起战胜它 / 179

(三)皮肤起癣大揭秘 / 185

(四)晒伤可不只会变黑,还会得日光性皮炎 / 190

(五)小儿痱子不可怕 / 195

(六)玫瑰糠疹:美丽名字下的疾病 / 199

(七)痤疮:不只是青春期的烦恼 / 202

(八)童享无忧夏日:细解儿童蚊虫叮咬处理与安全用药 / 207

(九)瘙痒小怪兽来袭!儿科药师的荨麻疹驱逐秘籍,让孩子笑对"风疙瘩" / 213

(十)做宝宝肌肤守护者:科学应对儿童湿疹,药师指导安心用药攻略 / 218

附录 / 224

1. 儿童生长标准 / 224

2. 疫苗接种一览表 / 230

头颈部常见疾病

(一)宝宝出现抽筋,需要担心患上癫痫吗

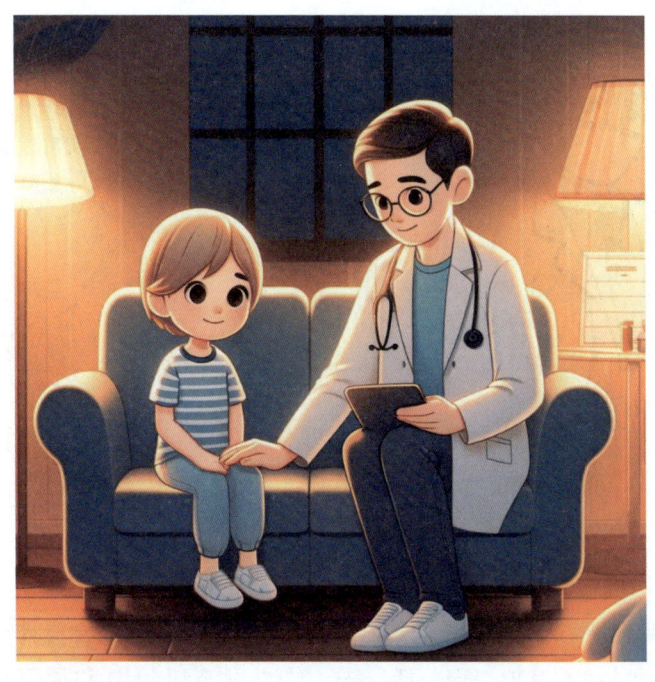

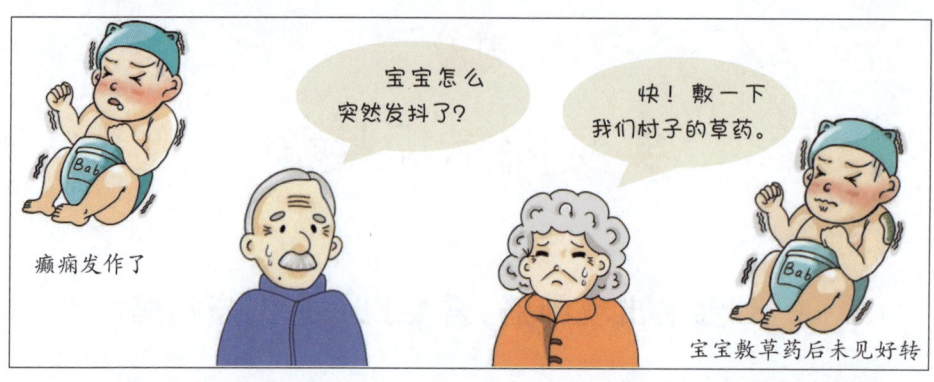

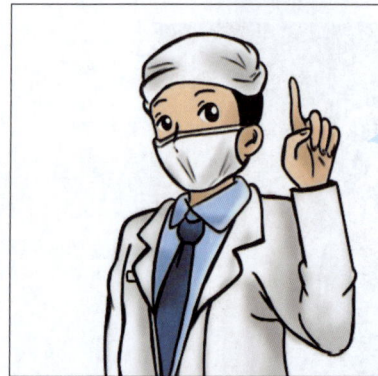

1. 谣言 ①癫痫是精神疾病;②癫痫是传染性疾病;③癫痫患者智力低下;④癫痫是无法治疗的;⑤癫痫患者无法像其他人一样正常生活;⑥癫痫可以通过吞咽舌头来治疗。

2. 孩子出现哪些症状,家长要怀疑孩子有癫痫的可能 孩子出现突然的不可控制的抽搐或痉挛,这是最常见的癫痫症状。抽搐可能表现为全身抽动、肢体抽搐或局部部位的抽搐。其他表现包括:孩子突然失去意识,无法与周围环境互动;在一段时间内表现意识模糊、困惑或行为异常;出现反复发作的异常行为,如拍打嘴唇、咀嚼、手部抓挠等动作,或者出现奇怪的感觉,如突然的恐惧感、幻觉等;孩子突然失去言语能力或出现言语障碍;出现其他异常行为或感觉,包括突然的情绪波动、异常呼吸、闻到奇怪的气味、产生视觉变化等。孩子出现以上任何一种或多种症状,尤其是频繁发作或持续时间较长的情况,则建议立即就医,寻求医生的诊断和治疗。

3. 癫痫是一种什么样的疾病,临床常用诊断方法有哪些 癫痫是一种神经系统疾病,是大脑神经元异常放电导致的反复发作性病症。这种异常放电可能会导致大脑功能异常,表现为短暂的意识丧失、肌肉抽搐、感觉异常等。癫痫发作形式多种多样,包括部分性发作(只涉及大脑的某一部分)、全身性发作(累及整个大脑)、失神发作(短暂的意识丧失)等。癫痫是慢性病,需要长期治疗和管理,以控制发作频率和减轻症状的严重程度。通过合理的治疗和管理,大多数癫痫患儿可以有效控制发作,改善生活质量。

诊断癫痫不能靠简单的判断,医生会详细询问孩子的病史,包括症状的发作频率、持续时间、发作时的情况以及任何可能的诱因。对孩子进行全面的体格检查,包括神经系统检查,以排除其他可能引起癫痫症状的疾病或异常。脑电图是诊断癫痫的主要工具之一。通过在头皮上放置电极,记录大脑的电活动,可以检测到癫痫发作时的异常放电。因此,脑电图在诊断癫痫类型、确定发作部位和评估治疗效果上都有决定性的帮助。另外,医生还可以通过神经影像学检查包括磁共振成像(MRI)和计算机断层扫描(CT)等,来排除其他导致癫痫的潜在原因,如脑肿瘤、脑损伤、脑血管畸形等。血液学检查可以排除代谢性疾病或其他病因引起的癫痫发作,如低血糖、电解质紊乱等。另一个重要的手段是神经心理学评估,以评估癫痫对患儿认知和行为功能的影响,包括智力水平、学习能力和行为问题等。

4. 癫痫有哪些诱发因素　多种因素可诱发或加重癫痫,包括:①缺乏充足的睡眠或不规律的睡眠,长时间的精神紧张,疲劳;②突然的生活节奏变化,如长途旅行、时差变化或假期不规律生活;③剧烈的情绪波动、焦虑、紧张或压力过大,可能会引起癫痫发作;④某些其他疾病或病理状态,如颅脑外伤、发热性疾病、感染、电解质紊乱、代谢紊乱等;⑤低血糖状态可能会引起癫痫发作,尤其是对于已经患有糖尿病的儿童而言。闪光灯、电视或计算机屏幕等光刺激可能会触发某些患儿癫痫发作。有些药物也可能会引起癫痫发作,尤其是如果患儿对药物过敏或对药物的耐受性较差。虽然上述因素可能会诱发癫痫发作,但并不是所有癫痫患儿都会受到相同的诱发因素影响。了解并尽量避免这些因素对于防治及管理癫痫很重要。

5. 常用的抗癫痫药物有哪些　目前临床上常用的药物分为三代。

(1) 第一代抗癫痫药物　包括:①苯妥英钠,为广谱抗癫痫药物,通常用于治疗部分性癫痫和全身性癫痫,也可用于急性癫痫发作的控制;②苯巴比妥,可用于治疗部分性癫痫和全身性癫痫,也可用于癫痫持续状态的治疗;③卡马西平,用于治疗各种类型的部分性癫痫和全身性癫痫,也可用于双相情感障碍等其他疾病的治疗;④乙琥胺,主要用于治疗小发作癫痫,如小发作癫痫和特发性小发作癫痫;⑤丙戊酸，用于治疗多种类型的癫痫，包括部分性癫痫、全身性癫痫以及癫痫综合征，也可用于双相情感障碍等其他疾病的治疗；⑥氯硝西泮，可用于治疗多种类型的癫痫，包括部分性癫痫、全身性癫痫和癫痫综合征，通常被用作辅助药物，与其他抗癫痫药物联合使用以增强疗效。

（2）第二代抗癫痫药物　包括：①拉莫三嗪，为广谱抗癫痫药物，用于治疗部分性癫痫、全身性癫痫和癫痫综合征，也可用于双相情感障碍等其他疾病的治疗；②托吡酯，也是一种广谱抗癫痫药物，用于治疗部分性癫痫、全身性癫痫和癫痫综合征，也可用于偏头痛等其他疾病的治疗；③奥卡西平，是卡马西平的衍生物，主要用于治疗部分性癫痫，包括部分性癫痫发作和部分性癫痫持续状态；④加巴喷丁，主要用于治疗部分性癫痫，包括简单部分性癫痫和复杂部分性癫痫以及控制全身性癫痫发作；⑤左乙拉西坦，主要用于治疗部分性癫痫，包括简单部分性癫痫和复杂部分性癫痫，也可作为辅助治疗药物与其他抗癫痫药物联合使用，是目前临床使用较多的一种抗癫痫药物。

（3）第三代抗癫痫药物　包括：①拉考沙胺，主要用于治疗部分性癫痫发作，常与其他抗癫痫药物联合使用；②氯巴占，主要用于治疗各种类型的癫痫，包括部分性癫痫发作和全身性发作；③吡仑帕奈，主要用于癫痫部分发作，伴有或不伴有继发性全身性癫痫发作的治疗；④氨己烯酸，主要用于治疗各种类型的癫痫，包括部分性癫痫发作、全身性癫痫发作特定的癫痫综合征，如良性癫痫样发作、小儿发作性失神等，也可以用作单药治疗或与其他抗癫痫药物联合使用。

第二、第三代抗癫痫药物相对第一代具有更好的特异性和安全性，但在具体选择时需要考虑患者的病情、耐受性和可能的药物相互作用等因素，并在医生的指导下进行个体化治疗，第二、第三代抗癫痫药物尚无法完全取代第一代抗癫痫药物。

6. 服用抗癫痫药物需要注意哪些问题　癫痫治疗最重要的就是严格遵医嘱用药，必须按照医生的指导和处方用药，以免影响治疗效果。定期复诊是确保治疗效果和监测药物不良反应的重要手段。按医生要求定期复诊，并根据医生的建议进行检查。千万不要突然停止用药，突然停药可能导致癫痫发作频率增加或出现心房颤动等危险情况。如果需要停药或更换药物，应在医生的指导下逐渐减量。谨慎地监测药物不良反应，注意观察药物可能引起的不良反应，如头晕、嗜睡、肌肉无力、皮疹等，及时告知医生，并在医生指导下处理。同时，服用其他药物可能会影响抗癫痫药物的效果，甚至引起严重的相互作用，服用第一代抗癫痫药物时需要特别注意。遵医嘱饮食,有些抗癫痫药物与饮食有关,例如,某些药物可能受高脂饮食的影响而吸收不良。定期监测血药浓度,以确保治疗效果。

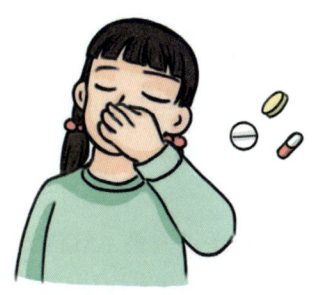

严格遵医嘱用药

7. 抗癫痫药物常见的不良反应有哪些 抗癫痫药物的不良反应因药物种类、个体差异和剂量等而异,常见:①嗜睡和乏力,可能会影响患儿的日常生活;②头晕和共济失调,一些患儿使用抗癫痫药物时可能会出现头晕和共济失调,可能增加摔倒和受伤的风险;③消化道不适,如恶心、呕吐、腹泻和胃痛等,影响患儿的食欲和营养摄入;④体重增加,一些抗癫痫药物可能导致体重增加,这可能对患儿的身体健康和心理健康造成负面影响;⑤皮肤反应,包括皮疹、荨麻疹和皮肤过敏等,有些抗癫痫药物可以引起严重的皮疹,需要及时治疗和监测;⑥精神和情绪变化,部分患儿使用抗癫痫药物时可能会出现精神和情绪变化,如焦虑、抑郁、情绪不稳等;⑦骨骼问题:长期使用某些抗癫痫药物可能导致骨骼问题,如骨密度减少和骨折风险增加。⑧肝功能异常,一些抗癫痫药物可能会导致肝功能异常和肝损伤。⑨血液问题,长期使用某些抗癫痫药物可能导致血小板减少和贫血等。

8. 癫痫患儿家长需要关注哪些重要问题 癫痫是一种慢性疾病,作为癫痫患儿的家长,需要特别关注以下几个问题。

(1)癫痫发作的监测和管理 家长需要了解癫痫的发作特征,包括发作类型、持续时间、频率等,并学会应对其急性发作的紧急处理方法。家长还需要与医生密切合作,制订合适的治疗方案,确保患儿癫痫症状得到有效控制。

(2)药物治疗的管理 家长需要严格按照医生的处方用药,并注意监测药物的不良反应和疗效。如果有任何不良反应或症状加重的情况,应及时告知医生,并根据医生的建议调整治疗方案。

(3)日常生活的安排和管理 家长需要注意安排孩子的日常生活,包括规律的作息时间、合理的饮食结构、适当的体育锻炼等,以维持孩子的健康状态。此外,孩子进行一些特殊活动或参加学校课外活动时,也需要特别关注对癫痫的管理和孩子自身安全。

(4)心理和情绪支持　疾病可能对孩子的心理和情绪产生影响,家长需要给予孩子足够的理解、支持和关爱,帮助他们提升自信心和应对癫痫的能力。如果有需要,家长可以考虑寻求专业心理咨询或支持。

(5)与学校和社会的沟通与合作　家长需要与孩子所在的学校和社区建立良好的沟通和合作关系,让老师和其他关键人员了解孩子的病情,并提供必要的支持和帮助,确保患儿能够在学习和生活中得到良好的照顾和安全保障。

通过关注以上几个方面,以及不断学习和了解癫痫相关知识,家长可以更好地管理和应对孩子的癫痫问题,保障患儿的健康和安全。

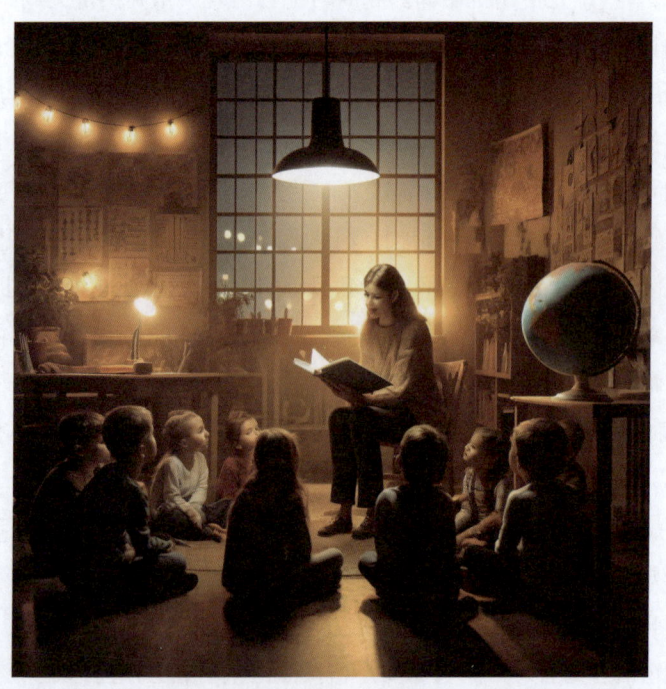

一、头颈部常见疾病　7

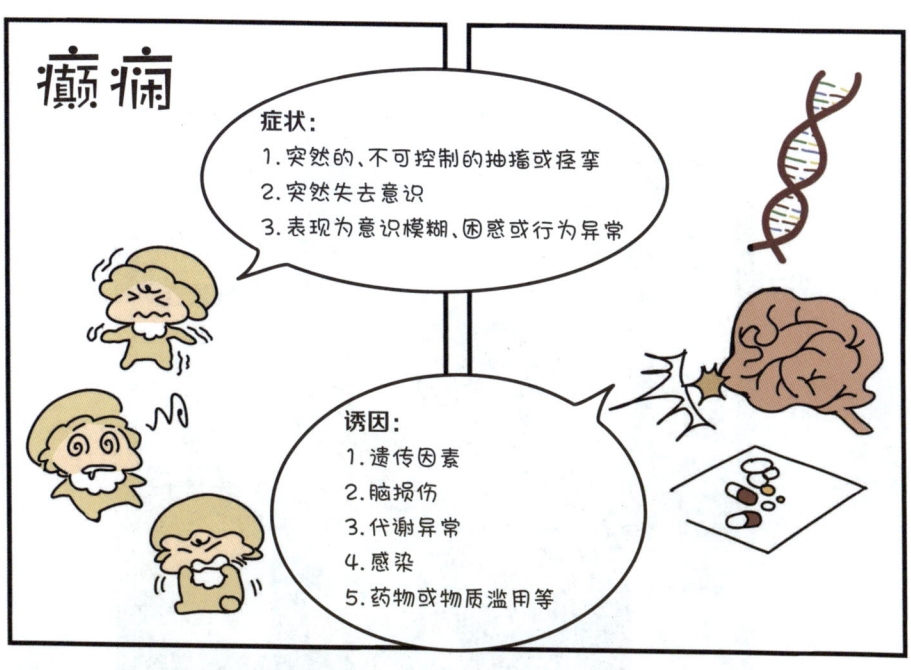

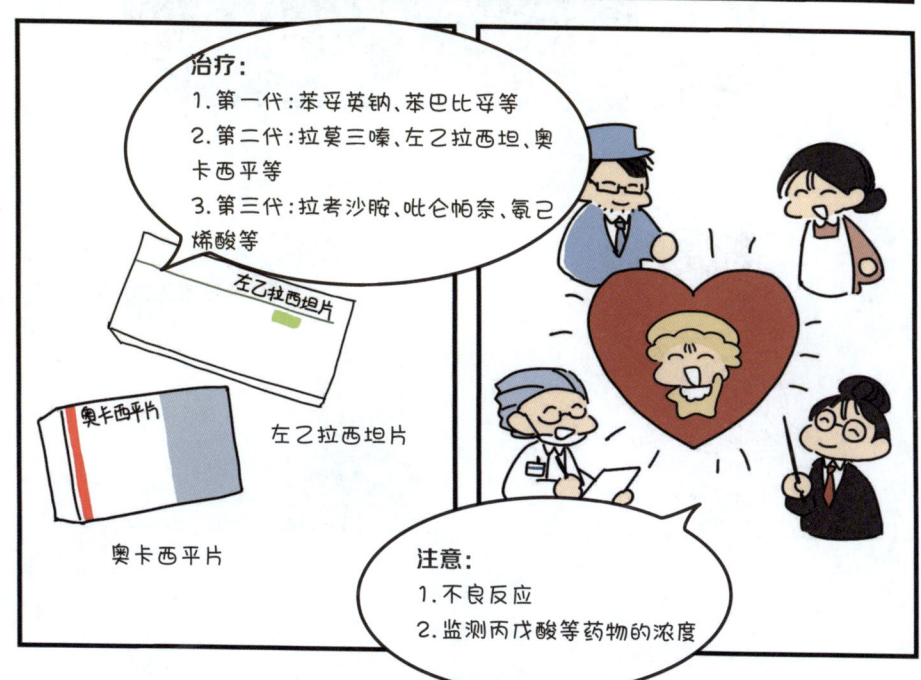

(二)孩子总说耳朵疼,需要警惕是不是中耳炎

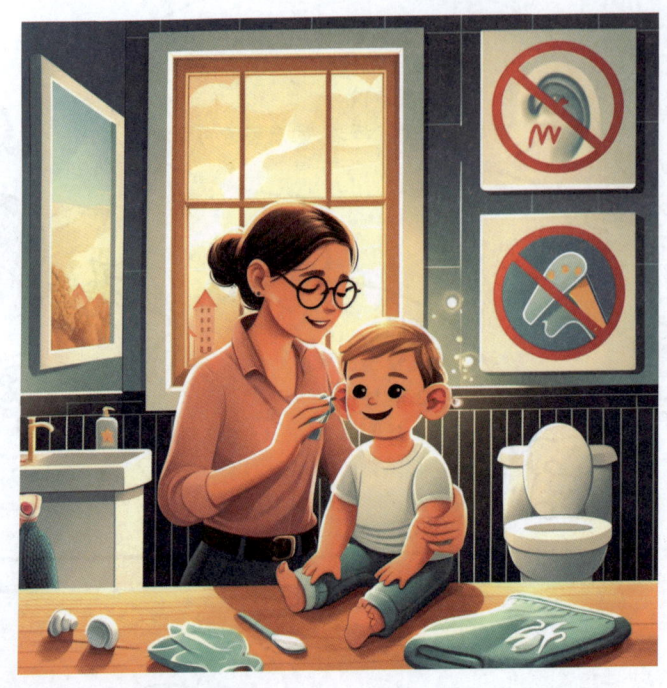

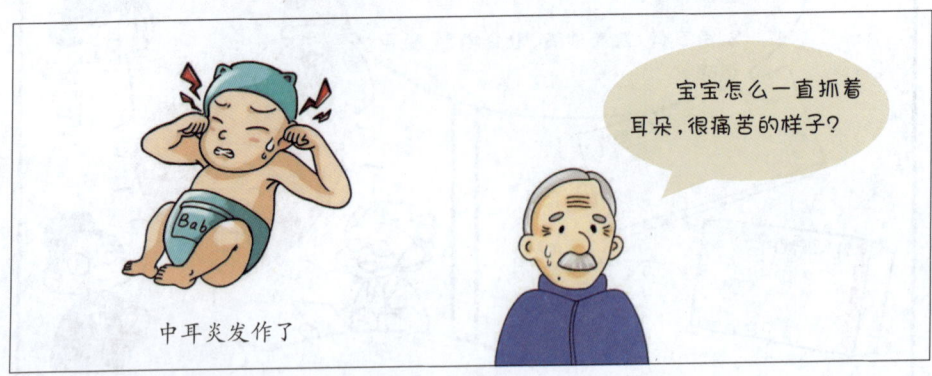

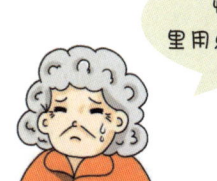
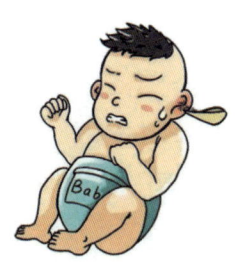

宝宝耳朵吹入药粉后症状并未好转

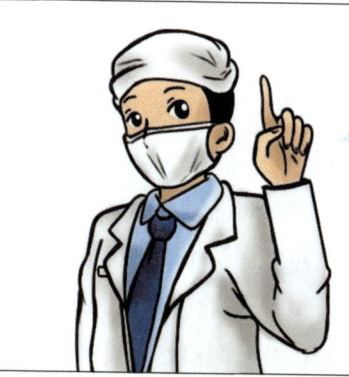

1. **谣言** ①只有感冒才会导致中耳炎;②中耳炎只是耳朵疼;③中耳炎会自行痊愈;④中耳炎可以通过使用耳塞等方法治愈;⑤只要耳朵不痛了就表示中耳炎已经痊愈;⑥中耳炎不会对听力造成长期影响。

2. **出现哪些症状家长要怀疑孩子有中耳炎的可能**　最常见的症状之一是耳朵疼痛,可能是轻微的不适感,也有可能是剧烈的疼痛。感到耳朵内有压力或堵塞感,有时伴随有轻微的听力下降。部分中耳炎患儿可能有发热,尤其是在感染引起的情况下会出现耳内分泌物,通常是脓液或黄色、绿色的液体。听力有所下降,感觉耳朵里有异物或听力模糊,出现头痛或头晕感,食欲不振、夜间耳部疼痛或不适感导致的睡眠质量下降。

3. **中耳炎是一种什么样的疾病,临床如何诊断中耳炎**　中耳炎是耳部的感染性疾病,通常是由咽鼓管堵塞或感染导致的中耳腔内炎症。临床诊断中耳炎需要询问患者的病史,包括症状持续时间、疼痛程度、发热情况等。仔细检查患儿的耳朵,观察是否有分泌物流出、耳道是否红肿等症状。必要时会进行听力测试,以评估是否存在听力损失。可能还会进行鼓膜压力测试,以检查其中耳腔内的压力情况。有时会使用耳内镜检查耳道和鼓膜,以更清楚地观察炎症情况。在某些情况下,医生可能会要求进行X线、CT或MRI等影像学检查,以进一步评估中耳炎的严重程度和可能的并发症。

4. 中耳炎有哪些诱发因素 ①细菌或病毒感染是中耳炎最常见的诱发因素之一,通常源于上呼吸道感染,如普通感冒或流行性感冒,然后病毒或细菌通过咽鼓管传播到中耳引起炎症。②咽鼓管功能障碍,咽鼓管是连接咽部和中耳的管道,负责平衡中耳内外压力和排泄耳内分泌物。当咽鼓管功能受损或堵塞时,中耳内的压力可能增加,诱发炎症。③长期暴露于烟雾、空气污染或其他刺激物质,可能会导致中耳炎的发生。④长时间处于水中(如游泳)、频繁清洗耳朵或使用耳塞等可能会使耳道变得潮湿,增加细菌或真菌感染的风险。⑤气压的突然变化,如飞行、潜水或在高海拔地区活动,可能会导致耳内外压力失衡,从而诱发中耳炎。⑥鼻子和咽喉部位异常,如腺样体过度肥大、腺样体发炎或鼻窦问题,可能导致中耳炎的发生。⑦免疫系统功能受损或免疫抑制药物的使用,可能增加中耳炎的发生风险。⑧过度使用耳塞可能会阻碍耳道通风,增加感染的风险。因此,保持耳部卫生,避免接触刺激物质,注意保护耳部免受气压变化的影响以及及时治疗呼吸道感染等,都有助于预防中耳炎的发生。

5. 治疗中耳炎的主要药物有哪些 中耳炎局部治疗可使用抗炎镇痛类药物,例如苯酚滴耳液。如果中耳炎是由细菌感染引起的,医生通常会开具抗菌药物来进行治疗。局部使用的抗菌药物包括氧氟沙星滴耳液等。常用的抗菌药物包括阿莫西林、阿莫西林克拉维酸等。对于过敏或不能耐受这些抗菌药物的患者,可能会使用其他类型的抗菌药物。其他可能用到的药物还包括非甾体抗炎药、抗组胺药和鼻腔激素类药物等。

6. 中耳炎治疗的注意事项 不要盲目地滥用抗菌药物,抗菌药物只对细菌感染有效,不适用于病毒性感染或过敏反应引起的中耳炎。滥用抗菌药物可能导致病原菌耐药性的发展,使抗感染治疗变得更加困难。一旦明确诊断和病因,建议尽早开始药物治疗,以防止中耳炎症状恶化或并发症发生。需要避免过度依赖镇痛药,镇痛药可以缓解疼痛,但不应长期依赖。如果疼痛持续或加剧,应及时就医。使用抗菌药物时要密切关注过敏反应的出现,如皮疹、荨麻疹,甚至呼吸困难等。出现过敏反应应立即停止使用药物,并就医寻求帮助。此外,中耳炎发作期间,避

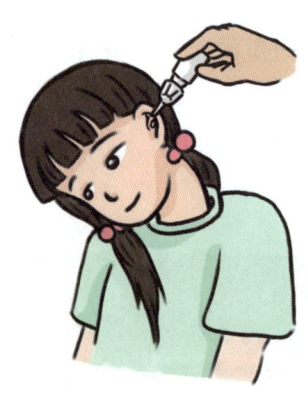

免使用耳塞或耳棉球,因为它们可能阻碍耳道通风,加重炎症。注意保持耳部清洁干燥,避免接触过多水分,以减少细菌或真菌感染的风险。

7. 中耳炎常用抗菌药物的不良反应有哪些 常用于治疗中耳炎的抗菌药物主要是青霉素类和头孢菌素类药物,如阿莫西林、阿莫西林克拉维酸、头孢氨苄等。这些抗菌药物可能会引起一些不良反应,包括:①过敏反应,包括皮疹、荨麻疹、瘙痒、红肿、呼吸困难、喉头水肿等。严重的过敏反应可能导致过敏性休克,需要立即就医处理。②消化系统不适,包括恶心、呕吐、腹泻、腹痛等症状。长期或高剂量使用某些抗菌药物可能会导致肝功能异常,表现为黄疸、肝酶升高等。③部分抗菌药物可能会引起神经系统不良反应,如头晕、头痛、焦虑、失眠等。④长期或大剂量使用抗菌药物可能会影响免疫系统功能,反而使得身体更容易受到感染。⑤少数抗菌药物可能会引起耳毒性,导致听力损伤或耳鸣等耳部不适症状。⑥长时间或不合理地使用抗菌药物可能会导致肠道菌群失调,增加肠道感染或腹泻的发生风险。⑦长期滥用抗菌药物可能会导致细菌产生耐药性,使抗菌药物治疗失效。

8. 中耳炎患儿的家长需要关注的问题 ①定期观察孩子的症状变化,特别是耳朵疼痛、发热、听力下降、耳内分泌物流出等中耳炎的常见症状。②及时发现症状变化,并及时就医。③严格按照医生的指示给孩子使用药物,包括抗菌药物、镇痛药等。④注意药物剂量、用法和用药时间,避免过度或不足量使用药物。⑤保持孩子的耳部清洁干燥,避免过度暴露于烟雾或污染物中,避免使用耳塞等可能导致耳道阻塞的物品。⑥按照医生的建议定期复诊,确保中耳炎得到有效的治疗和管理。⑦确保孩子有充足的营养和水分摄入,这有助于增强免疫力,减少感染的发生。⑧避免孩子食用可能引起过敏的食物,如花生、虾、蛋等,以减少过敏反应对中耳炎的影响。⑨中耳炎可能会影响孩子的听力发育,因此要密切关注孩子的听力发育情况,并及时就医进行听力测试和评估。⑩保证孩子充足的休息和睡眠,有助于提高其免疫力,以加快康复。

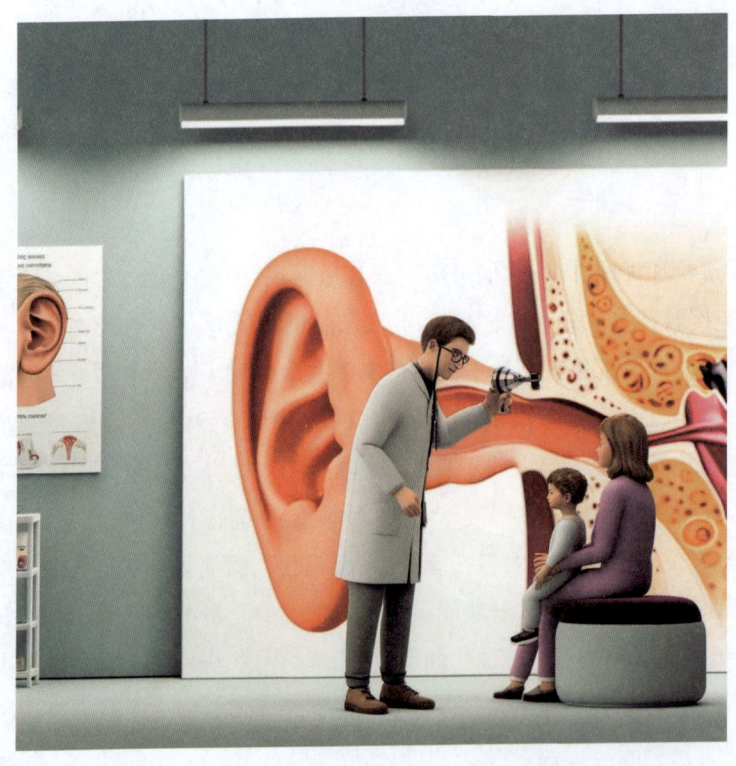

一、头颈部常见疾病　13

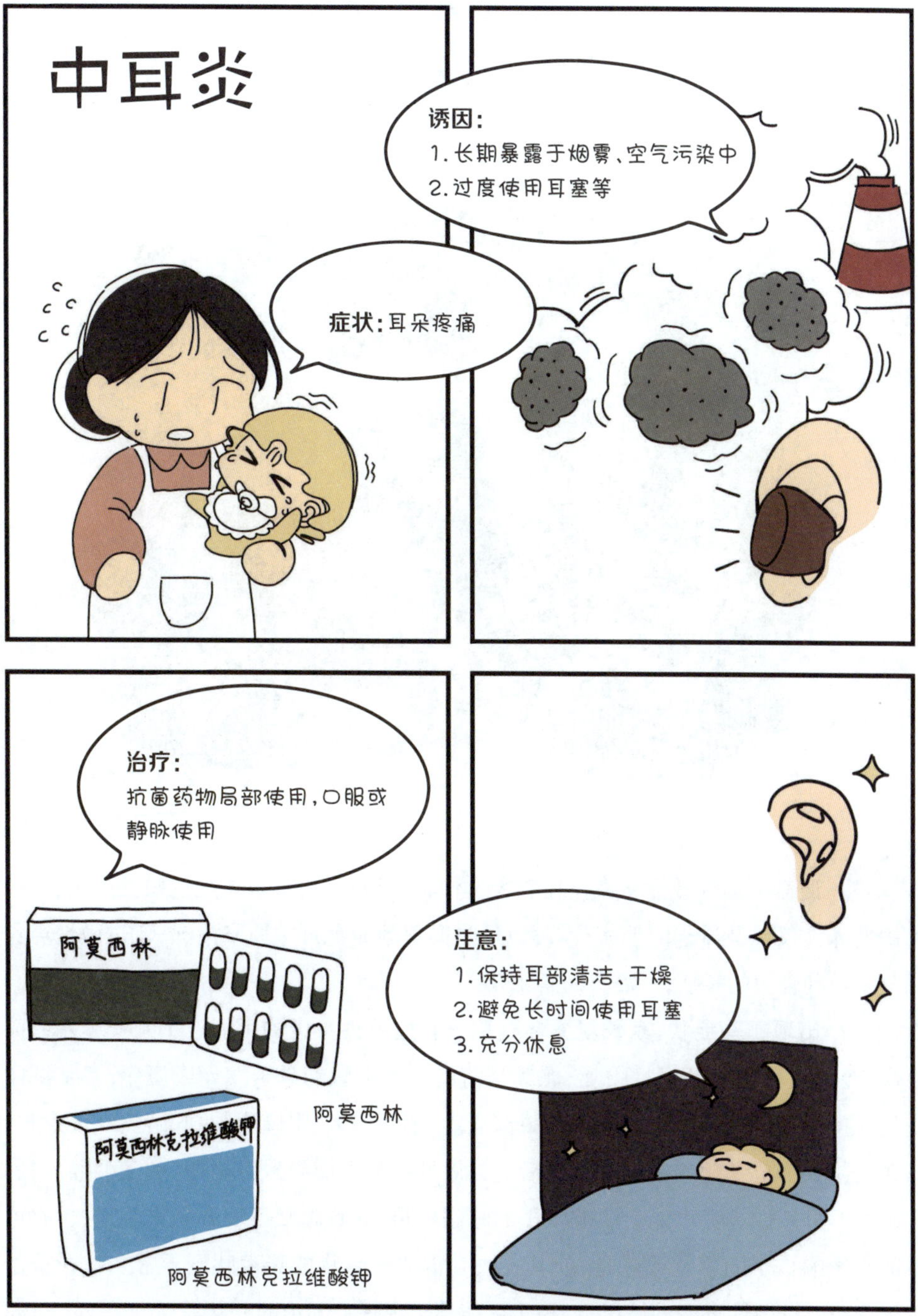

（三）春天里孩子总是鼻塞、流鼻涕和打喷嚏，是不是过敏性鼻炎

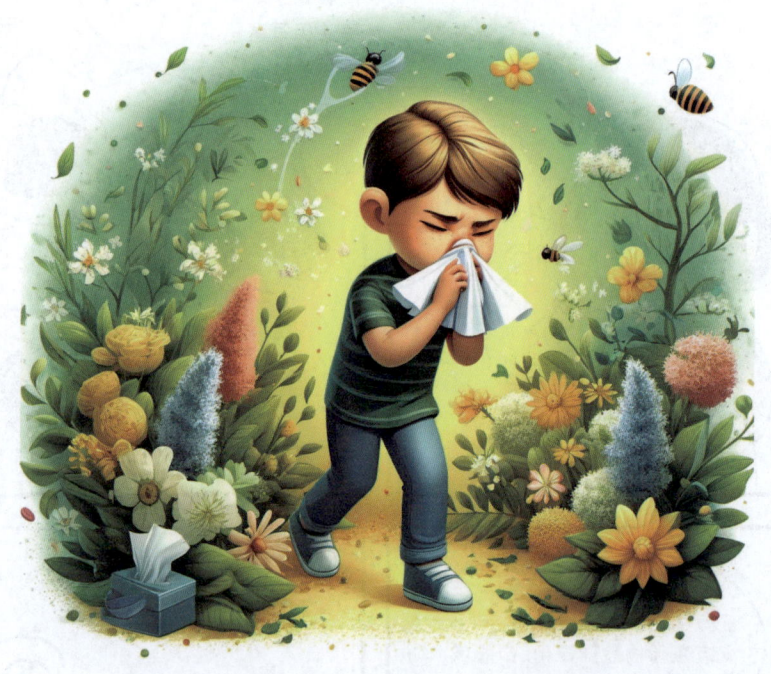

1. **谣言** ①过敏性鼻炎仅在春天发作；②只有花粉过敏才是过敏性鼻炎；③过敏性鼻炎仅仅是鼻子的毛病；④可以通过简单地避免过敏原来治愈；⑤过敏性鼻炎只是一种轻微的疾病，不需要医学治疗。

2. **出现哪些症状，家长就要怀疑孩子有过敏性鼻炎的可能** ①频繁鼻塞或流涕，接触过敏原后频繁打喷嚏，尤其是清晨。经常感到鼻子发痒或瘙痒，常常试图用手揉搓或挖鼻子。②可能出现眼部瘙痒、泪水增多、眼睑水肿、眼睛发红等症状，尤其是在季节变化或接触过敏原后。过敏性鼻炎可能导致后鼻漏，刺激咽喉，引起咳嗽。过敏性鼻炎可能会影响孩子的睡眠质量，导致睡眠不安或频繁醒来，也有可能会影响孩子的嗅觉或味觉，使其丧失食欲或对食物的味道感到异常。在严重过敏反应或过敏性哮喘的情况下，孩子可能会出现呼吸困难的症状。

3. 过敏性鼻炎是一种什么样的疾病,临床如何诊断过敏性鼻炎　过敏性鼻炎是由过敏原引起的鼻黏膜的慢性炎症性疾病,其主要特征是鼻黏膜充血、水肿和炎症反应,导致鼻腔和鼻窦出现如鼻塞、流涕、打喷嚏和鼻痒等症状。临床诊断过敏性鼻炎通常包括以下几个方面:①病史,包括症状的持续时间、发作频率、季节性变化、家族史以及可能的过敏原接触史等。②观察鼻黏膜的充血、水肿和分泌物等情况。③必要时进行皮肤过敏原测试,皮肤过敏原测试是诊断过敏性鼻炎的重要方法之一,通过在患者皮肤上施加常见的过敏原,如花粉、尘螨、宠物皮屑等,观察是否产生过敏反应。④血清IgE水平检测是另一种辅助诊断方法,通过检测血清中特定过敏原特异性IgE抗体的水平来确定过敏原。⑤鼻内镜检查可以直接观察鼻腔和鼻窦的病变情况,包括鼻黏膜充血、水肿、分泌物等。⑥在某些特定情况下,可以进行过敏原接触试验,以观察是否引起患儿过敏反应。

4. 过敏性鼻炎有哪些诱发因素　①最主要的诱发因素是接触过敏原,包括花粉、尘螨、真菌、宠物皮屑、空气污染物等。特别是季节性过敏原,如花粉是过敏性鼻炎发作的常见诱因。尤其在潮湿或不通风的环境中,这些过敏原更容易滋生和积聚,增加过敏性鼻炎的发作风险。②气候变化,气温和湿度的变化会影响过敏性鼻炎的发作频率和严重程度。例如,天气变冷或潮湿时,过敏性鼻炎患者的症状可能会加重。高污染环境中存在的颗粒物、化学物质和有害气体可能会刺激鼻黏膜,导致过敏性鼻炎的发作。③遗传因素也可影响个体对过敏原的敏感性,如果双亲有一个有过敏性疾病史,那么,其子女患上过敏性鼻炎的可能性会增加。④其他因素还包括饮食、药物、感染、情绪波动等,也有可能影响过敏性鼻炎的发作。

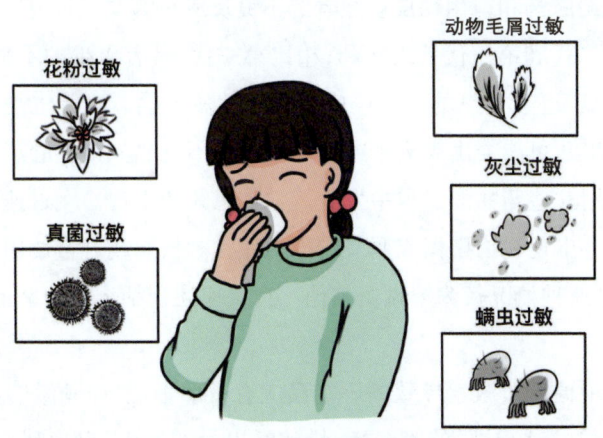

5. 治疗过敏性鼻炎的主要药物有哪些 ①抗组胺药,可以减轻由过敏性鼻炎引起的鼻塞、流涕、打喷嚏和鼻痒等症状。目前常用的口服抗组胺药包括氯雷他定、西替利嗪、地氯雷他定、左西替利嗪和依巴斯汀等,鼻用的有氮䓬斯汀和奥洛他定等。②治疗过敏性鼻炎的一线药物还有鼻用糖皮质激素,用于减轻鼻黏膜充血和炎症,缓解鼻塞和流涕等症状。目前临床常用的鼻用糖皮质激素喷剂有氟替卡松、糠酸莫米松和布地奈德等。③鼻用减充血剂,可以减轻鼻黏膜充血,缓解鼻塞等症状,常用的有羟甲唑啉等。④抗白三烯药物,其治疗过敏性鼻炎疗效与抗组胺药类似,具有良好的安全性,常用的药物是孟鲁司特钠。⑤鼻用抗胆碱药物,例如异丙托溴铵,可以减轻过敏性鼻炎引起的鼻分泌物增多和鼻黏膜充血等症状。⑥针对部分尘螨过敏的过敏性鼻炎患者,还有特异性的免疫治疗方法。⑦蒸汽吸入和盐水喷雾或吸入也可以使鼻充血暂时减轻,稀释黏性分泌物,缓解症状。

6. 过敏性鼻炎治疗时需要注意哪些事项 ①尽量避免接触过敏原,包括花粉、尘螨、宠物皮屑等。②在过敏季节戴口罩,定期清洁家居环境、保持室内通风等。③严格按照医生的处方用药,包括药物的剂量、频率和持续时间,建议连续用药,不要随意更改药物的用法或剂量。④要掌握正确的鼻用糖皮质激素使用方法,保持正确的喷雾姿势,并避免将喷雾剂喷向眼睛或喉部。长期过度使用鼻用糖皮质激素可能会导致鼻腔黏膜萎缩和产生依赖性,增加感染和鼻部出血的风险,应避免对鼻用糖皮质激素的过度依赖。⑤一些食物可能会导致过敏性鼻炎症状加重,如辛辣食物、酒精、含咖啡因食物等,要避免食用。⑥充足的睡眠、适量的运动、健康饮食和适当减压等都有助于增强免疫系统功能,减轻过敏性鼻炎的症状。

7. 常用抗组胺药和鼻用糖皮质激素的不良反应有哪些 目前常用于治疗过敏性鼻炎的是第二代和第三代抗组胺药,相比第一代,具有更少的不良反应,但仍可能引起一些不良反应,常见的不良反应有嗜睡和疲劳感。口干也是常见的不良反应之一。一些患儿可能会出现头晕或头痛。消化不良、恶心、呕吐或腹泻等胃肠道不适可能在使用这些药物的过程中发生。少数患儿会出现心跳过速或心慌。很少部分患儿可能会出现视物模糊或调节障碍的症状。长期或过量使用可能会导致肝功能异常,尽管这种情况较为罕见。其他不良反应还包括记忆力减退、焦虑和肌肉痉挛等。

常见的鼻用糖皮质激素导致的不良反应有鼻部不适,如刺激感、灼热感、干燥感或痒感等;增加鼻腔黏膜的脆弱性,导致鼻出血的发生;出现咽部不适感,如咽干、咽痒、咽痛、喉咙发痒和咳嗽等。长期或过量使用鼻用糖皮质激素可能会引起嗅觉减退或嗅觉丧失的情况,导致声音嘶哑或变声,还有可能增加口腔或鼻部感染的风险。有些患儿使用鼻用糖皮质激素喷雾后可能会出现恶心、头晕、头痛、过敏反应等不良反应。该类药还会造成咽后滴流感,即药物沿喉部流入口腔的感觉。

8. 作为过敏性鼻炎患儿的家长,需要关注的几个重要问题 ①定期观察孩子的症状,包括鼻塞、流涕、打喷嚏、鼻痒、眼部症状等,并记录症状的持续时间、频率和严重程度。②尽可能识别孩子的过敏原,包括花粉、尘螨、宠物皮屑等,以便采取相应的过敏防护措施,减少孩子接触过敏原的机会;同时,定期清洁家居环境,避免接触宠物;注意调整空气质量等。③治疗时应当严格按照处方有规律地使用药物,掌握正确的药物剂量、频率和使用方法,治疗时应连续用药,不可自行随意停药或更换药物。④有些食物可能会引起过敏反应,注意观察孩子是否对某些食物过敏,并避免食用可能引起过敏的食物。⑤养成孩子良好的生活方式,包括充足睡眠、健康饮食、适量运动、减少压力等,有助于增强免疫系统功能。⑥定期复诊,评估治疗效果,调整治疗方案,并及时处理并发症。

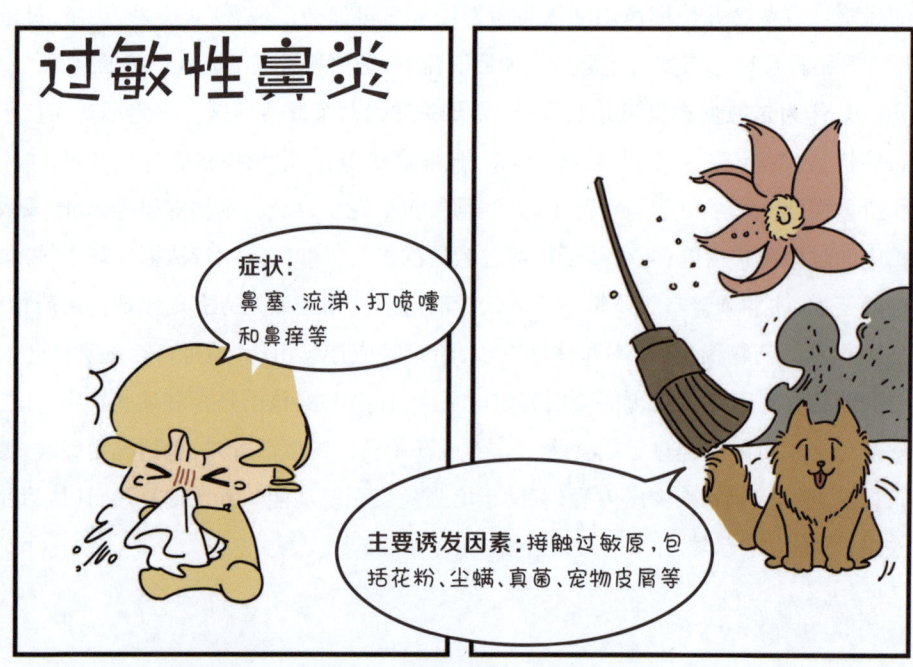

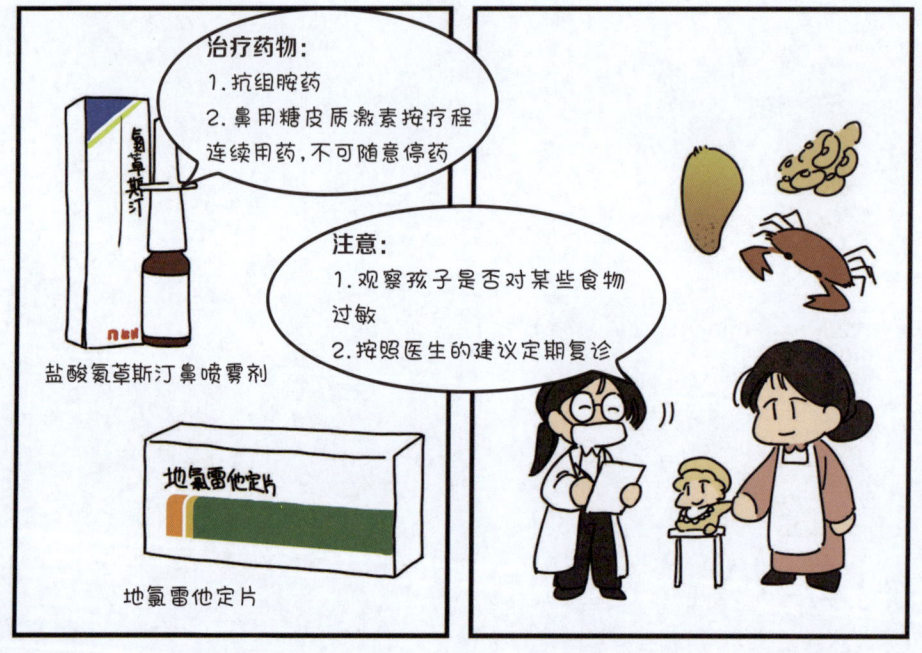

（四）孩子总是抱怨看不清，是否近视了

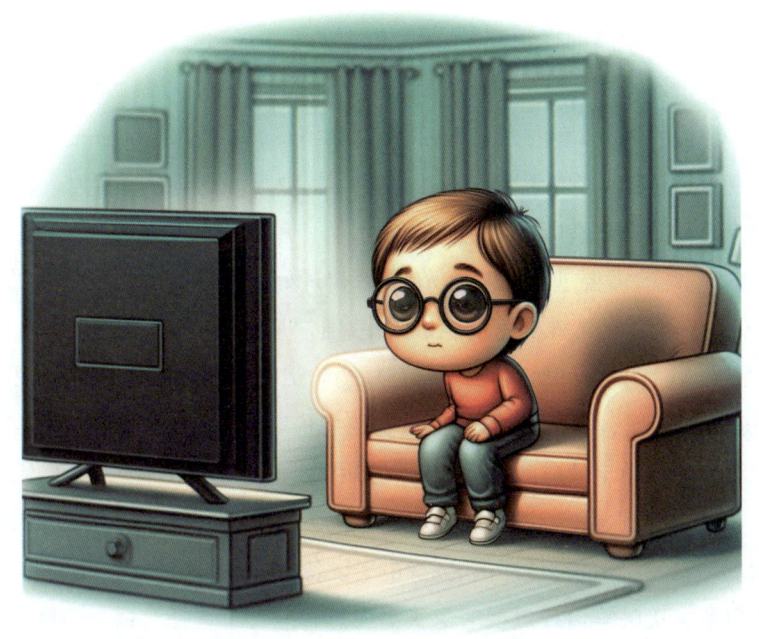

1. **谣言** ①近视仅仅是视力问题；②近视只和遗传有关；③佩戴眼镜或隐形眼镜可以治愈近视；④低度近视不需要治疗或进行定期检查；⑤吃一些特殊的食物或补充某些营养素可以预防或治愈近视。

2. **出现哪些情况，家长要怀疑孩子存在近视的可能** ①孩子看远处物体时频繁眨眼、眯眼、揉搓眼睛，总是尝试看清东西。抱怨看远处的物体模糊或不清晰，特别喜欢靠近书本、电视或电子设备看物体，而不是保持适当的距离观看。②长时间阅读或看电子设备后，眼睛容易疲劳，总抱怨眼睛痛或头痛。③部分孩子因为近视而无法清晰地看到黑板上的内容或书本中的文字时，会影响到其在学校的学习状态，甚至导致其学习成绩下降。

3. **近视的主要表现有哪些** ①看不清远处的东西，近处的东西能看清，但是看近处时调节减少，集合不足，易发生外斜视。②高度近视时，容易引起眼睛退行性

变性,甚至发生玻璃体混浊、视网膜剥离等严重的眼部疾病。③对于有近视的儿童应进行散瞳验光,以排除假性近视。

4. 哪些因素会诱发或加重近视 ①遗传因素,如果家族中有近视的成员,那么孩子患近视的风险可能会增加。②近视的发生与孩子在生活中长时间使用电子设备、长时间学习读书等紧密相关。③缺乏户外活动与近视的发生也有关系,户外活动有助于提供更远距离的视觉刺激,减少近视的发生风险。④长时间持续注视近距离物体、阅读时不注意保持适当的阅读距离等不良的用眼习惯,会增加近视的发生风险。⑤环境因素,如室内光线暗、阅读灯具不良,也可能影响近视的发生与发展。⑥营养不良也可能影响眼睛健康,如维生素A缺乏可能与近视有关。

5. 治疗近视的方法有哪些 主要有3种,第一种就是戴眼镜,包括框架眼镜和角膜接触镜,配镜前需要进行散瞳验光,以获得最好矫正视力的最低度数的镜片。而角膜接触镜作为一种特殊类型的隐形眼镜,通常是在晚上睡觉时佩戴,通过改变角膜的形状来暂时纠正近视。第二种是使用药物治疗,如低浓度的阿托品眼药水,可以减缓近视的发展,也可以缓解假性近视的症状。第三种是手术治疗(激光屈光手术),适用于度数稳定的成年人,一般不适用于儿童进展性近视。除了上述直接治疗手段外,控制用眼环境也是重要的治疗措施,包括减少长时间注视近距离物体、定期休息、保持适当的阅读距离、减少电子设备使用时间等。

6. 使用角膜接触镜治疗近视时家长需注意哪些 ①选择合适的角膜接触镜,角膜接触镜有多种类型,包括软性、硬性、硅水凝胶等。②正确佩戴和摘戴,家长和孩子需要学会正确佩戴和摘戴接触镜,包括洗手、保持接触镜清洁、正确戴入和取出镜片等步骤。不正确的戴摘均可能导致眼睛不适和感染。③定期更换镜片,以确保镜片的清洁和透气性。④家长应该定期带孩子进行眼睛健康检查,以确保孩子眼睛健康状况良好,没有出现任何不适或并发症。⑤警惕并发症的发生,注意孩子使用接触镜时是否出现任何不适感或并发症,如眼睛干涩、红肿、疼痛、感染等。如果出现任何不适或问题,应立即停止使用接触镜,并及时就医。

7. 低浓度阿托品滴眼液的常见不良反应有哪些 低浓度阿托品滴眼液是一种瞳孔扩大剂,使用后会导致瞳孔扩大,从而使眼睛对光线更敏感。但这可能会导致眩光、视物模糊以及在强光下看东西时的不适感,由于药物作用导致眼泪分泌减少。还可能会有眼部干涩或不适,一些孩子可能会出现视觉幻觉或其他视觉异常,尤其是在强光或暗光环境中。少数孩子可能对阿托品滴眼液中的某些成分产生过

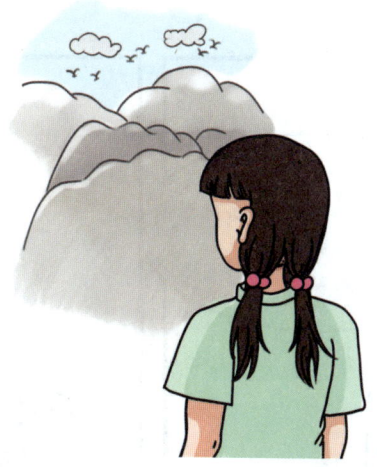

敏反应,包括眼部红肿、瘙痒、刺痛等。阿托品在全身吸收后可能会导致心率增加、头晕、口干等不良反应。

8. 如何预防孩子近视　首先帮助孩子养成良好的用眼习惯,包括保持适当的阅读距离,保持正确的阅读姿势,定时休息眼睛,避免长时间注视近距离物体等;控制孩子长时间注视近距离物体的时间,如使用电子设备、阅读书本等,可以减少眼疲劳和近视的发生风险。采取20-20-20法则:每20分钟看书或使用电子设备,让眼睛休息20秒,注视距离6米(约20英尺)以外的物体。保持良好的用眼环境对于预防近视很重要。提倡户外活动,并保持适当的室内光线。户外活动不仅可以提供更远距离的视觉刺激,还可以帮助调节眼睛的光线感应机制,减少近视的发生风险。定期带孩子进行眼检查也是预防近视的关键,医生可以及时发现和治疗视力问题,并给予家长关于保护孩子眼健康的建议。给孩子提供营养均衡的饮食,特别是保证足够的维生素A、维生素C、维生素E和锌等营养素摄入,有助于维持孩子眼睛健康。

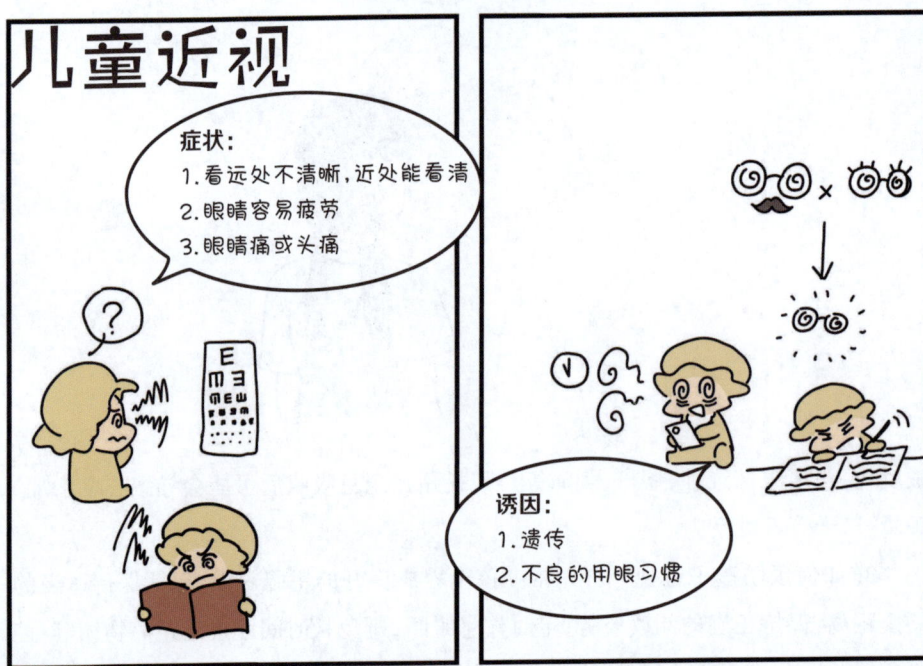

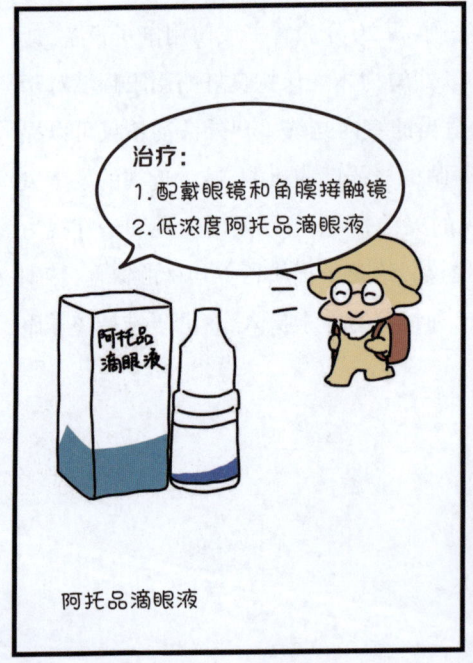

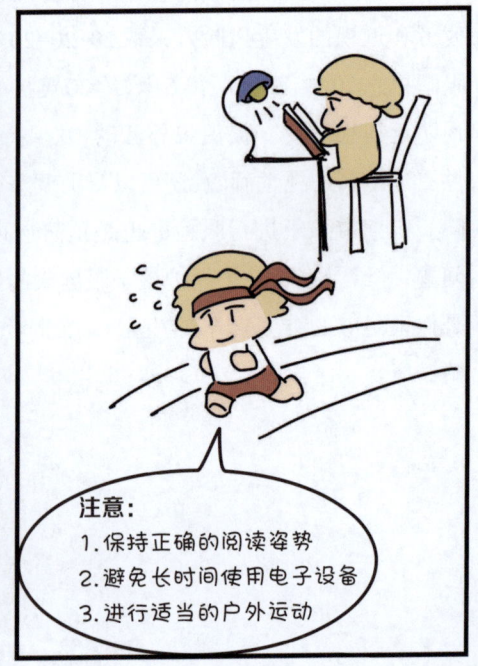

（五）孩子总是不停揉眼睛，眼睛痒痒的，是不是患上过敏性结膜炎

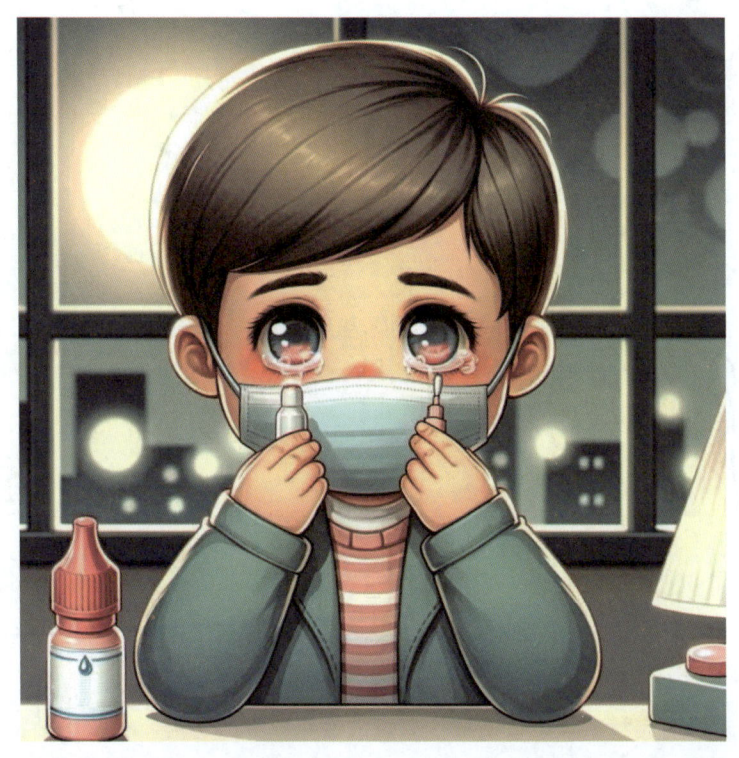

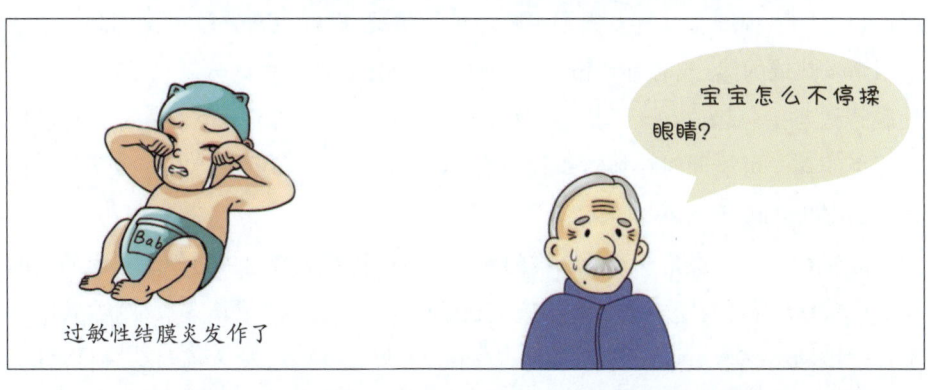

过敏性结膜炎发作了

宝宝怎么不停揉眼睛？

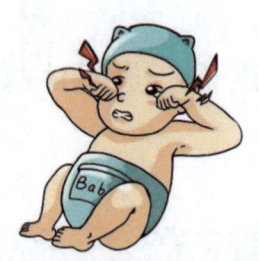
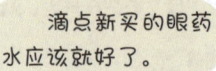
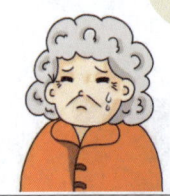

滴了眼药水,宝宝眼睛更不舒服了

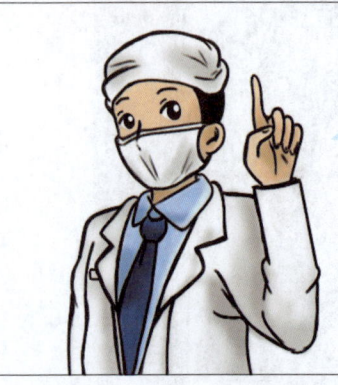

过敏性结膜炎需要正确的诊断和治疗。我们通常会根据症状推荐相应的眼药水或药物。

1. 谣言 ①过敏性结膜炎只在花粉季节出现;②过敏性结膜炎只会影响到眼睛;③过敏性结膜炎没有有效的治疗方法;④过敏性结膜炎只是感觉到轻微的不适,就不需要就医。

2. 出现哪些症状家长要怀疑孩子有过敏性结膜炎的可能 ①孩子频繁揉搓眼睛,感觉眼睛痒痒的,这是过敏性结膜炎的常见症状之一。②孩子眼睛出现红肿,眼睑也可能出现肿胀。③有眼泪不断流出的情况,即使没有哭泣也是如此。④感觉眼睛发热或灼热,或者有异物感。⑤眼睛分泌透明或黄色的分泌物,有时可能会使眼睛粘连在一起。⑥孩子抱怨视物模糊,尤其在明亮的环境下。⑦部分过敏性结膜炎的孩子可能同时存在过敏性鼻炎,会伴随打喷嚏和鼻塞。有些孩子甚至出现面部皮肤红肿、瘙痒等症状。

3. 过敏性结膜炎是一种什么样的疾病 过敏性结膜炎是由过敏原引起的眼部炎症性疾病,主要表现为眼睑和结膜充血、瘙痒、水肿、分泌物增多等症状,其中季节性过敏性结膜炎可始于青春期前,发病高峰为11~13岁,20岁前后会自行消退。

过敏性结膜炎的诊断是通过对患儿的眼部检查,包括检查眼睑和结膜充血、水肿、瘙痒、分泌物情况,以及是否有结膜乳头增生等特征性病变,结合患儿过敏原暴露史,排除其他可以引起眼部炎症的疾病,如感染性结膜炎等。

过敏性结膜炎和急性卡他性结膜炎(红眼病)是2种不同的眼部疾病,虽然它们都可能导致眼睛发红,但根本原因和症状有所不同。红眼病是一种眼部感染或由炎症引起的疾病,可能由细菌、病毒、真菌或其他微生物引起,也可能由眼部受伤或过度使用隐形眼镜等引起。红眼病者除眼睛发红外,可能伴有眼痛、分泌物增多、视力模糊、光敏等症状。治疗红眼病的方法取决于病因,主要使用的是抗生素或抗病毒药物的滴眼液等。总的来说,过敏性结膜炎是由于对过敏原的过敏反应而引起的,红眼病是由感染或其他炎症引起的。

4. 过敏性结膜炎有哪些诱发因素 ①最主要的诱发因素是接触过敏原,常见的过敏原包括花粉、尘螨、宠物皮屑、真菌、空气污染物、化学物质、药物、食物等。②季节性过敏性结膜炎通常与特定季节内某些过敏原的大量释放有关,如春季的花粉、秋季的真菌孢子等。③气候变化也可能是过敏性结膜炎的诱发因素,特别是气温升高、湿度增加时,易导致过敏原的释放增加,从而引发相应症状。④室内环境的影响,在潮湿、通风不良的环境中更容易引发过敏性结膜炎。⑤有家族史的儿童更容易患上过敏性结膜炎。⑥其他可能诱发过敏性结膜炎的因素还包括空气污染、化学品接触、烟雾、眼部感染、眼部疲劳等。

5. 治疗过敏性结膜炎的主要药物有哪些 主要治疗药物是抗过敏药物滴眼液,常用0.05%依美斯汀、1%奥洛他定。缓解期可以使用1%吡嘧司特钾。如果同时伴有全身过敏症状,可以口服氯雷他定、西替利嗪等抗组胺药。如果抗过敏治疗无效的话,可能需要结膜下注射曲安奈德,同时常规使用1%氟米龙滴眼液。滴注非甾体抗炎药物,如普拉洛芬,可减轻过敏性结膜炎患儿结膜和巩膜的充血,使角膜炎和角膜缘浸润消退。对于部分重症过敏性结膜炎患儿,可使用免疫抑制药物滴眼液,如1%环孢霉素。

6. 治疗过敏性结膜炎时的注意事项 ①应尽可能避免接触可能引发过敏反应的过敏原,如花粉、尘螨、宠物皮屑等。②定期清洁家居环境,保持空气清新。③患儿应在医生或药师的指导下正确使用药物,注意药物的使用方法、剂量和频率,同时注意避免长期或过量使用。④避免频繁揉搓眼睛,否则会加重眼部炎症和刺激,增加症状的严重程度。⑤避免接触可能刺激眼部的物质,如化学品、烟雾等,以免加重过敏性结膜炎的症状。⑥定期使用温水轻轻清洗眼睑和眼睛周围皮肤,帮助减轻症状。⑦尽量减少使用眼镜或隐形眼镜的时间,因为这可能会加重眼部不适。⑧保持良好的个人卫生习惯,勤洗手,避免眼部感染的发生。⑨有些食物可能会引起过敏反应,家长应注意观察患儿对哪些食物有过敏反应,并适当调节其饮食。

7. 治疗过敏性结膜炎滴眼液的常见不良反应有哪些 包括眼部刺激感,如灼热、烧灼、刺痛等不适感,溢出的药液可能引起眼睑皮肤瘙痒和眼睛周围皮肤不适。滴眼液中的药物成分或添加剂可能会导致眼部干涩,使眼睛感觉不舒服,在瞳孔扩张或药物吸收过程中可能影响视觉,导致视物模糊。滴眼液中的某些成分可能导致使用者出现过敏反应,加重眼部不适的症状。长期使用某些滴眼液可能会引起视力变化,包括视物模糊、近视或远视等,还可能会引起眼内压升高,特别是长期使用激素类药物的患者。不正确使用滴眼液或使用过量均可能导致角膜损伤,包括角膜炎、溃疡等。其他眼部不适感还包括眼睛异物感、眼部沉重感、眼睛疲劳等。患儿如果在使用滴眼液过程中出现药物不良反应或明显的不适感,应停止使用滴眼液,并咨询医生进行评估和处理。

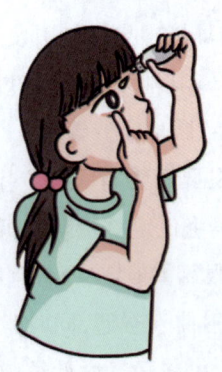

8. 孩子得了过敏性结膜炎,家长需要关注的几个问题 家长可以先根据孩子眼睛瘙痒、红肿、流泪等眼部不适感等的程度来评判,如果只是很轻的症状,一般可以通过调整学习和生活节奏,使用抗过敏滴眼液等方法进行处理。如果症状严重影响了孩子的日常生活和学习,则需要及时就医。孩子使用滴眼液治疗时,家长要掌握好滴眼液类型、剂量和使用方法等,确保正确使用药物,避免自行调整药物剂量或频率。此外,对过敏原的识别和控制对于治疗过敏性结膜炎也很重要。保持室内清洁，可以定期使用空气净化器和除湿器。勤更换床上用品和清洁毛绒玩具等，也有助于减少接触过敏原。使用药物治疗后，建议定期进行复查。保持良好的眼部卫生习惯，避免频繁揉搓眼睛。若佩戴隐形眼镜，应定期更换，有助于减少细菌和过敏原的暴露风险。

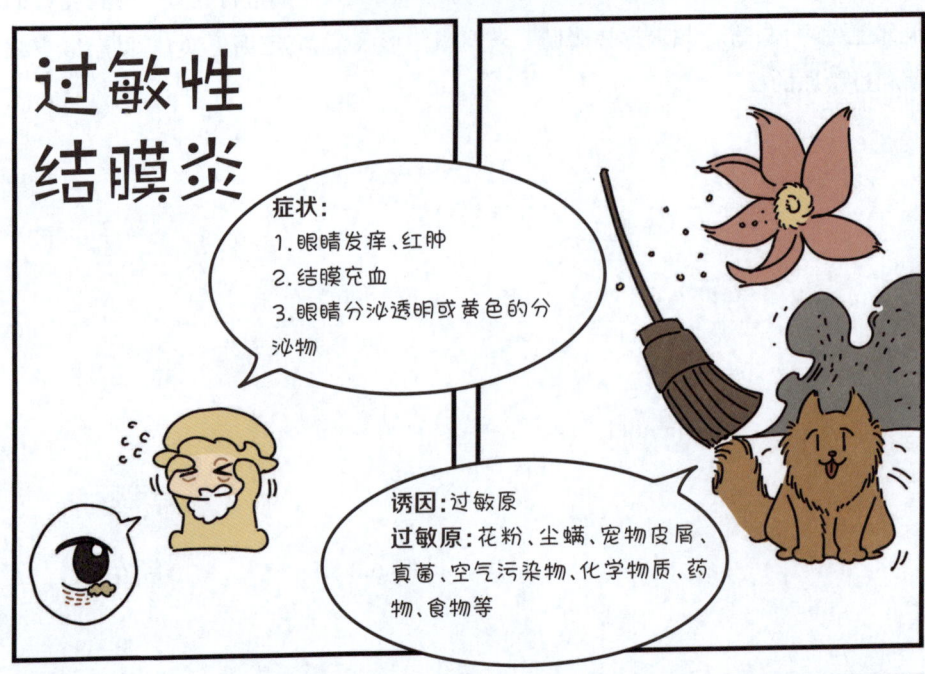
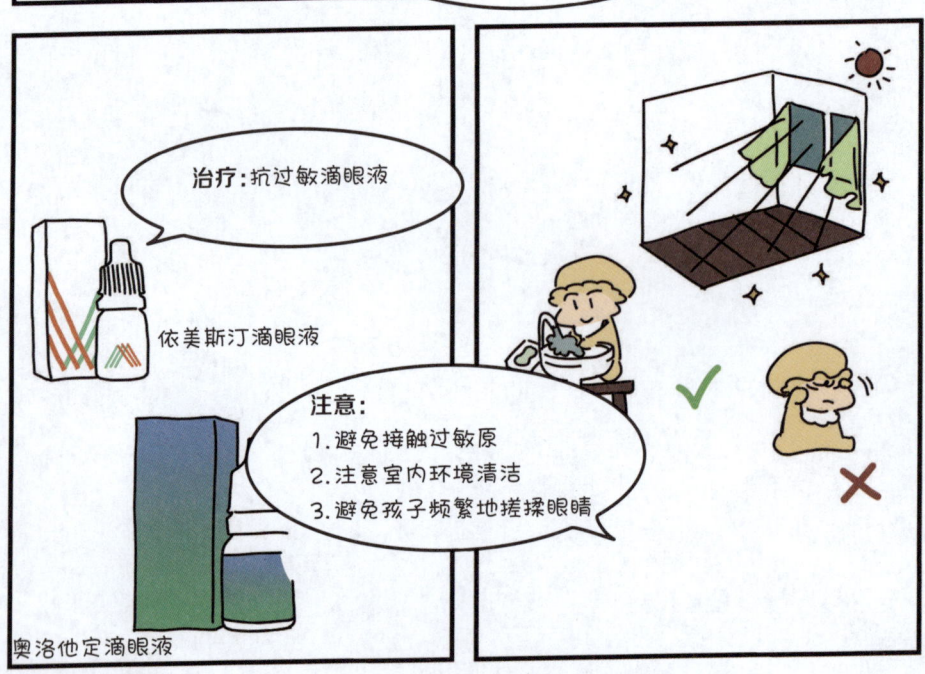

（六）孩子一吃东西就说嘴巴疼，是否出现口腔溃疡

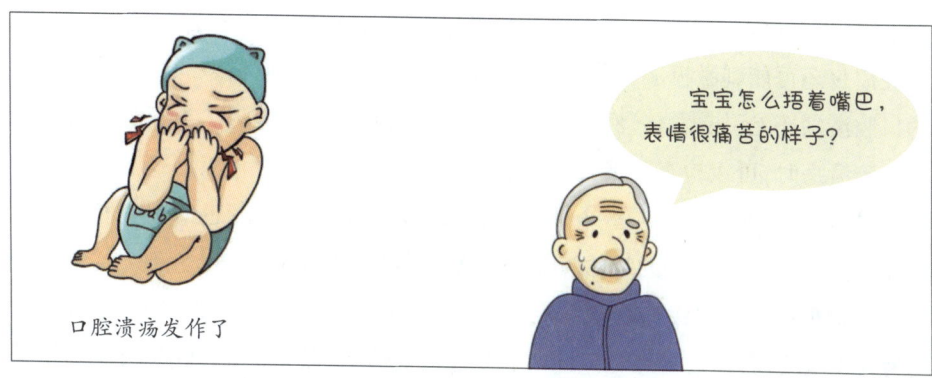

口腔溃疡发作了

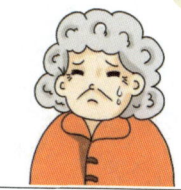
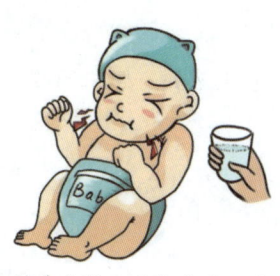

用盐水漱口后宝宝更不适

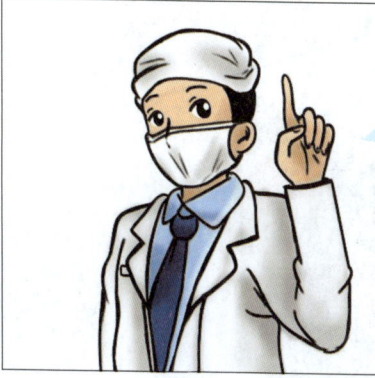

1. 谣言　①口腔溃疡是烈性传染病;②口腔溃疡只是口腔卫生问题;③口腔溃疡一定需要用抗生素治疗;④口腔溃疡不需要治疗。

2. 孩子出现哪些迹象时家长要判断是否发生口腔溃疡　儿童口腔溃疡常伴有疼痛或灼热感,尤其在进食、饮水或口腔清洁时。当孩子进食时出现哭吵,或是食欲下降、进食困难或自诉口腔不适感和疼痛时,家长需注意孩子是否有口腔溃疡。口腔溃疡还可能刺激唾液腺分泌增加,导致孩子口腔内唾液增多。部分感染引起的口腔溃疡还能引起发热,例如单纯疱疹病毒引起的口腔疱疹。当家长怀疑孩子有口腔溃疡时,可以检查一下其口腔。口腔溃疡一般表现为口腔黏膜上出现小的溃疡或疱疹,可能是单个或多个,圆形或椭圆形,有时会有黄灰色的中心和红色的边界,通常位于口腔内侧的颊黏膜、舌头、软腭或咽喉等部位。

3. 常见的口腔溃疡有哪些　最常见的是一种反复发作的口腔溃疡,也有人称其为阿弗他溃疡,开始时感觉口腔内有疼痛或烧灼感,接着1~2天内会出现口腔溃疡;还会有剧烈疼痛,疼痛可持续4~7天。口腔溃疡会分布在唇部、脸颊内侧、舌头上、口腔底部、软腭上或咽喉内。溃疡为表浅、圆形或椭圆形的斑点,有黄灰色的中心和红色的边界。感染引起的口腔溃疡也比较常见,包括单纯疱疹病毒、假丝酵母

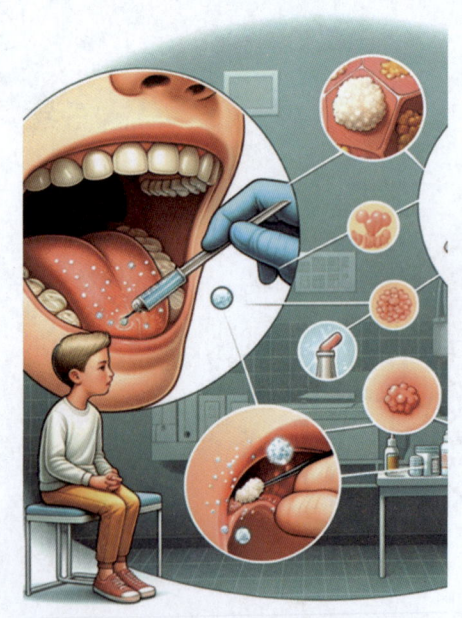

菌、链球菌和葡萄球菌等,婴幼儿者中多见假丝酵母菌引起的口腔溃疡,俗称鹅口疮,在唇、脸颊、舌和上腭黏膜出现散在的白色凝乳状斑点,可形成片状假膜,擦去可见红色创面。某些重要营养素的缺乏导致口腔溃疡,例如维生素 B_2 缺乏者,易发生口角炎。对于药物性口腔溃疡,常见的药物包括抗肿瘤药物、抗生素、免疫抑制剂和非甾体药物等。其他包括口腔黏膜损伤、放射治疗、过敏、系统性疾病等,也可能出现口腔溃疡。

4. 造成口腔溃疡的原因有哪些 ①口腔黏膜受到损伤或创伤,例如过度刷牙、牙周炎、使用不适合的口腔器械(如牙线、牙刷等)或接受口腔手术等,都可能导致溃疡的形成。②口腔内的细菌、病毒或真菌感染,也是引起口腔溃疡的常见原因。常见的感染包括单纯疱疹病毒感染、假丝酵母菌感染等。③免疫系统功能失调可能导致口腔黏膜的异常反应,从而引发口腔溃疡。例如,自身免疫病如贝赫切特病或溃疡性结肠炎等。④某些营养素缺乏,例如维生素 B_2、维生素 B_6、维生素 B_{12}、维生素C、铁、叶酸等营养素缺少可能导致口腔溃疡的发生。⑤部分儿童对某些食物、药物过敏或口腔护理产品引起的过敏反应也可能导致口腔溃疡。⑥某些药物也可能引起口腔溃疡,如非甾体抗炎药(NSAIDs)、化疗药物、抗生素等,特别是长期使用含有抗菌药物的口腔清洁产品、漱口水或口服药物,可能破坏口腔内的正常菌群平衡,导致溃疡形成。⑦学习压力大、焦虑或精神紧张均可能导致免疫系统的抑制,也可一定程度上增加口腔溃疡的发生风险。

5. 口腔溃疡的主要治疗手段有哪些 包括:①保持口腔清洁。可以局部使用一些药物或口腔溶液来缓解口腔溃疡的症状,例如含有抗炎成分的漱口水、口腔溃疡贴片、局部麻醉药膏或含有抗菌药物的口腔喷雾等,这些可以帮助减轻疼痛、消炎,促进愈合。②一旦医生确定溃疡不是由感染引起的,可以使用皮质醇类凝胶涂抹患处。③针对假丝酵母菌引起的鹅口疮,可以使用1%~2%碳酸氢钠溶液或局部涂用制霉菌素混悬剂。④疱疹性口炎者可以服用板蓝根、抗病毒口服液。⑤细菌感染性口炎者则可以使用依沙吖啶来清洗口腔,清洗后,再局部涂用2.5%金霉素鱼肝油。⑥口角炎可以采用针对过敏或B族维生素缺乏症的治疗方法,服用抗过敏药物或是补充维生素 B_2 或B族维生素。

6. 口腔用局部漱口液的常见不良反应有哪些 ①过敏反应:某些人可能对漱口液中的成分过敏,导致过敏反应,如口腔内刺痛、肿胀、红斑、瘙痒或皮疹等。②口腔刺激:漱口液中的某些成分可能会刺激口腔黏膜,导致口腔内疼痛、灼热感、口干、舌头麻木或刺痛等不适感。③味觉异常：漱口液的成分或添加剂可能会影响味觉，引起口腔中的味觉异常，如异味、苦味或有麻木感等。④变色：某些漱口液可能含有染色剂，长期使用可能导致牙齿或口腔组织变色，影响口腔美观。⑤口干：一些漱口液中的成分可能导致口腔内水分流失，引起口干。⑥麻醉作用：某些含有麻醉药物的漱口液可能会导致口腔麻木或感觉丧失，影响正常口腔功能。⑦消化不良：如果误食口腔用漱口液，可能会引起消化不良的症状，如恶心、呕吐或腹泻等。⑧牙科问题：某些漱口液可能含有酸性成分，长期使用可能导致牙齿表面腐蚀或损伤，增加牙齿敏感或龋病的发生风险。

7. 治疗口腔溃疡时家长需注意哪些事情 ①家长要教导孩子保持良好的口腔卫生习惯，包括轻柔刷牙、使用适当的牙刷和牙膏，以及定期漱口等。②避免给孩子食用可能刺激口腔黏膜的食物，如辛辣食物、酸性食物、硬质或粗糙食物等，这些食物可能加重口腔溃疡的疼痛和不适。③为孩子提供均衡营养的饮食，增加摄入富含维生素C、B族维生素、铁和蛋白质的食物，有助于促进口腔溃疡的愈合。④尽量避免给孩子口腔溃疡施加额外刺激，如使用牙刷或牙线时要动作轻柔，避免咬硬物或摩擦溃疡等行为。⑤按照医生、药师或药物说明书的建议正确使用局部治疗药物或口服药物，并严格控制药物的使用剂量和频率，以免造成不良反应。⑥观察症状变化：密切观察孩子口腔溃疡的症状变化，包括溃疡的大小、数量、颜色以及伴随的疼痛程度。⑦口腔溃疡可能会影响孩子的情绪和心理健康，因此家长需要关注孩子的情绪变化，提供支持和安慰，保持积极的态度和乐观的心态。

8. 如何预防口腔溃疡 ①保持良好的口腔卫生习惯，包括每天刷牙、使用牙线、定期洗牙等。虽然良好的口腔卫生很重要，但过度刷牙可能会损伤口腔黏膜，增加口腔溃疡的发生风险。建议选用软毛牙刷，轻柔地刷牙，避免使用过硬的牙刷或过度用力。②饮食营养均衡，包括新鲜水果、蔬菜、全谷物和富含蛋白质的食物，适当摄入维生素C、B族维生素、铁和蛋白质等营养素，有助于维持口腔黏膜的健康。避免给孩子食用刺激性食物，如辛辣食物、酸性食物或粗糙食物，以减少对口腔黏膜的刺激，降低口腔溃疡的发生率。③养成和保持良好的个人卫生习惯，如勤洗手、避免共用口腔用品等，以预防口腔感染引起的口腔溃疡。④适当舒缓孩子的情绪压力，营造轻松的生活环境，有助于减少应激对免疫系统的不良影响，降低口腔溃疡的发生率。⑤定期带孩子到口腔科进行口腔检查,及时发现口腔健康问题并进行预防和治疗。

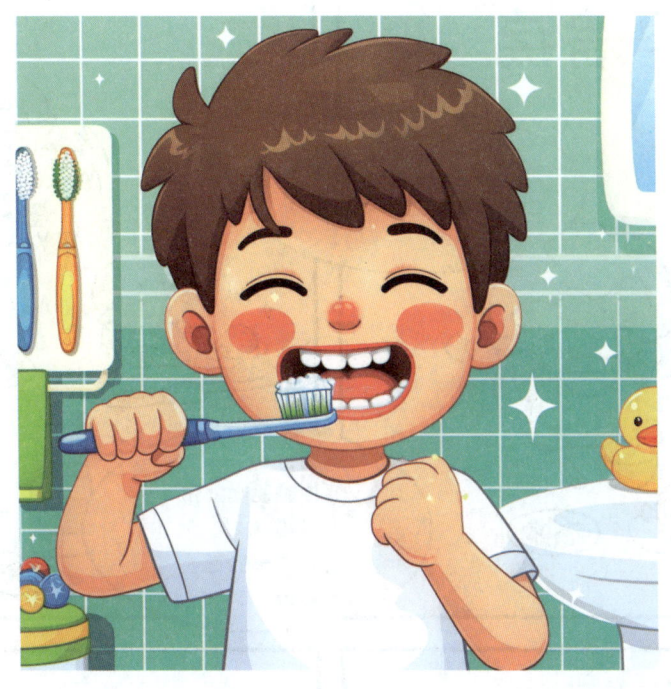

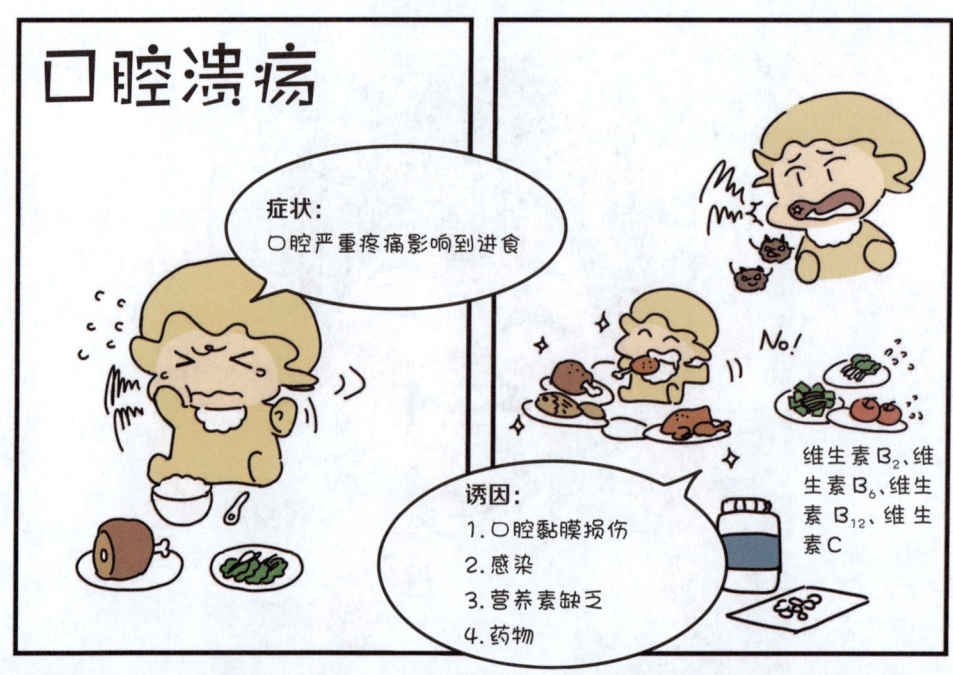

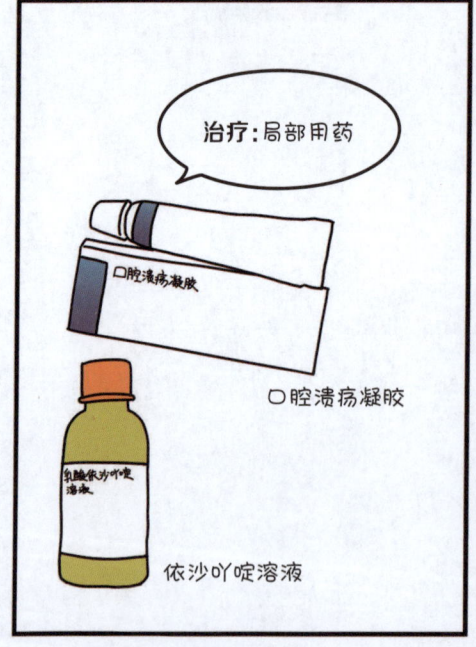

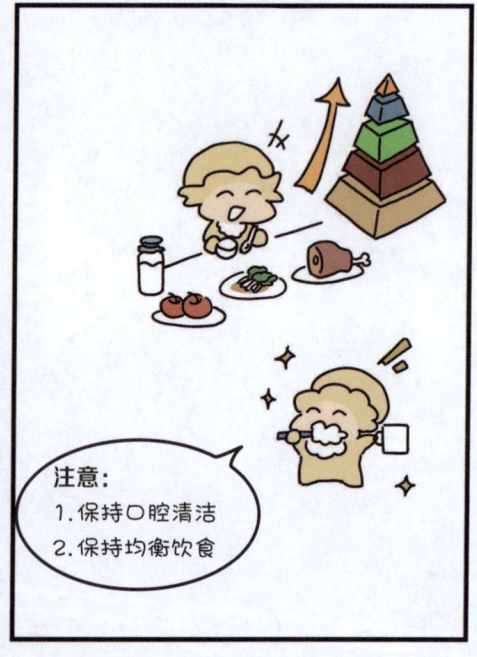

(七)孩子不注意口腔卫生,不好好刷牙,龋病就会找上门

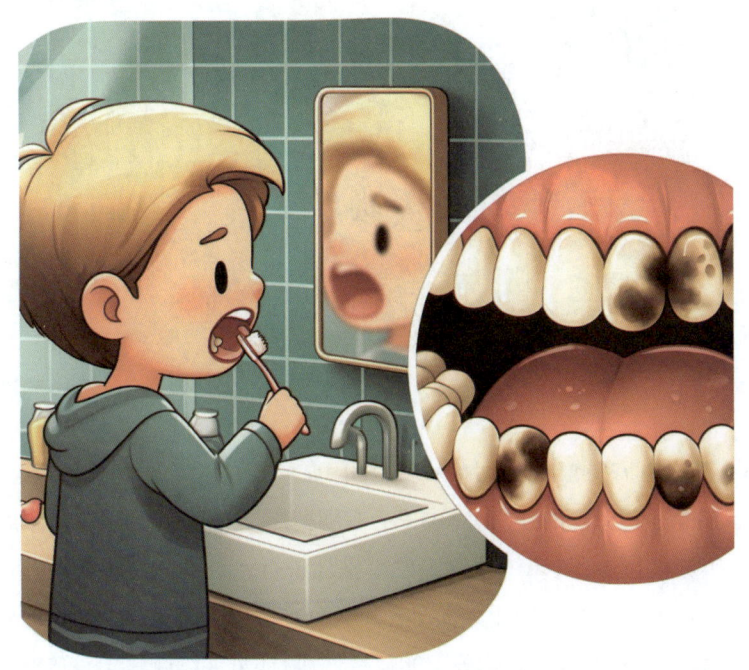

1. 谣言 ①乳牙患龋病会脱落,不重视乳牙龋病的治疗;②儿童牙齿出现龋病是正常现象;③儿童的牙齿健康只与刷牙有关。

2. 出现哪些迹象,家长要怀疑孩子有龋病的可能 ①孩子牙齿表面出现白色斑点或棕色斑块,这可能是牙齿表面的早期龋病迹象,表示牙齿表面的矿物质已经受到损害。这些斑点可能会逐渐变大,最终形成龋洞。②牙齿颜色的改变,如变黄、变棕或出现黑色斑点,牙齿形状开始改变,如牙齿表面不平整、缺损或突起,都是牙釉质受到侵蚀或龋病已经形成的迹象。③孩子的牙齿对甜食、冷热食物或刷牙时变得敏感,表明孩子的牙釉质已受损,牙髓已暴露。孩子反复诉说牙齿疼痛或不适,特别是在进食或刷牙时,这可能是龋病引起的症状。④龋病引起的细菌活动可能导致口腔内有异味,尤其是孩子的口气突然变得难闻时,或是出现牙龈出血、

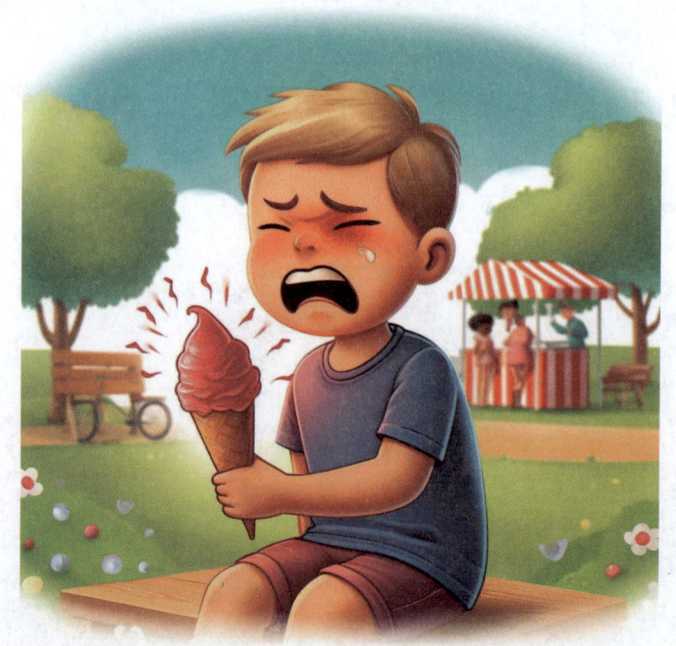

肿胀或疼痛时,也需要警惕是由龋病导致的问题。

3. 龋病是一种怎样的疾病,对孩子会有哪些影响　龋病是一种以细菌为主因,其他多种因素的影响下,牙体硬组织发生慢性进行性破坏的一种疾病。这些细菌生活在口腔的牙菌斑中,利用食物残渣和糖分产生酸性代谢产物,从而腐蚀牙釉质,形成病灶。龋病不但会影响孩子的口腔健康,还可能影响孩子整体健康和生活质量。①龋病可能导致孩子出现牙齿疼痛、敏感或不适等症状,影响其日常生活和饮食习惯,导致口腔感染和相关疾病的风险增加。牙齿的疼痛和不适可能导致孩子进食困难或选择软食物,从而影响其营养摄入,导致营养不良或健康问题。②龋病还可能影响儿童的正常发育,包括身体发育、智力发育和语言发育等方面,同时影响到孩子的心理健康。③龋病可能导致牙齿缺损或畸形,影响牙齿排列和咬殆,进而影响儿童的口腔功能和外观。因此,及早发现并及时治疗龋病对孩子的健康成长很重要。

4. 造成龋病的主要原因有哪些　①口腔中的细菌在龋病的发病和进展中起到重要的作用,其中主要是变形链球菌和乳酸杆菌,这些细菌与唾液中的蛋白质和食物残渣混合在一起,产生酸性代谢产物,在牙齿表面形成牙菌斑,腐蚀牙釉质,导致龋病的发生。②高糖饮食是龋病的另一个主要诱因,频繁摄入含糖食物和饮料,特别是碳酸饮料、果汁、糖果、甜点等,会加重口腔中的酸性环境,促进细菌的生长,加速牙齿腐蚀。③营养和矿物质摄入不足,包括钙、磷、维生素B_1、维生素D等不足,牙齿的抗龋性低,容易发生龋病。④不彻底的口腔清洁使口腔中的牙菌斑得不到及时清除,细菌就会在牙齿表面聚集,形成龋病的发病基础。⑤口腔干燥使得口腔内的酸性环境得以保持,从而促进了细菌的生长和牙齿的腐蚀。⑥婴幼儿时期不适当地使用奶瓶,如果将含有糖分的液体留在口中,或者睡前食用含有糖分的奶粉,会增加幼儿牙齿接触糖分的时间,增加低龄儿童龋病的发生风险。⑦牙釉质异常或缺陷也会增加牙齿受到腐蚀的风险,这种情况往往是由遗传因素、疾病或药物引起的。

5. 龋病的主要治疗手段有哪些 ①龋病的药物治疗主要是使用氟化物,适用于龋损广泛的浅龋,或剥脱状的环形龋,以及不易制备洞形的乳牙。药物治疗不能恢复牙齿外形,仅仅起到抑制龋病发展的作用。②龋病的修复治疗,包括填充修复和预成冠修复。对于早期龋病,牙医通常会采用填充术进行治疗,先清除龋病部位的腐蚀组织,然后使用牙填料填补龋洞,以恢复牙齿的形态和功能。③对于龋病已经严重影响到牙髓或牙髓已经感染,需要进行根管治疗。在根管治疗中,牙医会清除牙齿内部的感染组织,并清洁和填充牙根管,以保留患牙。对于严重受损且无法修复的牙齿,可能需要进行抽除,在局部麻醉下将患牙抽除,以防止感染蔓延或引发并发症。在龋病治疗过程中,有时候需要进行牙面修复,包括修复龋洞后的牙齿外观和功能,以保持牙齿的美观和牙列的正常排列。④除了治疗已经形成的龋病,预防性治疗也是非常重要的,包括定期进行口腔检查和清洁、改善饮食习惯、使用氟化物口腔护理产品等。

6. 治疗龋病时家长需注意哪些事项 发现孩子有龋病问题,应尽快就医。及早治疗有助于防止龋病进一步恶化,并减轻孩子的疼痛和不适。家长应与牙医沟通,了解孩子的龋病情况以及可能的治疗方案,充分了解不同治疗选项的优缺点,和牙医一起选择最佳的治疗方案。一旦开始治疗龋病,家长和孩子应积极配合治疗过程。龋病治疗可能会给孩子带来不适和焦虑,家长还需要关注孩子的情绪变化,安慰和帮助他们度过治疗过程。在治疗过程中,家长需要严格遵循牙医的医嘱和建议,包括限制食物和饮料摄入、定期做口腔护理、服用药物等。治疗完成后,家长还需注意孩子的口腔健康护理,定期带孩子复查,以及引导孩子培养正确的口腔卫生习惯。同时,教育孩子养成健康的饮食习惯,减少高糖食物和饮料的摄入,以预防再次发生龋病。

7. 如何预防儿童龋病 ①关键在于养成良好的口腔卫生习惯和健康的生活方式。孩子每天早晚至少各刷牙1次,使用含氟牙膏,选择适合儿童年龄的牙刷,并教会孩子正确的刷牙技巧。②适当年龄的孩子可以使用牙线或牙线棒进行牙缝清洁,以清除刷牙无法触及的地方的食物残渣和牙菌斑。③限制孩子食用高糖食物和饮料,尤其是碳酸饮料、糖果、甜点等。避免让孩子频繁进食甜食,尤其是在睡前或餐后不刷牙的情况下。④提供孩子均衡营养的饮食,包括新鲜水果、蔬菜、全谷物、蛋白质和钙质食物。饮食多样化有助于维持口腔和全身健康。⑤定期带孩子到牙医处进行口腔检查和清洁,以及及时发现和治疗潜在的口腔健康问题。⑥在牙医的建议下使用含氟漱口水或氟化牙膏,以增强牙齿抵抗酸性腐蚀和促进牙釉质再矿化的能力。⑦不咬硬物、不用牙齿咬开物品、避免口腔受伤等。

一、头颈部常见疾病　39

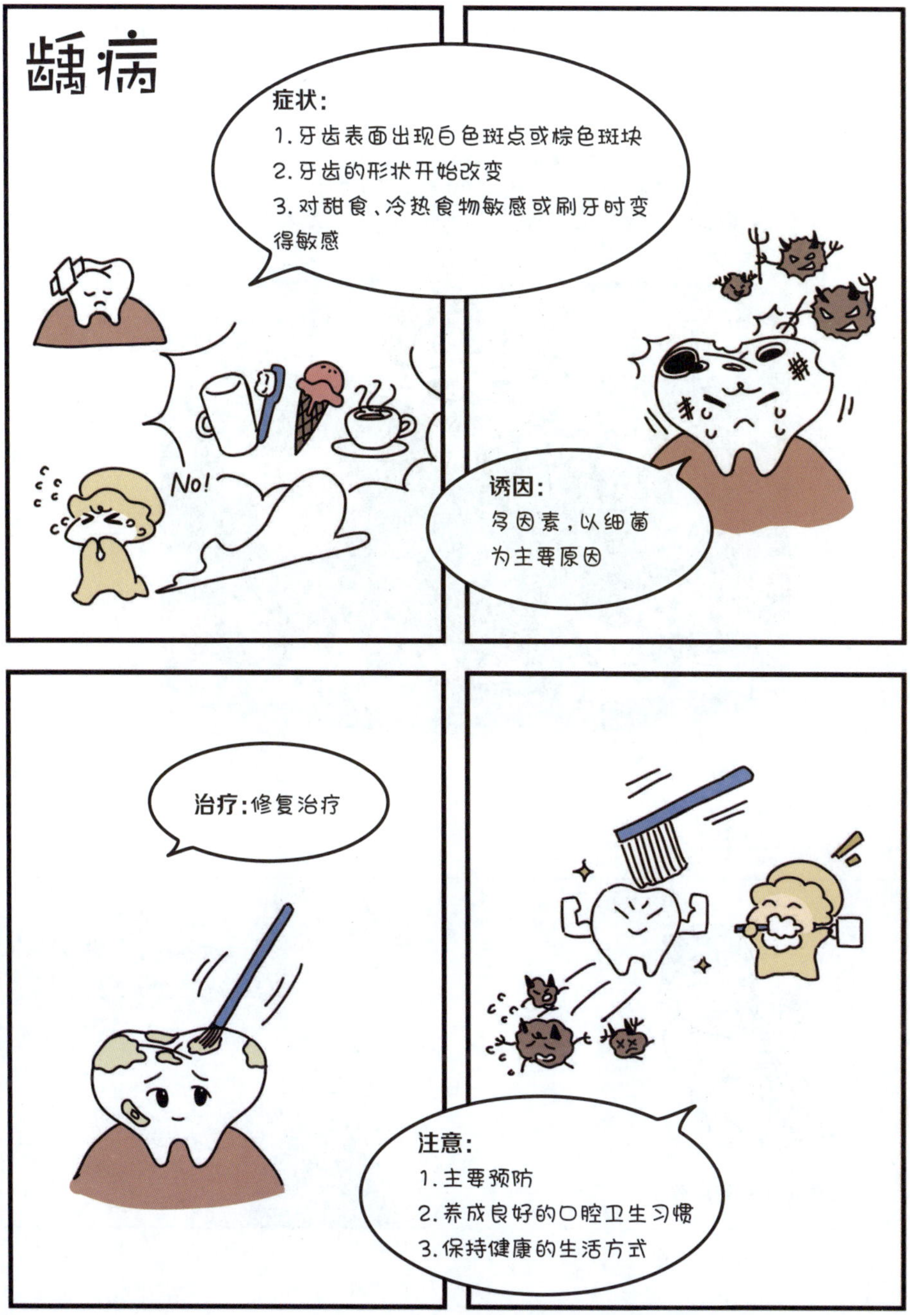

(八)感冒的误区与真相:科学解读感冒防治

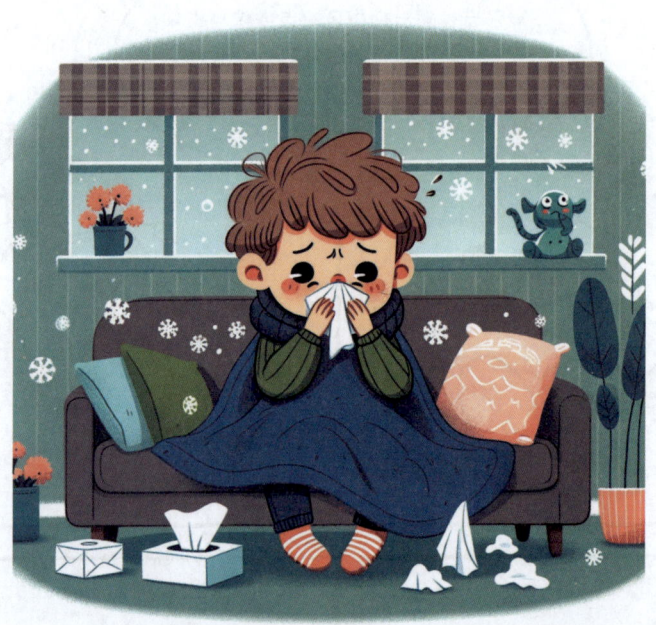

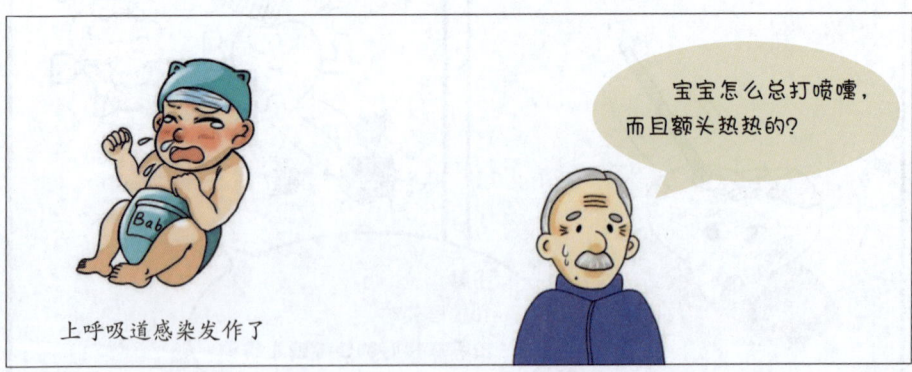

上呼吸道感染发作了

宝宝怎么总打喷嚏,而且额头热热的?

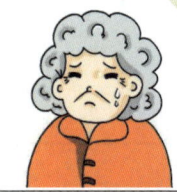
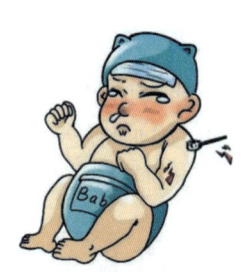

用酒精擦拭，反而对宝宝产生了刺激

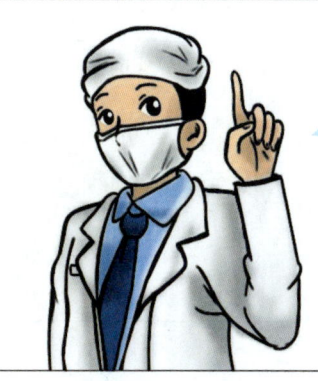

1. **谣言** 有些成人感冒发热，吃药后捂在被子里，捂出一身汗来就好多了，所以应该这样让孩子捂一身汗，这样感冒和发热就好了。这种做法非常盲目，尤其是对于年龄偏小的孩子而言，感冒和发热后捂一身汗不仅好不了，孩子身体脱水后，还更容易导致脑细胞脱水，更严重者会导致孩子死亡。孩子感冒、发热后家长千万不要听信偏方，一定要科学带娃。

2. **出现什么症状应怀疑孩子感冒了** 感冒的症状多样，每个人的体验可能都不同。最常见的感冒症状包括打喷嚏、鼻塞、流鼻涕、喉咙痛、咳嗽、头痛、肌肉酸痛和全身乏力。

打喷嚏是感冒的典型症状之一，通常是感冒初期的表现。鼻塞和流鼻涕也是常见的症状，可能会导致睡眠不适和呼吸困难。喉咙痛通常在感冒后的第2天或第3天出现，可能会使吞咽变得困难。咳嗽是感冒的另一个常见症状，可能是干咳或有痰的咳嗽。头痛和肌肉酸痛也是常见的，尤其在感冒早期阶段。全身乏力或感觉疲惫是感冒的普遍症状，可能会导致孩子减少日常活动。

感冒还可能引起发热、食欲减退和消化系统的问题。感冒症状的严重程度和持续时间因人而异,有些人可能只有轻微的症状,而有的人可能会感到非常不适。

家长在观察孩子的症状时,应该注意感冒与其他上呼吸道感染性疾病(如流感)的区别。例如,流感通常会引起更严重的症状,如高热、剧烈头痛和全身疼痛,而感冒的症状通常较轻(表1)。

表1 儿童感冒和流感的区别

疾病	病原体	传染性	临床表现			治疗	预防
			发热时间	病程长短	症状严重程度		
感冒	以鼻病毒最常见	较小,传播途径简单	第2~3天	1~2周	轻微:咳嗽、打喷嚏、流涕	对症治疗	注意手口卫生;补充维生素,增强自身免疫力;避免到人群拥挤的地方
流感	甲型和乙型流感病毒	较强,易引起较大规模的暴发	初期出现高热,持续3~5天	1周内(无并发症)	较重:高热、全身不适、肌肉酸痛	抗病毒药物治疗	

识别感冒症状时,家长还应注意孩子的一般健康状况和行为变化。如果孩子显得异常烦躁或哭闹,这可能是他们感到不适的迹象。

3.什么原因会导致感冒的发生 感冒是由多种不同的病毒引起的,以鼻病毒最常见,包括副流感病毒、呼吸道合胞病毒、埃可病毒、柯萨奇病毒、冠状病毒和腺病毒等。这些病毒通过飞沫传播,当感染者咳嗽、打喷嚏或说话时,含有病毒的飞沫就可以传播到空气中,然后被其他人吸入。

儿童由于免疫系统尚未完全成熟,更容易受到这些病毒的感染。此外,儿童在学校和幼儿园等集体环境中频繁接触其他儿童,也会增加感染风险。

季节变化也是发生感冒的一个因素。在秋冬季节,室内空气流通不畅,这为病毒的传播提供了理想环境。此外,寒冷的天气可能会影响人体的免疫系统,使人们更容易感染病毒。

良好的卫生习惯对于预防感冒也非常重要。不良的卫生习惯,如不经常洗手,会增加感染风险。病毒可以在物体表面存活数小时,通过触摸被病毒污染的物体,然后触摸面部,人们可能感染病毒。

其他可能增加感冒风险的因素包括空气污染、过敏反应和慢性健康问题等。空气污染可以损害呼吸道,使人们更容易感染病毒。过敏反应可能会导致呼吸道炎症,增加感冒风险。慢性健康问题,如慢性哮喘或心脏病,也可能影响人们的免疫系统,使他们更容易感冒。

4. 儿童感冒家长需要注意什么 ①保证充足的休息:充足的休息是身体恢复的关键,因为身体充分休息后,可以更有效地对抗病毒。家长应为孩子创造一个安静、温暖且舒适的环境。②保持水分摄入:保持孩子身体水分平衡对于缓解症状和支持身体功能至关重要。家长应鼓励孩子多喝温水、鲜果汁或温热的汤。③注意营养饮食:孩子感冒期间,家长应提供易于消化且营养丰富的食物,如汤、粥和蒸蔬菜,以支持孩子的免疫系统。④避免密切接触:避免孩子与其他儿童密切接触,以减少感冒病毒的传播。家长还应教育孩子正确咳嗽和打喷嚏的礼仪,以降低病毒通过飞沫传播的风险。⑤观察症状变化:家长应密切观察孩子的症状,如持续高热、呼吸困难或胸痛等,可能是并发症的迹象,需要立即就医。⑥合理用药:大多数感冒治疗是对症治疗,旨在缓解症状。家长应遵循医生的建议和药物说明书,确保药物剂量和使用方法符合孩子的年龄和体重标准。⑦关注心理健康:感冒可能会让孩子感到不舒服和焦虑。家长可以通过阅读故事、玩游戏或提供额外的安慰和支持来帮助孩子应对这段时间的不适。⑧耐心与理解:家长需要有耐心和多理解孩子,因为感冒的恢复需要一定时间。家长应鼓励孩子慢慢恢复,而不是急于让他们回到正常的活动水平。⑨日常护理:除了上述措施,家长还应注意孩子的日常护理,如保持孩子的个人卫生,定期洗手,以及保持家中清洁和通风。

5. 感冒后如何治疗 ①对症治疗:感冒治疗侧重于缓解症状,因为感冒通常是病毒性感染,抗生素通常不适用,除非合并细菌感染。②解热镇痛:对于发热和疼痛,可以使用儿童适量的解热镇痛药,如对乙酰氨基酚或布洛芬,但必须遵循医生建议和药物说明书。③镇咳:可以使用儿童适用的镇咳药,但应注意,对于6岁以下的儿童,通常不建议使用镇咳药,因为它们可能引起严重的不良反应。更好的方法是保持空气湿润,使用加湿器或蒸汽可以帮助缓解咳嗽。④缓解鼻塞:使用盐水鼻喷雾或滴鼻液可以帮助缓解鼻塞。对于年龄较大的儿童,可以使用鼻减充血剂,但要避免长期使用(表2)。⑤休息:保证充足的休息和水分摄入对于身体恢复至关重要。鼓励孩子多休息,多饮水、鲜果汁或温热的汤。⑥自然疗法:使用薄荷或桉树油的蒸汽吸入可以帮助缓解鼻塞和喉咙痛。喝蜂蜜和柠檬水也可以缓解喉咙痛和咳嗽,但不宜给1岁以下婴儿喂食蜂蜜。⑦观察症状:如果孩子的症状没有改善或出现并发症迹象,如持续高热、呼吸困难或胸痛,应立即就医。

表2 儿童感冒常用药物

种类	常用药物	药理作用	禁忌证
鼻减充血剂	伪麻黄碱 盐酸羟甲唑林	减轻鼻充血,缓解鼻塞、流涕、打喷嚏等症状	严重高血压、服用单胺氧化酶抑制剂以及对本品过敏者,萎缩性鼻炎和鼻腔干燥者禁用
抗组胺药	氯雷他定 马来酸氯苯那敏 西替利嗪	缓解打喷嚏、流鼻涕的症状,减轻鼻分泌物	对本品过敏者禁用
解热镇痛药	对乙酰氨基酚 布洛芬	针对普通感冒患者的发热、咽痛和全身酸痛等症状	对乙酰氨基酚:对本品过敏者禁用 布洛芬:对本品过敏者、活动性消化道溃疡者禁用
镇咳药	右美沙芬	主要用于干咳,成瘾性弱	痰多、支气管哮喘、肝病者慎用
祛痰药	愈创木酚甘油醚 氨溴索 溴己新	稀释痰液,使痰液容易咳出	愈创木酚甘油醚:肺出血、急性胃肠炎及肾功能减退患者禁用 氨溴索:对本品过敏者禁用 溴己新:消化性溃疡患儿慎用

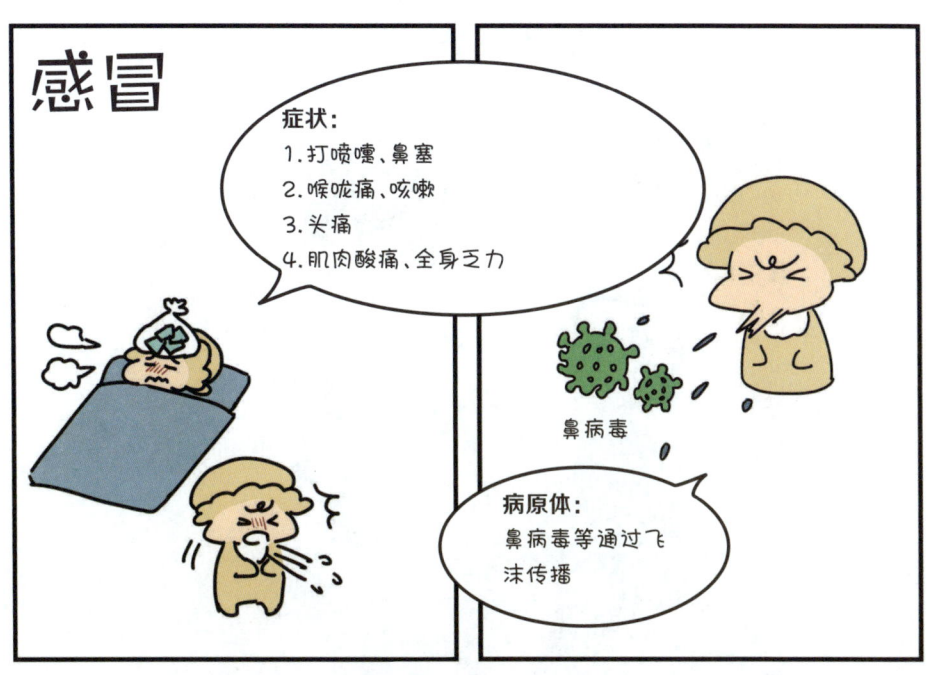

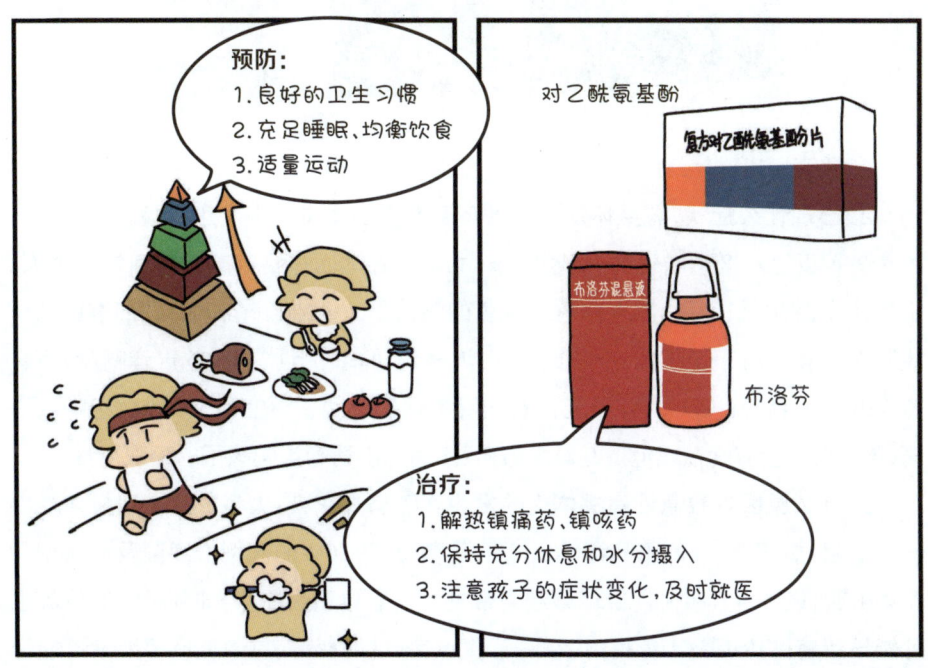

（九）宝宝扁桃体健康：你需要知道的事

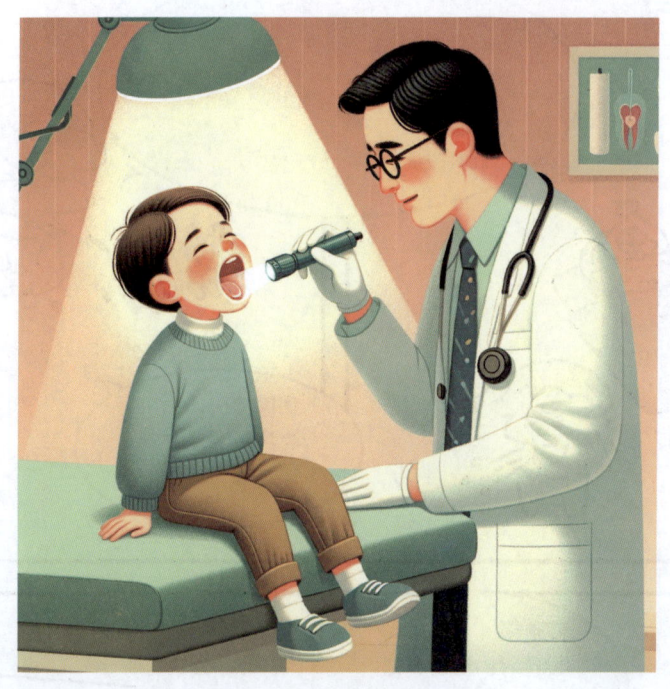

1. **谣言**　扁桃体红肿要立刻服用头孢类抗菌药物。

2. **出现什么症状，需要怀疑孩子患有急性扁桃体炎**　①发热：体温升高，有时可达39℃以上。②咽喉疼痛：吞咽困难，尤其是吞咽固体食物时。③扁桃体肿大：扁桃体充血、肿胀，可能伴有白色或黄色的渗出物。④淋巴结肿大：颈部淋巴结可能肿大并有压痛。⑤咳嗽：干咳或有痰，咳嗽时可能伴有胸痛。⑥声音嘶哑：声音变得低沉或嘶哑。⑦头痛：可能伴有全身不适和乏力。⑧食欲下降：由于咽喉疼痛，孩子可能会有食欲减退。⑨睡眠障碍：疼痛和不适会影响孩子的睡眠质量。

3. **什么原因导致急性扁桃体炎的发生**　①病毒感染：大多数急性扁桃体炎由病毒引起，如流感病毒、腺病毒等。②细菌感染：约20%的病例由细菌及非典型病原体引起，以A群β溶血性链球菌最为常见。③非典型病原体：如肺炎支原体等也可能导致扁桃体炎。④免疫力下降：营养不良、过度疲劳、应激反应等因素可能导致免疫力下降,增加感染风险。⑤邻近器官疾病:如鼻炎、咽炎、中耳炎等邻近器官的感染可能累及扁桃体。⑥环境因素:长期接触烟雾、粉尘等刺激性物质可能损伤咽喉部黏膜,增加感染风险。

4. 孩子患急性扁桃体炎家长需要注意什么　①及时就医:如果怀疑孩子患有急性扁桃体炎,应及时带孩子就医。②遵循医嘱:严格按照医生的处方和指导使用药物,不要自行停药或更改药物剂量。③观察症状变化:密切观察孩子的症状变化,如症状加重或出现新的症状,应及时就医。④保证充足休息:确保孩子有充足的休息时间,以帮助身体恢复。⑤多饮水:鼓励孩子多喝温水,有助于缓解咽喉疼痛。⑥进流质饮食:在咽喉疼痛期间,应给孩子提供流质或半流质食物,避免摄入刺激性食物。⑦保持口腔卫生:鼓励孩子饭后漱口。⑧加强营养:保证孩子获得均衡的营养,以增强免疫力。

5. 患上急性扁桃体炎后如何治疗　①对症治疗:保证充足休息、多饮水、进食流质或半流质饮食。给予退热药物,如对乙酰氨基酚或布洛芬。②抗病毒治疗:大多数病毒性扁桃体炎无需抗病毒治疗,主要依赖身体免疫力自愈。③抗菌药物治疗:确诊为细菌性扁桃体炎时,应及早开始使用抗菌药物。首选青霉素类药物,如阿莫西林或阿莫西林克拉维酸钾。对青霉素过敏的患者,可选择大环内酯类药物,如阿奇霉素。即使症状缓解也不可自行停药,为达到咽部相关细菌的最大根除率,口服抗生素的常规疗程为5~10天。④中成药治疗:可使用具有疏风清热、消肿解毒功效的中成药来缓解症状。⑤局部辅助治疗:使用含漱液、含片及局部喷剂等可以缓解咽喉疼痛。⑥日常护理和预防:均衡饮食,多饮水。保持口腔卫生,饭后漱口。加强锻炼,增强体质。天气变化时注意增减衣物。积极治疗邻近器官疾病。

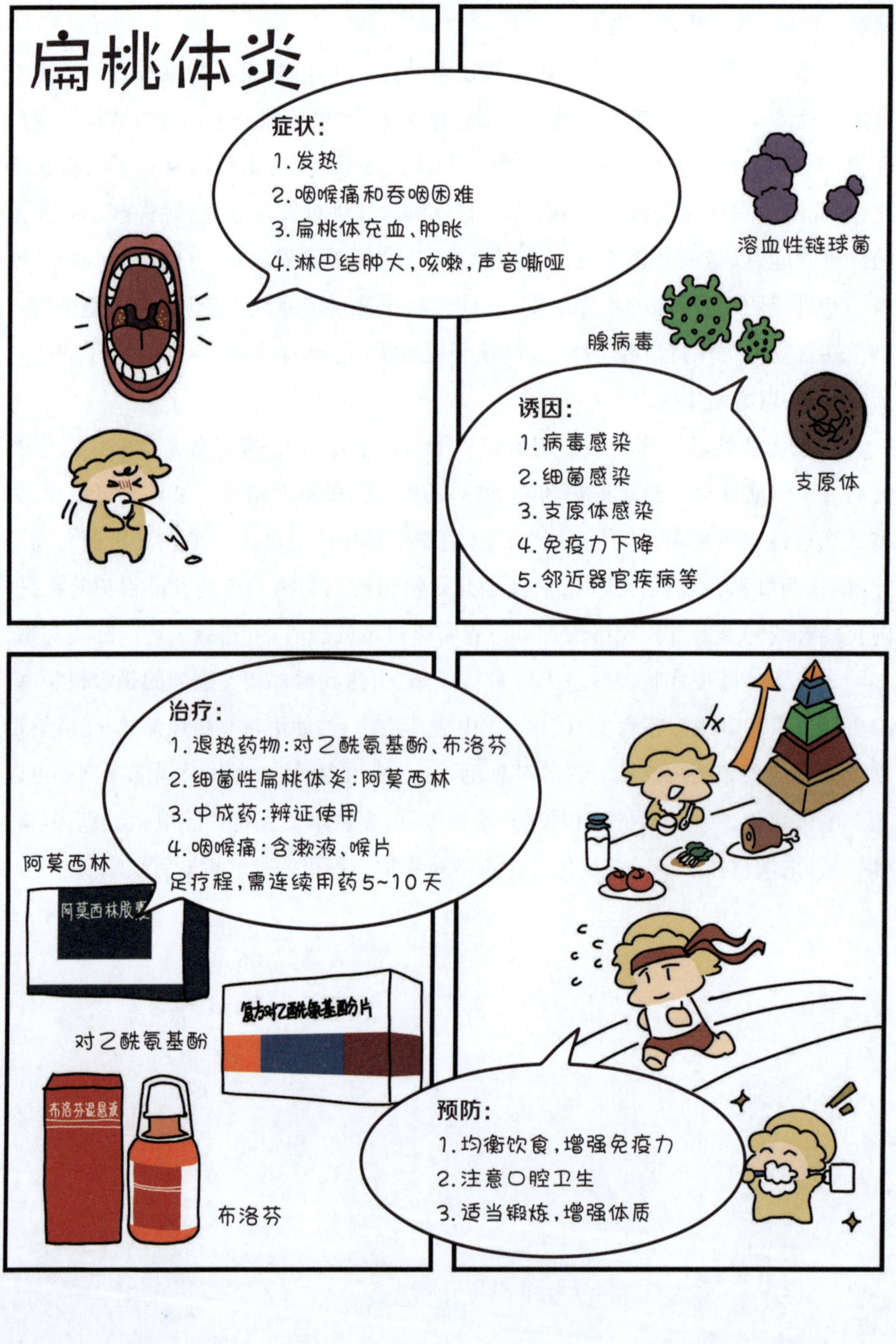

(十)咽喉健康:识别和应对咽炎

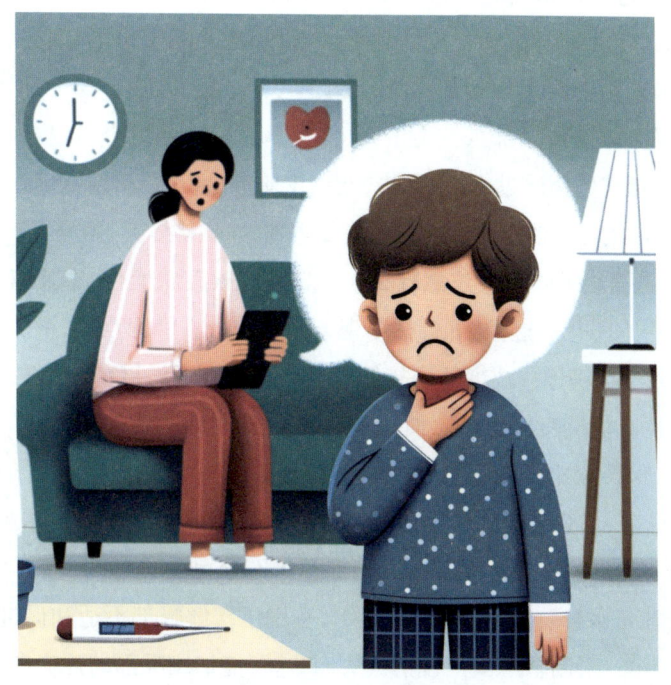

1. **谣言** 很多人认为"嗓子疼,代表发炎了,吃片消炎药就好了"。

2. **出现什么症状,家长要怀疑孩子患有咽炎** ①声音嘶哑:由于咽部黏膜炎症,孩子的声音可能变得低沉或嘶哑,严重时甚至会影响正常发声和交流。②喉部肿痛:孩子可能会感到喉部疼痛,尤其在吞咽或发声时。这种疼痛可能伴随异物感,感觉像有东西卡在喉咙里。③痰多、咳嗽:由于喉部发炎导致分泌物增多,孩子可能会出现频繁咳嗽,咳嗽时可能伴有痰。④发热:部分咽炎患儿可能有发热症状,体温升高可能是身体对感染的反应。⑤扁桃体变化:扁桃体可能发红、肿胀,有时可见白色或黄色的渗出物。⑥淋巴结肿大:颈部淋巴结可能肿大并有压痛,这是身体免疫系统对抗感染的反应。⑦食欲下降:因喉部不适,孩子可能会出现食欲下降的情况。⑧睡眠障碍:严重的喉部疼痛可能影响孩子睡眠,导致夜间醒来或睡眠质量下降。⑨行为变化:较小的孩子可能因为不适而表现烦躁、哭闹等行为变化。

3. 什么原因导致咽炎的发生 ①病毒感染：多种病毒可引起咽炎，包括但不限于新型冠状病毒、流感病毒、柯萨奇病毒和腺病毒等。这些病毒通过飞沫传播或直接接触传播。②细菌感染：某些细菌也可引起咽炎，如链球菌、葡萄球菌等。细菌感染通常会引起更严重的症状和并发症。③其他病原体：除了病毒和细菌，其他微生物如支原体也可能导致咽炎。④环境因素：长期暴露于粉尘、烟雾、高温或刺激性气体等环境，可能会损伤咽部黏膜，增加咽炎的发生风险。⑤全身状况：营养不良、受凉等导致全身或局部抵抗力下降，使得病原微生物更容易侵入而引发咽炎。⑥过敏反应：对某些物质过敏，如花粉、宠物皮屑等，也可能引起咽部症状。⑦其他疾病：咽炎也可能是其他全身性疾病的局部表现，如扁桃体炎、鼻炎等。

4. 孩子患咽炎家长需要注意什么 ①密切观察症状变化：家长应密切注意孩子的症状是否有恶化的迹象，如高热不退、呼吸困难、吞咽困难等，可能是严重并发症的征兆。②避免刺激：减少孩子接触烟雾、粉尘等刺激性物质，这些物质可能加重咽部不适。③保持良好卫生习惯：培养孩子正确的手卫生习惯，减少与病原体的接触。同时，保持家中环境清洁，避免细菌和病毒滋生。④保证营养均衡：保证孩子获得均衡营养，增强免疫力。多摄入富含维生素C的食物，如新鲜水果和蔬菜，有助于提高身体抵抗力。⑤充足休息：确保孩子有充足的休息时间，有助于身体恢复。⑥适当补充水分：鼓励孩子多喝温水，有助于缓解喉部不适和促进痰液排出。⑦避免过度用嗓：限制孩子大声说话或尖叫，这可能加剧喉部的疼痛和炎症。⑧及时就医：如果症状持续或加重，应及时带孩子就医。尤其是当孩子出现高热、呼吸困难等严重症状时，应立即寻求医疗帮助。⑨遵循医嘱：确保按照医生的建议和处方给孩子用药，不要自行给孩子使用其他药物。

5. 孩子患咽炎后如何治疗 ①对症治疗：如果孩子发热，可以使用物理降温或退热药物，如布洛芬或对乙酰氨基酚。鼓励孩子多喝温水，有助于缓解喉部不适和促进痰液排出。保证孩子有充足的休息时间，这有助于身体恢复。②抗生素治疗：细菌性咽炎，如果咽炎是由细菌引起的，如链球菌性咽炎，医生可能会开具抗生素，如青霉素或阿莫西林。病毒性咽炎，大多数病毒性咽炎患儿不需要抗生素治疗，抗生素对病毒感染无效。③局部治疗：使用温和的盐水漱口，有助于减轻咽部炎症。使用含有消炎成分的含片，如含有消炎镇痛成分的喉片。使用含有抗生素或激素的雾化吸入剂，可以直接作用于咽部，减轻炎症。④中医中药治疗：根据中医辨证施治原则，选择适合孩子症状的中药方剂。针灸特定穴位，如颊车穴、合谷穴等，有助于缓解症状。使用中药外敷,如冰硼散或锡类散,有助于减轻咽部炎症。⑤支持治疗:保证孩子获得均衡的营养,增强免疫力。给予孩子足够的关爱和安慰,帮助他们缓解不适和恐惧。⑥特定病原体治疗:传染性单核细胞增多症,大多数情况下,原发性EB病毒感染不需要特殊治疗,主要为支持治疗。腺病毒感染,大多数腺病毒感染呈自限性,主要采用支持治疗。疱疹性咽峡炎,对症治疗,控制高热,不推荐使用抗病毒药物。

6. 预防措施 教育孩子养成良好的个人卫生习惯,如勤洗手,不随意用手触摸口、鼻、眼等。确保食物安全和清洁,避免食用未煮熟的肉类和蛋类。保持家中环境清洁,定期通风换气。尽量避免孩子与有呼吸道感染症状的人密切接触。鼓励孩子参与适量的体育活动,增强体质。定期带孩子进行体检,及时发现和处理健康问题。

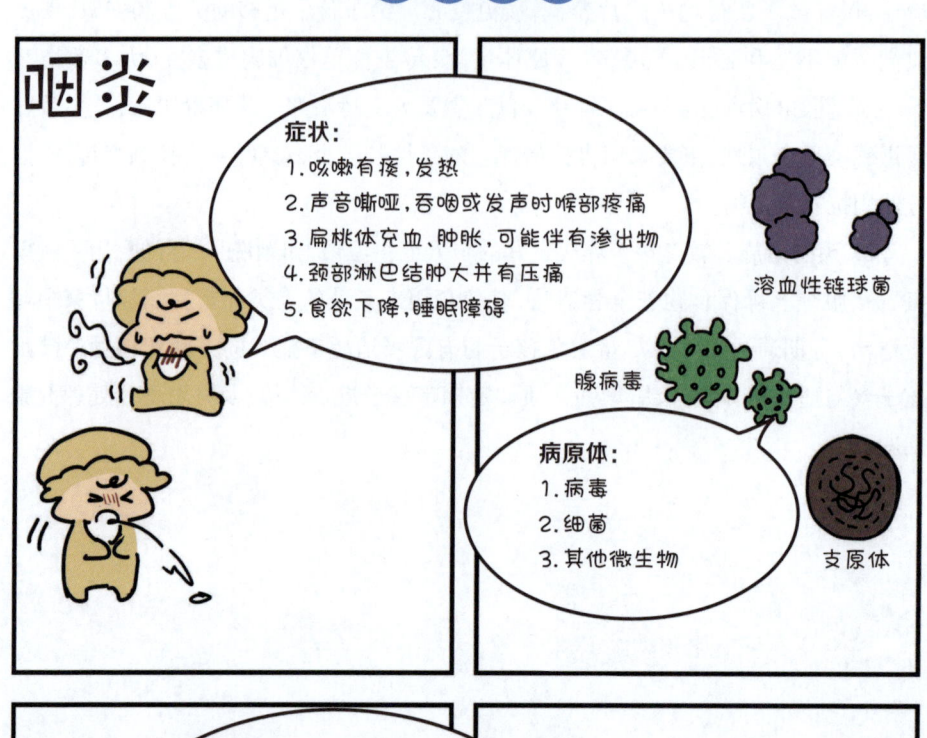

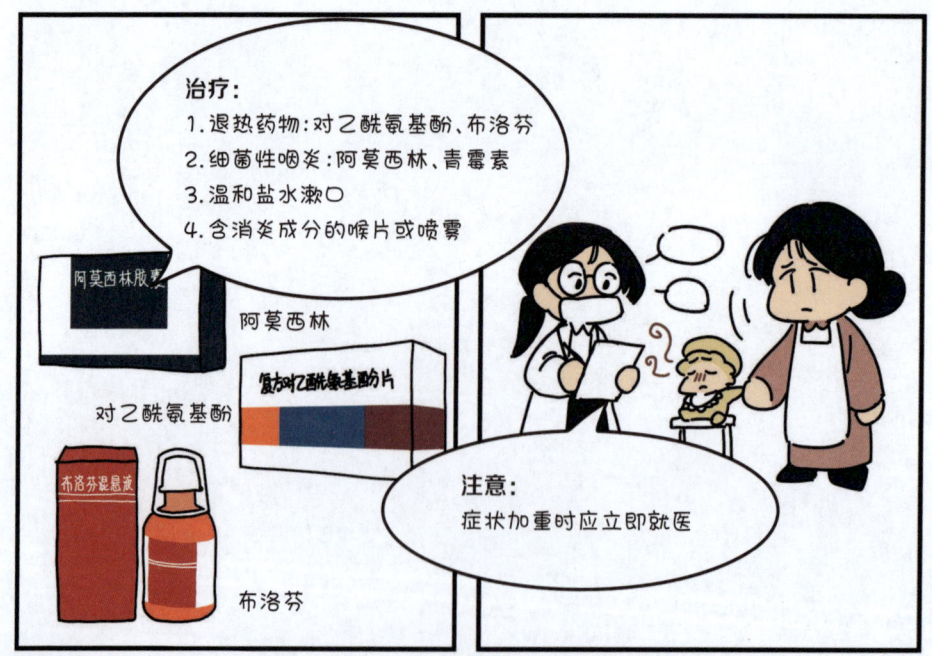

二

胸部常见疾病

(一)宝宝得了肺炎怎么办？宝爸宝妈不用愁

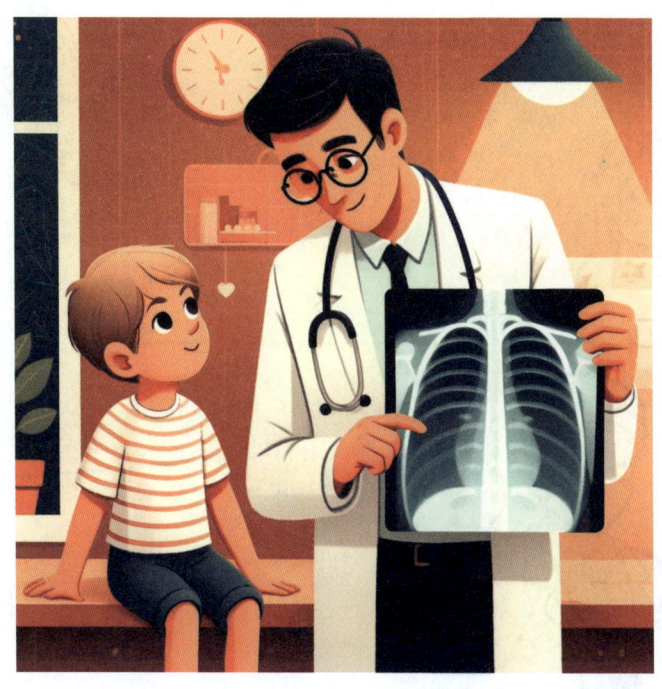

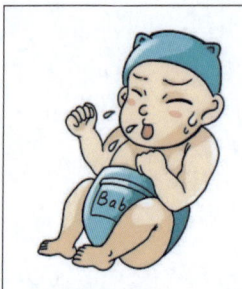
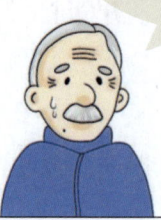

肺炎发作了

宝宝怎么咳嗽连连,看起来很虚弱。

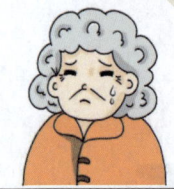
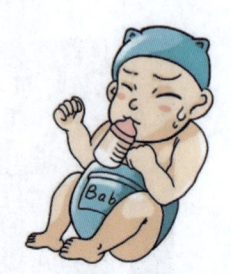

宝宝可能感冒了,给他多喝水,好好休息,不用担心。

尽管宝宝多喝水症状也没有好转

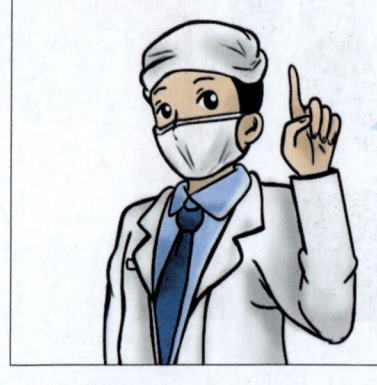

其实肺炎是一种需要专业治疗的疾病。仅靠喝水和休息不足以治愈肺炎。

1. 谣言

(1)化验单上写着"肺炎支原体阳性",孩子是不是得肺炎了　肺炎支原体和肺炎不是一回事。孩子感染肺炎支原体后可能无任何症状,或仅引起咽炎、扁桃体炎等上呼吸道感染疾病。部分会发展为肺炎,多见于5岁及以上儿童,但5岁以下儿童也可发病。

（2）胸部X线、CT检查有辐射，孩子不能做　由于间质性肺炎发病早期肺部听诊常没有异常征象，因此，需借助影像学检查（如胸部X线片、CT等），帮助明确诊断和判断病情严重程度，尽早发现患者肺内大片实变、肺不张、胸水等严重并发症，并选择合适的治疗方案和抗生素疗程。在肺炎恢复期，复查影像学检查有利于了解病变的吸收情况，并判断预后。

（3）得了肺炎一定需要输液治疗　不是所有肺炎患儿都需要输液治疗，应根据患儿病情的具体情况选择合适的治疗方式。重症肺炎患儿可以选择静脉输液治疗，而症状较轻的患儿，可以使用口服药物治疗。

（4）肺炎支原体肺炎一定需要进行支气管镜治疗　轻症不推荐行常规支气管镜检查和治疗。怀疑有黏液栓堵塞和塑形性支气管炎的重症患儿应尽早进行支气管镜检查和治疗，清除炎症坏死组织，让气道恢复通畅，以减少并发症和后遗症的发生；同时，在镜下可以评估肺部病变的程度，还可以采集肺泡灌洗液进行病原学检查，了解是否存在细菌、病毒混合感染，指导抗感染药物的选择。

（5）孩子得了肺炎，饮食要清淡，不能吃肉　孩子患肺炎期间会反复高热、咳嗽，消耗大量热量，因此，应适量增加肉类、蛋类、牛奶等营养物质的摄入，有助于身体快速恢复。肺炎患儿大多食欲减退，应尽量以清淡、易消化的蒸煮饮食为主，少食多餐，鼓励孩子进食。

（6）肺炎患儿用药后不发热了，不用继续输液或吃药了　患儿使用针对肺炎的敏感药物后，热度减退，咳嗽症状也逐步好转，但是此时肺部的局部病变可能没有完全康复，因此需遵从医嘱按时用药，随访时经医生全面评估后才能决定是否可以停药。

（7）孩子肺炎刚好，赶紧去学校读书　不建议立即去学校读书。虽然孩子出院了，但是肺部局部病变未完全康复，尚需一段时间修复；而且学校中人员密集，孩子的体质和免疫力未完全恢复，对细菌和病毒的抵抗力较差，容易再次感染。

（8）接种流感疫苗能预防肺炎支原体　不能。流感疫苗只能预防流感病毒感染。目前，肺炎支原体感染尚无针对性预防的疫苗。

2. 什么是肺炎　肺炎是婴幼儿时期一种常见的呼吸道疾病，一年四季均可发生，由细菌、病毒、支原体等病原体或非感染性因素引起的肺部炎症，可导致发热、咳嗽、气促、呼吸困难等症状。如果治疗不及时，可能会引起多种并发症（如肺不张、支气管扩张、胸水等），严重时可发生生命危险。

3. 肺炎的常见分类 根据感染场所,可分为社区获得性肺炎和医院获得性肺炎。根据病程,可分为急性肺炎(1个月以内)、迁延性肺炎(1~3个月)和慢性肺炎(3个月以上)。根据严重程度,可分为轻症肺炎和重症肺炎。根据感染病原体,可分为细菌性肺炎、病毒性肺炎、肺炎支原体肺炎、真菌性肺炎等。

(1)细菌性肺炎 常见的引起细菌性肺炎的细菌主要有以下几种:肺炎链球菌、金黄色葡萄球菌、A群链球菌、流感嗜血杆菌、卡他莫拉菌、大肠埃希菌和肺炎克雷伯菌等。其中前3种是革兰阳性菌,后4种是革兰阴性菌,革兰阳性菌与革兰阴性菌对于抗菌药物的敏感性不同,因此相应的治疗药物会有所差别。

1)肺炎链球菌:也常被称作肺炎球菌,是一种定植在正常人的鼻咽腔中,主要通过呼吸道飞沫传播的细菌。平时该细菌一般不致病或致病性较弱,当孩子身体存在感染、营养不良、免疫力下降等情况时,肺炎链球菌就会趁虚而入,引起肺炎、中耳炎、鼻窦炎等疾病。

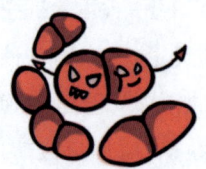

肺炎链球菌

2)金黄色葡萄球菌:存在于人和动物咽喉、鼻腔及皮肤,也是一种常见的条件致病菌。在孩子化脓性感染中常见金黄色葡萄球菌,可引起肺炎、心包炎、脓毒症等疾病。

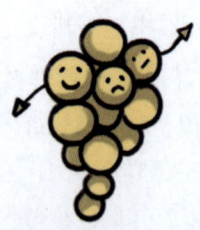

金黄色葡萄球菌

3)流感嗜血杆菌:该菌首次在1892年从流感患者的痰中被发现,因此一直被误认为是引起流感的罪魁祸首。另外,它还有嗜血的特性,因此被命名为流感嗜血杆菌。它可导致儿童发生肺炎、脑膜炎、菌血症等疾病。

二、胸部常见疾病　57

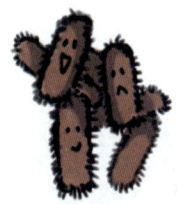

流感嗜血杆菌

4) 卡他莫拉菌:也称卡他布兰汉菌,定植于正常人呼吸道中,是上呼吸道正常菌群中的成员。当孩子免疫力下降时,可引起急性咽喉炎、支气管炎、肺炎等疾病。

(2) **病毒性肺炎**　病毒也是婴幼儿肺炎中常见的病原体,比如流感病毒、呼吸道合胞病毒、腺病毒、鼻病毒以及新型冠状病毒等。

1) 流感病毒:主要包括甲型和乙型流感病毒,通过作用于呼吸道黏膜上皮细胞而导致患儿发病。儿童感染流感病毒表现为发热、畏寒、寒战、头痛、肌肉疼痛和乏力等全身症状,常伴有咳嗽、咽痛、流涕或鼻塞等呼吸道症状以及恶心、呕吐、腹泻或食欲不佳等消化道症状。新生儿流感病毒感染较少见,但易合并肺炎,常有脓毒症的表现,如嗜睡、拒奶等。重症患儿病情发展迅速,体温常持续在39℃以上,可能会进展为脓毒症、脓毒性休克、心力衰竭等。流感病毒可以通过呼吸道飞沫(如喷嚏、咳嗽等),也可以通过口腔、鼻腔、眼睛等黏膜直接或间接地接触传播。感染潜伏期一般为1~7天(多为2~4天),从潜伏期到发病急性期,均带有传染性。

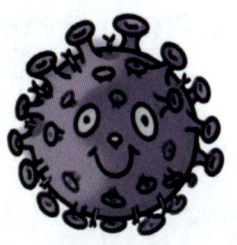

流感病毒

2) 呼吸道合胞病毒:是呼吸道常见的一种病毒,由于受病毒感染的细胞会融合在一起,形成类似合胞体的结构,因此得名。该病毒是引起5岁以下婴幼儿急性下呼吸道感染的重要病原体,也是造成婴幼儿病毒性感染住院的重要因素。儿童感染呼吸道合胞病毒引起气道阻塞、支气管痉挛、气道高反应等症状。目前该病毒的特效治疗药物尚在临床试验中,但近期已有疫苗可供孩子接种,一般只是进行对症治疗，一般在2~3周能好转。

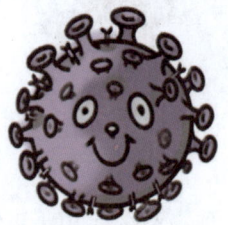

呼吸道合胞病毒

3）新型冠状病毒：该病毒的传染性强，发病5天内，致病能力随着变异株的不断更替而不同。感染奥密克戎株后，多数感染者无临床症状或者症状较轻，表现为低热、身体乏力，可伴有嗅觉和味觉障碍，一般无肺炎表现。

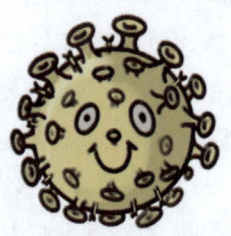

新型冠状病毒

（3）肺炎支原体肺炎　肺炎支原体不仅是学龄期和学龄前期儿童肺炎的常见病原体，在婴幼儿中也不少见。肺炎支原体是最小的原核致病微生物，没有细胞壁，所以作用于细胞壁的抗菌药物，如头孢霉素、青霉素等对其是无效的。肺炎支原体可直接损伤呼吸道上皮，还会引起宿主异常的免疫应答反应，从而使肺和肺外组织受损。肺炎支原体感染患儿以发热、咳嗽为主要症状，可同时伴有头痛、流涕、咽痛、喘息等表现。发热以中、高热为主，病情严重者持续高热不退。

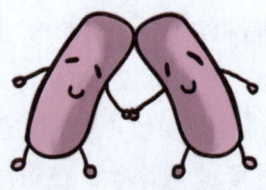

肺炎支原体

（4）真菌性肺炎　主要由白色假丝酵母菌、曲霉菌、肺孢子虫等引起。

4. 常用检查方法

（1）胸部X线片和CT等放射学检查　儿童肺炎早期胸部体征不明显，需要通过放射学检查进行辅助诊断。

（2）血常规等实验室检查　血常规检查可以反映感染、炎症等严重情况，结合相关的实验室指标，有助于鉴别是细菌或病毒感染。

（3）病原微生物检查　可以明确是哪种病原体导致的感染，从而采取对应的治疗方案，以加快身体的康复。

5. 肺炎的药物治疗　肺炎患儿应遵照医嘱按时服用药物，不能随意增减药物或提前停药，以免出现不良反应，延缓孩子病情的康复，甚至加重病情而导致需住院治疗。

（1）细菌性肺炎　一般采用青霉素类和头孢类药物进行治疗，比如儿童常用的阿莫西林、阿莫西林克拉维酸钾、头孢克洛、头孢呋辛、头孢地尼、头孢克肟等。使用青霉素类药物前应进行皮试，以免出现过敏反应；头孢类药物禁用于对头孢过敏者或有青霉素过敏性休克史的患儿。服用头孢类药物时还需注意不要和藿香正气水、酒酿圆子等含酒精的药物或食物同时使用，以免发生相互作用而引起不良反应。

（2）肺炎支原体等非典型病原引起的肺炎　一般采用大环内酯类，如红霉素、阿奇霉素、克拉霉素等药物，使用注意事项详见表3。对于耐大环内酯类药物的肺

表3　儿童大环内酯类药物使用注意事项

	阿奇霉素	克拉霉素	红霉素
适用人群*	无年龄限制	1个月以上儿童和成人	无年龄限制
剂型	片剂、胶囊、混悬剂、颗粒剂等		
服用时间	以空腹服为佳	空腹服或与食物同服	以空腹服为佳
服用频次	每日1次	每日2次	每日2~4次
不良反应	①腹泻、恶心等胃肠道反应；②皮疹等过敏反应；③肝功能异常；④心电图QT间期延长、心律失常等心血管反应		
其他注意事项	①不能与某些心脏毒性药物（如多潘立酮、西沙比利、匹莫齐特等）同时使用；②与含活菌成分等益生菌一起使用时，间隔至少2h；③使用克拉霉素、红霉素期间不宜摄入含葡萄柚汁的食物		

*适用人群主要参考常用药品的说明书。

炎支原体可使用四环素类和氟喹诺酮类药物进行治疗。四环素类包括米诺环素和多西环素等，氟喹诺酮类包括左氧氟沙星和莫西沙星等。需要注意的是四环素类和氟喹诺酮类药物需要在医生指导下使用。

（3）流感病毒　儿童抗流感病毒药物有以下几类（表4）：①神经氨酸酶抑制剂，如奥司他韦、帕拉米韦和扎那米韦；②RNA聚合酶抑制剂，如玛巴洛沙韦；③血

表4　抗流感病毒药物儿童用法用量及疗程

药物	治疗		预防	
	用法用量	疗程	用法用量	疗程
奥司他韦[a]（胶囊或颗粒）	≥1岁：①体重≤15kg：30mg，每日2次；②体重>15~23kg：45mg，每日2次；③体重>23~40kg：60mg，每日2次；④体重>40kg：75mg，每日2次 <1岁：9~11月龄每次3.5mg/kg，每日2次；0~8月龄每次3mg/kg，每日2次 早产儿：①<38周矫正胎龄：每次1mg/kg，每日2次；②38~40周矫正胎龄：每次1.5mg/kg，每日2次；③>40周矫正胎龄：每次3mg/kg，每日2次	5日	同治疗剂量，每日1次	7日
扎那米韦[b]（吸入喷雾剂）	≥7岁：经口吸入，10mg/次，每日2次	5日	同治疗剂量，每日1次	7日
玛巴洛沙韦[b]（片剂）	≥5岁：①<20kg：每次2mg/kg，1剂；②20~80kg：40mg，1剂；③≥80kg：80mg，1剂	1剂	同治疗剂量，1剂	1剂
帕拉米韦[c]（静脉制剂）	每次10mg/kg，每日1次，最大剂量600mg/次	≤5日	无推荐	无推荐
阿比多尔[d]（片剂或颗粒）	①2~6岁：50mg，每日4次；②7~12岁：100mg，每日4次；③≥13岁：200mg，每日4次	5日	无推荐	无推荐

a：我国药品说明书仅用于1岁及以上儿童的流感治疗，13岁及以上青少年的流感预防，其他数据来源于美国儿科学会指南；b：我国药品说明书未明确预防用法用量，数据来源于美国儿科学会指南；c：我国药品说明书未明确具体使用年龄，美国儿科学会指南为6个月以上儿童的数据；d：俄罗斯药品说明书为可用于2岁以上儿童。

凝素酶抑制剂,如阿比多尔;④M2离子通道抑制剂,如金刚烷胺和金刚乙胺,但对于目前流行的流感病毒株耐药,已不建议使用该类药物。

(4)**新型冠状病毒** 目前治疗药物主要有奈玛特韦片/利托那韦片组合包装片剂,其适用于发病5天以内的轻、中型且有进展为重症的高风险因素的成人和青少年(12~17岁,体重≥40kg)。用法为300mg奈玛特韦与100mg利托那韦同时服用,每12h1次,连续服用5天。若治疗后因重症或危重而需要住院,也建议完成5天的治疗疗程。《新型冠状病毒感染诊疗方案(试行第十版)》推荐用于治疗新冠肺炎的药物还有单克隆抗体,如安巴韦单抗/罗米司韦单抗注射液。以上两药联合用于治疗轻、中型且伴有进展为重症高风险因素的成人和青少年(12~17岁,体重≥40kg)。目前暂无推荐用于12周岁以下儿童的针对治疗新型冠状病毒肺炎的特效抗病毒药物。

6.肺炎的对症治疗 对于肺炎引起的发热、咳嗽、咳痰等症状,可以采用相应的药物进行对症治疗,改善患儿的舒适度。

(1)**发热** 当患儿体温高于38.5℃,可以使用对乙酰氨基酚和布洛芬这2类药物进行退热;对于有高热惊厥史的患儿,建议发热38℃开始服药(表5)。①不推荐安乃近、吲哚美辛、阿司匹林、尼美舒利等成人药物用于患儿退热,以免产生不良反应。②不建议布洛芬和对乙酰氨基酚联合或交替用于患儿退热治疗,因为两药联合使用会增加药物不良反应的发生风险。③不建议家长使用酒精进行降温,酒精对患儿身体过于刺激,可能会有潜在的安全隐患。比较好的物理降温是采用温水

表5 对乙酰氨基酚和布洛芬儿童使用注意事项

	对乙酰氨基酚	布洛芬
使用剂量/次	10~15mg/kg,单次不超过600mg	5~10mg/kg,单次不超过400mg
起效时间	0.5~1h	1~2h
作用持续时间	4~6h	6~8h
使用次数	24h内不超过4次	24h内不超过4次
注意事项	①肝功能不全者不建议使用;②使用时不要同服含对乙酰氨基酚的复方感冒药;③宜在餐后服药	①肾功能不全、心功能不全者不建议使用;②患有消化性溃疡或有出血史者不建议使用;③宜在餐后服药

擦拭脖子、腋窝、额头等身体部位，还可以采用退热贴、减少穿着的衣服等方法，以改善高热患儿的舒适度。

（2）咳嗽　对于咳嗽剧烈影响休息的孩子，可以酌情使用含有福尔可定等镇咳成分的药物，以改善孩子的咳嗽症状。使用时应注意不要过量用药，以免孩子出现头痛、头晕等症状。

（3）咳痰　孩子有痰时可以选用氨溴索、羧甲司坦、乙酰半胱氨酸、桉柠蒎等化痰药，也可以进行雾化化痰，同时叩击拍背以辅助排痰。使用乙酰半胱氨酸时请注意，如果孩子患有支气管哮喘，不推荐使用该药。

7. 注意事项

（1）长时间接触感染肺炎支原体肺炎患儿，其家长也可能被传染。如果家长出现发热、剧烈咳嗽等症状，请及时就医。肺炎支原体肺炎是感染性疾病，但是不属于传染病。

（2）四环素类药物使用注意事项　此类药主要为米诺环素和多西环素，米诺环素的作用相对较强，多西环素的使用安全性较高。由于该类药可能导致牙齿发黄和牙釉质发育不良，因此仅适用于8岁以上儿童，8岁以下儿童使用属于超说明书用药，需考虑病情的严重程度，充分评估利弊后再使用。

使用米诺环素或多西环素时需注意：①可与食物、牛奶或碳酸饮料同服；②服药期间应多喝水；③服药期间对光敏感，应避免在阳光下直晒并采取防晒措施；④与含活菌成分等益生菌，含钙、镁、锌等药物一起使用时，需要间隔至少2h；⑤与碳酸氢钠、奥美拉唑等抑酸药一起使用时，需要间隔1~3h；⑥如果需同时服用铁盐类药物，可在服用四环素类药物前3h或后2h再服用；⑦服用米诺环素期间，孩子尿液可能变成黄棕色、绿色或蓝色，属于正常现象，不用担心，停药后会恢复正常。

（3）氟喹诺酮类药物使用注意事项　儿童常用的氟喹诺酮类主要为左氧氟沙星，由于可能对儿童骨骼发育产生不良影响，因此一般用于18岁以上人群。18岁以下儿童使用时也属于超说明书用药，需根据儿童骨骼的发育程度、病情的严重程度，充分评估利弊后才能使用。

使用左氧氟沙星需注意：①建议空腹服药，如果孩子出现胃肠道不适，也可在服药前进食；②服药期间应多喝水；③服药期间对光敏感，应避免在阳光下直晒或采取防晒措施；④服药期间应避免摄入含咖啡因的食物和饮料(如咖啡、可乐、茶、巧克力等)，以免引起中枢神经系统不良反应；⑤与含活菌成分等益生菌，含钙、镁、锌等药物一起使用时,需要间隔至少2h;⑥左氧氟沙星可能会干扰血糖,糖尿病患儿服用时需要监测血糖。

(4) 化痰药和镇咳药能不能一起服 咳嗽有助于患儿痰液排出。目前儿童患者中使用较多的黏液溶解剂类化痰药,例如氨溴索等,在和中枢性镇咳药同时使用时,当咳嗽被抑制后,有可能造成稀化的痰液堵塞气道,反而不利于痰液的顺利排出,导致感染加重的风险增加。因此,对于痰量多的孩子,应尽量避免黏液溶解剂类化痰药和含福尔可定等中枢性镇咳药一起使用。

(5) 抗流感病毒药物的常见不良反应 包括恶心、呕吐、腹泻等胃肠道反应。可以将奥司他韦或玛巴洛沙韦与食物同服,以减少胃肠道反应。

(6) 奥司他韦使用注意事项 ①用于治疗流感时,最好在流感症状出现的48h内开始使用;用于预防时,应在与流感患者密切接触后的48h内开始用药;②服药时进食或不进食都可以,如果服药后出现胃部不适,建议将药物与食物同服;③对于颗粒剂,应用温开水冲服;④对于胶囊制剂,如果需要服用非整粒胶囊剂量时,为保证剂量的准确性,可先用5mL水将胶囊内药粉溶解成混悬液,然后吸取一定比例的液体与甜味食品混合后服用;⑤使用减毒活流感疫苗2周内不要服用奥司他韦,在服用奥司他韦的48h内也不要使用减毒活流感疫苗;使用灭活流感疫苗则无时间限制。

(7) 口服奥司他韦后出现呕吐,如何补服 如果孩子是空腹服用奥司他韦后呕吐的:①15min内:需要按原剂量补喂;②15~30min:补半剂;③超过30min:不补服。如果孩子是餐后服用奥司他韦才出现呕吐的:①30min内:需要按原剂量补喂;②30~60min:补半剂;③超过60min:不补服。

(8) 玛巴洛沙韦使用注意事项 ①推荐玛巴洛沙韦在5岁及以上儿童中使用;②应避免玛巴洛沙韦与乳制品、钙强化饮料、含高价阳离子的泻药、抗酸药或口服补充剂(如钙、铁、镁、硒或锌)同时服用;③用于治疗流感时,在流感症状出现的48h内开始使用该药,服用1次即可;用于预防时,在与流感患者密切接触后的48h内开始用药,服用1次即可。

(9) 肺炎康复后多久能接种流感疫苗 肺炎彻底康复后,只要没有接种禁忌证,符合接种年龄的孩子都可以接种流感疫苗。

(10) 如何判断肺炎的严重程度 出现以下任何一项表现时,需要考虑为重症肺炎,必须及时就医:①持续高热(39℃以上)≥5天或发热≥7天,体温高峰无下降趋势;②出现喘息、气促、呼吸困难、胸痛、咯血等症状之一;③意识障碍(如嗜睡、昏迷及惊厥)、拒食、频繁呕吐等。

（11）如何预防儿童肺炎　①避免交叉感染:家人患感冒或其他呼吸道感染性疾病时,要尽量与孩子隔离;②养成良好的个人卫生习惯:室内多通风,少聚集,尽量避免到人群密集和通风不良的公共场所,必要时戴好口罩;③增强体质:适度开展体育锻炼,保持充足的睡眠、合理的饮食,提高免疫力;④接种疫苗:及时接种肺炎疫苗、流感疫苗等,增强呼吸系统对病原体的免疫作用。

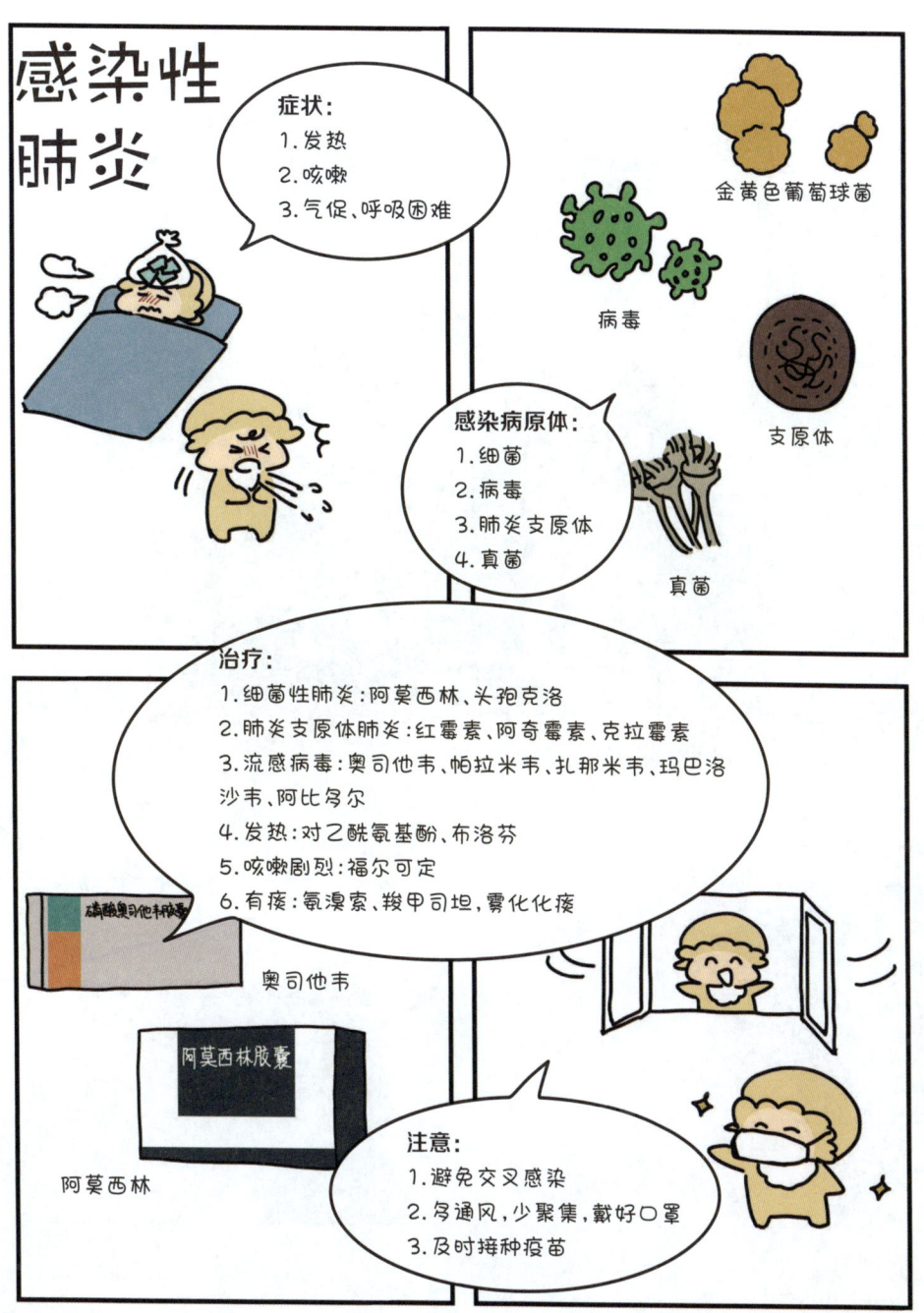

(二)哮喘是什么?宝宝用药需注意

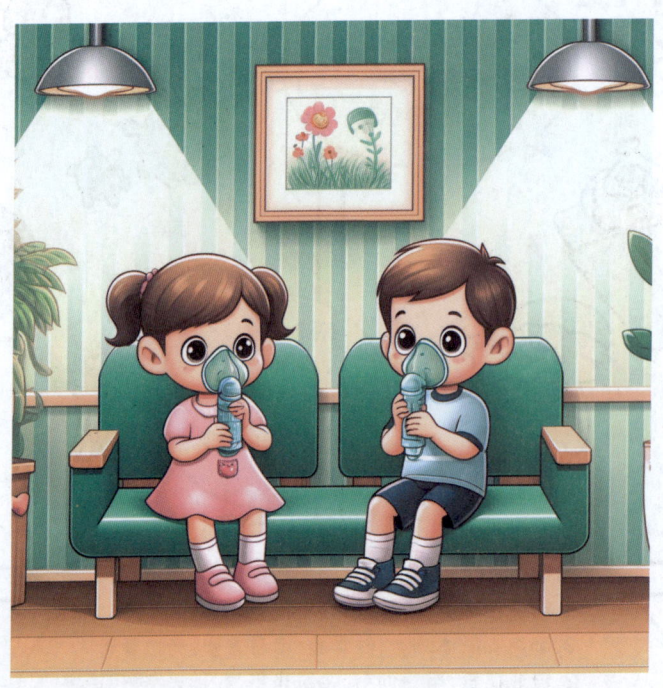

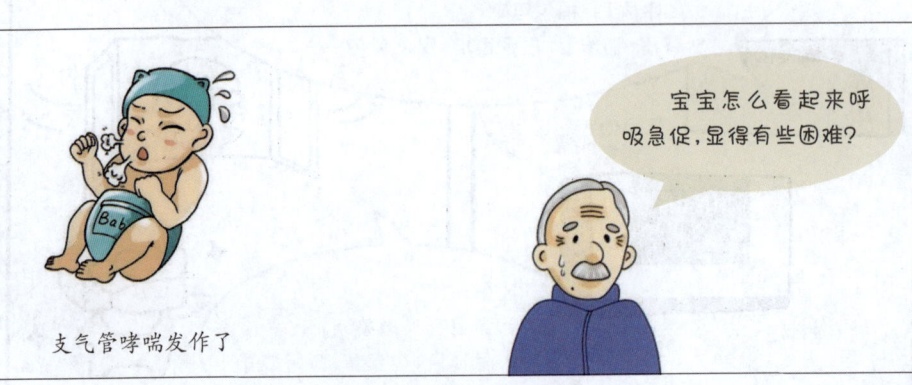

支气管哮喘发作了

宝宝怎么看起来呼吸急促,显得有些困难?

二、胸部常见疾病　67

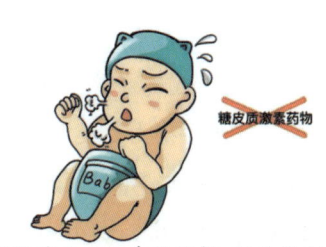

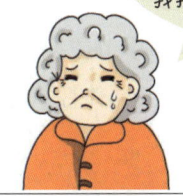

宝宝用药后症状有所缓解,但爷爷奶奶给宝宝停用激素后,哮喘重新发作

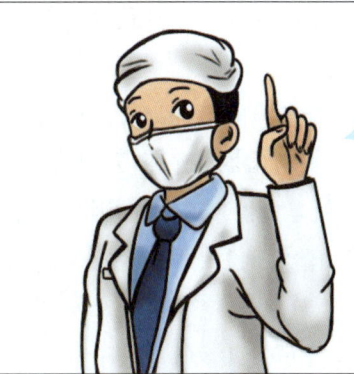

停用这些药物可能会使病情恶化。长期用药对于控制哮喘非常关键,我们应该根据医生的指导来使用药物,而不是自行停药。

1. 谣言

（1）哮喘儿童夏天不能开空调　其实能开空调,但需做好以下几点:①温度适宜:室温维持在26℃左右,室内外温差不宜过大;②补充水分:使孩子的上呼吸道处于比较湿润的状态;③开窗通风:早晚凉爽时,多开窗进行通风换气,有助于减少吸入室内过敏原;④清洁空调:使用空调前,注意对空调进行彻底的清洗。

（2）哮喘儿童不能进行跑步等运动项目,只能安静休息　如果哮喘儿童按规律进行治疗,哮喘控制情况良好,是可以进行跑步等运动项目的。孩子外出运动时,应随身携带急救药品,如沙丁胺醇气雾剂等。运动前先做准备活动,循序渐进,先轻后重,先慢后快,逐步适应。运动过程中出现身体不适或病情复发时应立即停止运动,原地休息,必要时吸入急救药品。在干燥、寒冷的地方运动,容易刺激呼吸道而诱发哮喘,因此应尽量在温暖、潮湿的地方运动。

2. 什么是哮喘　哮喘是儿童期最常见的慢性呼吸系统疾病,14岁以下儿童哮喘患病率在3%以上,且呈逐年递增趋势。虽然儿童哮喘诊疗水平在不断进步,但目前仍有约30%的儿童哮喘没有得到及时的诊断,另外有20%以上的儿童哮喘没有得到良好的控制。哮喘以慢性气道炎症和气道高反应为特征,发病时气管平滑肌异常收缩,导致气管变窄,从而使患儿呼吸不畅,严重时可能会危及生命。

哮喘主要症状为反复发作的喘息、咳嗽、气促和胸闷等。发作时有明显的时间节律性和季节特性,常在夜间及凌晨发作或加重,发作时间以秋冬季节或换季时为主。诊断典型哮喘常用"五口诀",即反复发作性、诱因多样性、时间节律性、季节发作性和治疗可逆性,这是对哮喘发作特点的精准概括。

3. 儿童哮喘的检查方法

(1)肺通气功能检测 是临床医生诊断哮喘的重要手段,也是评估哮喘水平和病情严重程度的重要依据。

(2)过敏原检查 过敏原是诱发儿童哮喘的一个危险因素,因此,及早明确过敏原,减少接触过敏原,进行脱敏治疗,也是控制和治疗哮喘的一个重要手段。

(3)气道炎症指标检测 哮喘的一个重要特征就是慢性气道炎症,因此通过该项检测,可以反映气道的炎症状态,从而为选择哮喘治疗药物、评价治疗效果提供一定的参考依据。

4. 哪些因素容易诱发儿童哮喘 ①呼吸道感染是诱发儿童喘息和哮喘的一个危险因素。②诱发儿童哮喘的重要因素还有接触过敏原(如花粉、尘螨、猫毛、狗毛等)、剧烈运动、大笑、哭闹、冷空气刺激等,因此,对于明确过敏原的患儿,应尽量减少接触过敏原。③有湿疹和过敏性鼻炎等过敏性病史的患儿,哮喘发作的可能性也会增加。④肥胖也可能是儿童哮喘发作的一个高危因素。

5. 儿童哮喘的治疗药物及使用注意事项 儿童哮喘的治疗药物主要有缓解药物、控制药物和附加药物。缓解药物主要用于哮喘急性发作,可以快速解除支气管痉挛,改善症状,代表药物为特布他林、沙丁胺醇和异丙托溴铵等吸入剂。控制药物通过抗炎作用控制哮喘症状,需要儿童每日用药、规律用药、长期用药,代表药物为布地奈德、布地奈德福莫特罗、沙美特罗替卡松等吸入剂和孟鲁司特钠口服剂。附加药物主要用于难治或重症哮喘,目前常见的是奥马珠单抗,用于治疗高 IgE 的哮喘儿童。

(1)儿童雾化吸入注意事项 低龄哮喘患儿,常采用雾化吸入的方式进行哮喘治疗。雾化前半小时,患儿不要吃东西,同时需注意不能涂抹油性面霜,以防面部吸附更多药物。最好采用坐位雾化吸入,较小患儿可以采用半坐卧位。哭闹会影响雾化吸入量,因此在雾化时应保持患儿处于安静状态。对于不能配合的患儿,可以采取睡眠后雾化吸入。雾化后需注意清洗患儿脸部,同时给患儿漱口,以降低真菌感染率。

雾化吸入使用方法如图1。

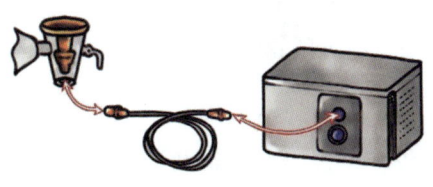

第1步,安装雾化器。

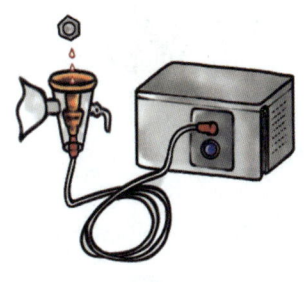

第2步,加雾化药。

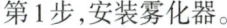

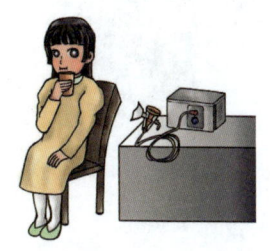

第3步,垂直握住喷雾器,雾化吸入。

第4步,雾化后漱口。

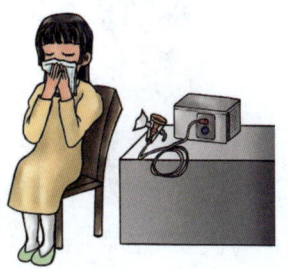

第5步,清洗脸部。

图1 雾化吸入使用流程

(2) 儿童气雾剂使用注意事项 年龄较大的哮喘患儿可采用气雾剂或干粉吸入剂的方式进行哮喘治疗。常见的气雾剂有氟替卡松气雾剂、沙丁胺醇气雾剂等。

气雾剂使用方法如图2。

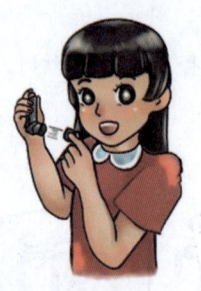
第1步,取下气雾剂密封盖。

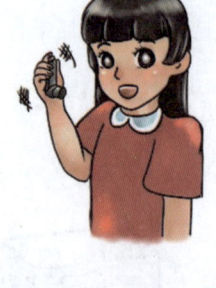
第2步,用力摇匀气雾剂。

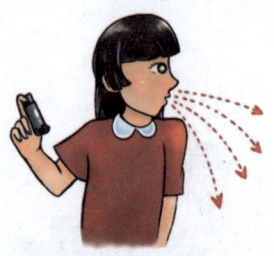
第3步,用力呼气,呼气时不要对准吸入器吸嘴。

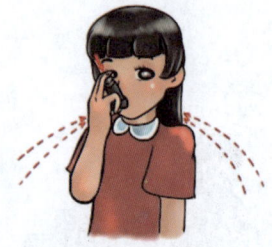
第4步,嘴唇合拢含住吸嘴,缓慢且深吸气,同时,按压气雾剂底部,并继续吸气。

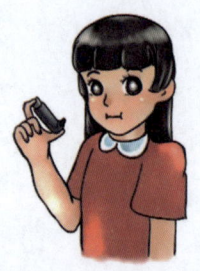
第5步,将吸嘴从嘴唇移开,并尽可能屏气10s;需要重复吸入时应等待1min以上再操作。

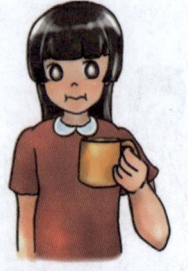
第6步,每次吸入后及时漱口。

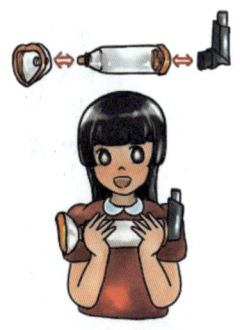
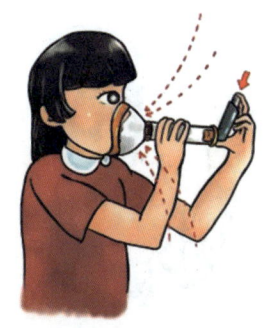

第7步，不能单独使用气雾剂的患儿可以配合储雾罐一起使用，摇匀气雾剂后连接储雾罐。

第8步，将面罩紧贴脸部，按压药罐，缓慢呼吸5~6次，每次吸入时间20~30s，吸入后及时洗脸、漱口。

图2　气雾剂使用流程

（3）儿童吸入剂使用注意事项　儿童常用的干粉吸入剂有都保和准纳器2种装置，代表药物分别为布地奈德福莫特罗干粉吸入剂和沙美特罗替卡松干粉吸入剂。

都保装置使用方法如图3。

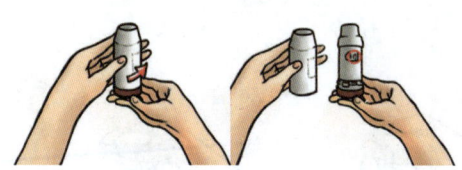
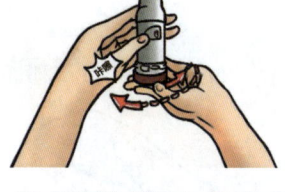

第1步，旋转并拔出瓶盖，可见剂量指示窗，当显示为"0"时，提示药物已用完。

第2步，竖直都保，握住红色底座和中间瓶身部位，朝一方向旋转到底，再朝其反方向旋转到底，即完成一次装药。此过程中会听到一次"咔哒"声。

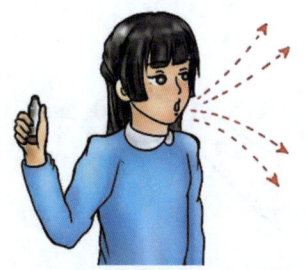
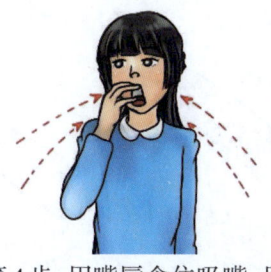

第3步，完全呼气，注意不要对准都保吸嘴呼气。

第4步，用嘴唇含住吸嘴，用力深深地吸入药物。

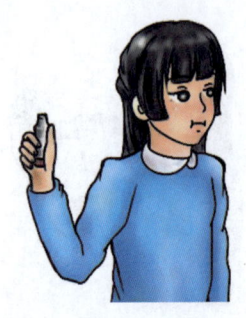 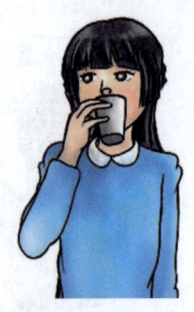

第5步,将吸嘴从嘴唇移开,屏气5~10s。

第6步,吸入后及时漱口。漱口时仰头,进行深咽喉部的漱口,注意不要将漱口水咽下。

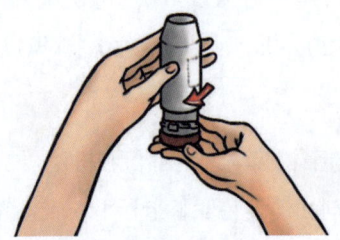

第7步,清洁吸嘴,盖上瓶盖。

图3 都保装置使用流程

准纳器装置使用方法如图4。

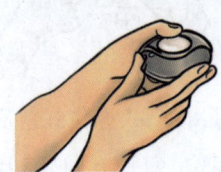 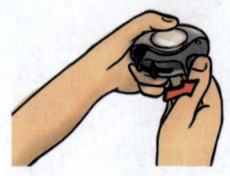 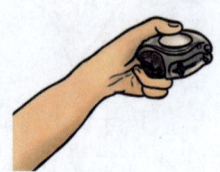

第1步,一只手水平握住准纳器,另一只手大拇指放在拇指柄上,向外推动拇指柄,直至完全打开。

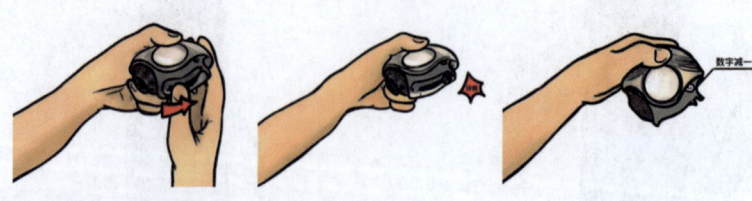

第2步,再向外推动滑动杆,直至发出"咔哒"声,即完成一次装药。每推动1次,计数窗数字减1。

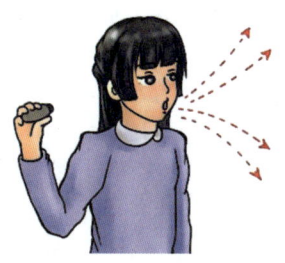 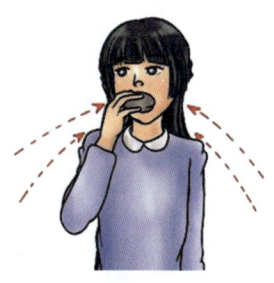

第3步,完全呼气,注意不要对准准纳器吸嘴呼气。

第4步,用嘴唇含住吸嘴,用力深深地吸入药物。

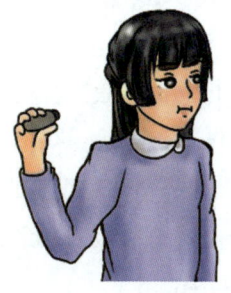 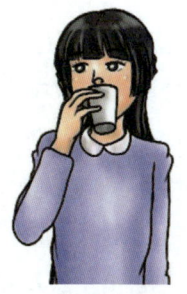

第5步,将吸嘴移开,屏气5~10s。

第6步,吸入后及时漱口,漱口时仰头,进行深咽喉部漱口,注意不要将漱口水咽下。

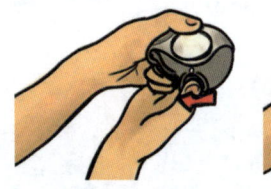

第7步,清洁吸嘴,直接往回推动拇指柄,关闭装置。

图4 准纳器装置使用流程

6. 注意事项

(1) 吸入激素后屏气的重要性　患儿吸入药粉后没有很好地屏气,是使用吸入剂治疗哮喘效果不佳的重要原因。吸入剂的药粉微粒直径很小,吸入后药粉一开始主要集中在大气道,尚未完全在肺部沉积、溶解。如果吸入后没有屏气,刚吸入的药粉将随着气体的呼出而呼出,达不到治疗目的。所以为了提高吸入剂的治疗效果,患儿吸入后一定要屏气5~10s。

(2)为什么每次吸入激素后要漱口　患儿吸入激素后大部分会进入气道,一部分会在口咽部沉积。所以每次吸入完成之后,要进行深咽喉部漱口,将口咽部沉积的激素及时清除。未及时漱口可能会造成声音嘶哑或者发音困难。另外,激素会抑制口咽部的免疫功能,因此还可能会造成口咽部真菌感染,发生鹅口疮等。小婴儿不会漱口,雾化治疗后家长可以用棉签蘸生理盐水擦拭患儿口腔,进行口腔卫生护理。

(3)口服激素与吸入激素的体内代谢有什么差异　①口服激素的代谢过程为激素经口腔吞下后,从胃肠道吸收进入门静脉,随后进入肝脏,然后进入全身循环,起到全身作用,最后到达肾脏进行消除(图5)。②吸入激素的代谢过程为激素吸入后,有一部分激素沉积在口腔和咽部,如果不及时漱口,这部分激素会被吞进胃肠道,然后通过肝脏进入全身循环。进入气道的激素在肺部沉积、溶解,不溶解的部分激素经过黏液纤毛及巨噬细胞清除。溶解的激素大部分经肺组织吸收和代谢,其中有小部分通过药物转运到全身循环,起到全身作用。因此,吸入激素的不良反应主要取决于由消化道及肺组织吸收入血的药物总量(图6)。

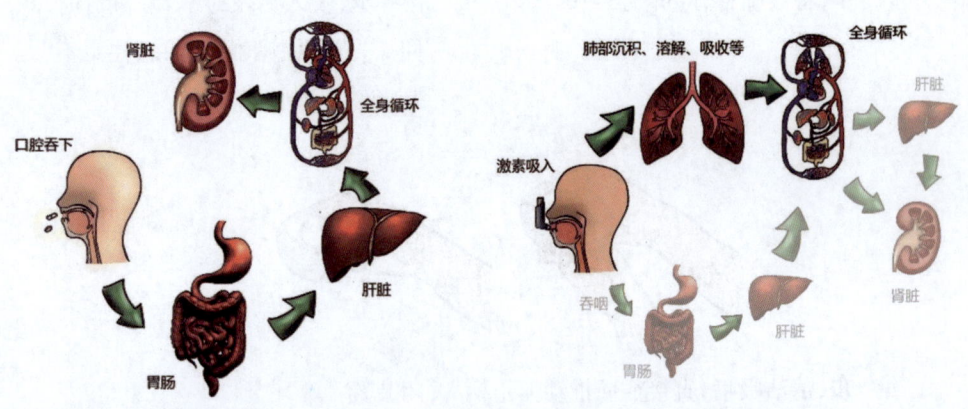

图5　口服激素代谢途径　　　　图6　吸入激素代谢途径

(4)长期吸入激素会不会影响孩子长高　因为担心长期吸入激素会影响患儿的身高,有些家长给患儿私自停药,造成患儿哮喘反复发作。其实,吸入激素的剂量很小,且主要起局部作用,严格按照操作步骤,使用安全性较高,一般不良反应发生率较低。即使在使用小剂量吸入激素期间,患儿的生长发育速度可能会减慢,但是停药半年后,会出现追赶性生长。对于低于5年内的长期吸入激素治疗,对患儿的身高是没有影响的;对于5年以上的长期吸入激素治疗,身高可能会有1cm左右的下降,但降低幅度很小,哮喘患儿可以放心地使用吸入激素治疗。

(5)哮喘儿童症状好转,能否自行停药　不能自行停药。哮喘儿童症状好转后仍需遵医嘱长期、规范地进行治疗,坚持使用哮喘控制药物,按需使用缓解药物,定期随访,评估肺功能等指标,根据随访结果调整哮喘治疗方案。千万不能自行停药,以免哮喘症状加重或哮喘急性发作。

(6)儿童哮喘会随着年龄增长而不治自愈吗　哮喘是一种慢性气道炎症性疾病。儿童哮喘如不及时治疗,一旦气道壁结构发生不可逆的损害,即气道重塑,将会影响其终生的肺功能。一部分哮喘儿童随着生长发育,哮喘症状会有不同程度的缓解,但其中部分患儿成年后仍会复发。因此,对儿童哮喘要做到早发现、早诊断、早治疗和早预防。

(7)儿童雾化时用嘴吸还是用鼻子吸　儿童雾化时,比较好的呼吸方式是采用舒适的坐位或半卧位,用嘴深吸气,同时用鼻呼气的方式进行深呼吸,使药液充分到达支气管和肺部。对于不能配合嘴鼻呼吸的儿童无需特别纠正。

(8)哮喘儿童能否接种流感疫苗　可以。哮喘患儿及时接种流感疫苗可有效预防急性呼吸道感染,减少哮喘的急性发作,降低门诊就诊及住院频率。接种时注意以下几点:①建议伴或不伴有鸡蛋过敏的哮喘儿童都接种流感疫苗,不接种风险大于接种风险;②哮喘儿童接种疫苗推荐三价灭活流感疫苗或四价灭活流感疫苗;③儿童哮喘急性发作时,应暂缓接种;④哮喘治疗药物不会影响疫苗效果,可以放心接种;⑤接种后要在现场留观30min,如有不适要及时告知接种人员。

(9)应该如何预防哮喘发作　两个主要措施分别是远离过敏原和按规律用药。尽量找出过敏原,避免与之接触,是预防哮喘发作的环境因素。按规律用药,监测和记录哮喘的病情变化,是预防哮喘发作的药物因素;如果不能按规律用药,任何轻微的诱因都可能导致哮喘发作。

(10)哮喘控制不好的主要原因　①哮喘治疗药物不合适或者剂量不足;②剂量调整过快或停药过早;③吸入器不合适;④儿童使用吸入器的方法不当;⑤儿童治疗依从性差;⑥环境中存在引起哮喘的因素;⑦其他健康问题。

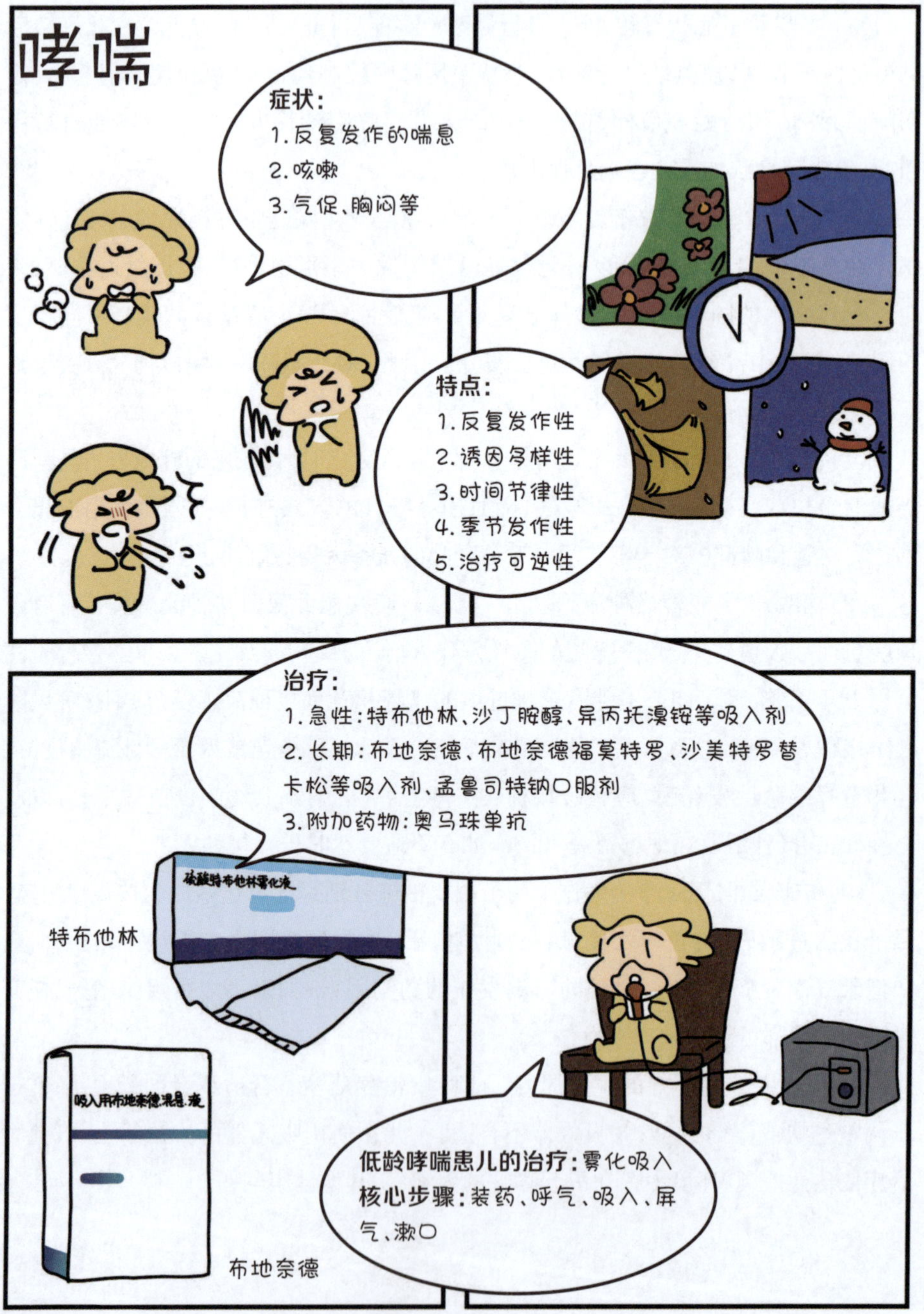

（三）保护孩子心脏健康：了解儿童川崎病的奥秘

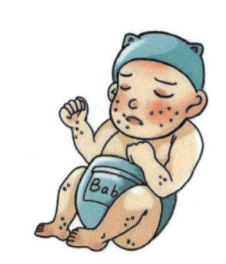
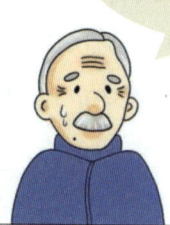

宝宝怎么突然发热，还起皮疹了？眼睛还红肿着。

川崎病发作了

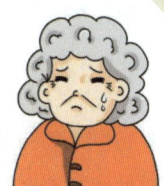
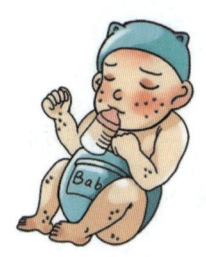

宝宝可能只是感冒了，多喝水应该会好起来。

尽管宝宝多喝水，症状也没有好转

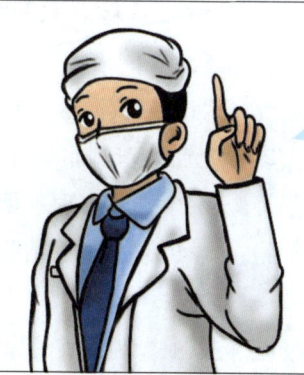

川崎病是一种需要及时诊断和治疗的疾病。

1. 谣言　关于川崎病治疗方式的谣言可能包括错误的药物治疗、错误的剂量、未经证实的替代疗法等。例如，有些人可能会误信某些草药或家庭疗法可以治疗川崎病，而忽视了经过科学验证的治疗方案。一些人认为川崎病只需要使用抗生素治疗，但实际上，抗生素对川崎病的治疗无效。另一些人认为川崎病是一种遗传病，但目前研究表明川崎病并非遗传病。重要的是要依据专业医疗机构和医生的建议进行治疗。

2. 儿童川崎病的症状有哪些　主要包括持续高热（通常在38℃以上，持续5天以上）、双侧眼结膜充血、口唇红肿与干裂、草莓舌、手足红肿、皮疹、颈部淋巴结肿大等。在恢复期，患儿可能会出现手脚脱屑。

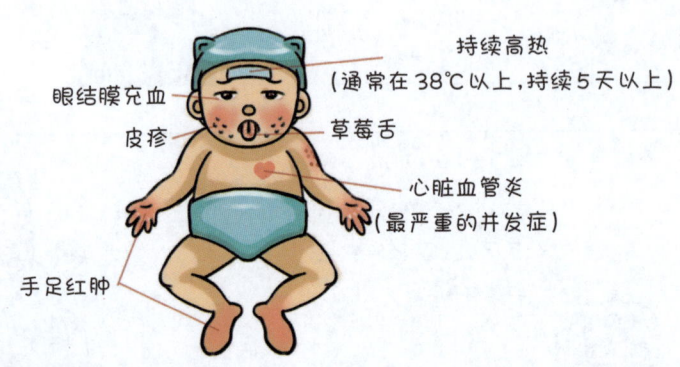

3. 什么是川崎病　川崎病是一种急性自限性的全身性血管炎，主要影响儿童，尤其是5岁以下幼儿。该病首次由日本医生川崎富作于1967年描述，因此得名。川崎病的确切病因尚未完全明确，但普遍认为与遗传易感性、感染、免疫系统异常反应等多种因素有关。

川崎病的诊断主要基于临床表现，包括以下主要症状：①持续高热：通常38℃以上，持续至少5天，用常规退热药物也不易控制。②结膜充血：双侧非渗出性结膜充血。③口腔改变：口唇红肿、干裂，草莓舌。④手足变化：急性期出现手足红肿，恢复期可能出现皮肤脱屑。⑤皮疹：全身性非特异性皮疹。⑥颈部淋巴结肿大：单侧或双侧颈部淋巴结肿大，直径通常大于1.5cm。

在流行病学方面，川崎病在全球范围内均有报道，但以亚洲地区尤为常见，特别是在日本。日本儿童的发病率为80/10万~120/10万。在北美和欧洲，发病率较低，为9/10万~21/10万。川崎病多见于冬季和早春，且在儿童性别分布中，男性患病率较女性高。

川崎病最严重的并发症是心脏血管炎,尤其是冠状动脉异常,如冠状动脉瘤。这些心脏并发症是儿童发生获得性心脏病的主要原因之一,也是川崎病患儿死亡的主要原因。因此,及时诊断和治疗对于预防心脏并发症至关重要。

川崎病的病因和发病机制尚不完全清楚,目前主要是对症治疗,包括使用高剂量静脉免疫球蛋白和阿司匹林来减轻炎症反应和预防心脏并发症。

4. 儿童川崎病的常用检查方法有哪些 包括血液检查(检测白细胞计数、血小板计数、C反应蛋白等)、心电图、超声心动图(用于检测心脏结构和功能,特别是冠状动脉的情况)等。在一些情况下可能还需要进行其他影像学检查,如CT、MRI等。

5. 儿童川崎病的病因和诱因有哪些 儿童川崎病的病因目前尚不明确,可能与感染(如病毒感染、细菌感染)有关,同时可能与遗传易感性和免疫系统异常反应有关。环境因素和个体免疫状态也可能在川崎病的发病中起一定作用。

6. 儿童川崎病的治疗药物有哪些 见表6。

表6 儿童川崎病的治疗药物

药物名称	常用剂量	作用机制及用途
静脉注射免疫球蛋白(IVIG)	2g/kg,单次静脉输注	减轻炎症反应,预防冠状动脉异常的发生
阿司匹林	初始为每天30~50 mg/kg,分次口服;退热后减量至每天3~5 mg/kg	抗炎和抗血小板聚集,预防血栓形成
糖皮质激素	甲泼尼龙每天2 mg/kg,分2次静脉滴注	对于IVIG无应答的患儿,可用于控制炎症
英夫利昔单抗	5mg/kg,单次静脉输注	作为IVIG无应答的挽救治疗或重症川崎病的联合用药
其他免疫抑制剂	根据具体药物而定	用于难治性川崎病患儿

静脉注射免疫球蛋白(IVIG)是川崎病急性期治疗的首选药物,通过其抗炎作用,能够有效地预防冠状动脉异常的发生。

阿司匹林在川崎病的治疗中扮演重要角色,初始治疗阶段剂量较高,用于抗炎和退热。当患儿退热后,剂量减少,主要用于抗血小板聚集,预防血栓形成。

糖皮质激素,如甲泼尼龙,通常用于IVIG无应答的患儿。它可以有效地控制炎症反应,但需要仔细监测和评估使用激素的风险和不良反应。

英夫利昔单抗是一种生物制剂,主要用于IVIG无应答或难治性川崎病的治疗。它可以抑制炎症反应,但需要在专业医生的指导下使用,并且要注意监测可能发生的不良反应。

其他免疫抑制剂的使用也需要专业的医疗团队进行评估和监测,如环孢素A,用于难治性川崎病或合并巨噬细胞活化综合征的患儿。

治疗川崎病时,药物的选择和剂量调整应严格遵循专业医生的建议,并根据患儿的具体情况进行个体化治疗。同时,治疗过程中应密切监测患儿的病情变化和药物可能带来的不良反应,确保治疗的安全性和有效性。

7. 儿童川崎病的治疗药物使用注意事项有哪些 应注意以下事项,确保治疗的安全性和有效性。

(1) IVIG 输注IVIG时,应密切监测患儿的体温、心率、血压等生命体征,以便及时发现任何不良反应。输液过程中应保持适当的输液速度,通常控制在10~12h内完成,以降低溶血性贫血和无菌性脑膜炎等不良反应发生的风险。

(2) 阿司匹林 在急性期,应使用较高剂量的阿司匹林进行抗炎治疗,但需注意保护胃黏膜,避免胃肠道不良反应。退热后,应将阿司匹林剂量降至抗血小板剂量,以预防血栓形成。若患儿出现流感或水痘,应暂时停用阿司匹林,以避免瑞氏综合征的发生风险。

(3) 糖皮质激素 使用糖皮质激素时,应评估患儿的感染风险,并在必要时进行抗感染治疗。长期使用糖皮质激素可能导致一系列不良反应,如体重增加、骨质疏松等,因此需要定期评估患儿的生长发育情况。

(4) 英夫利昔单抗 用药前应排除患儿存在结核、乙肝、EB病毒等全身活动性感染的可能性。可能导致皮疹等不良反应,因此,在使用过程中应密切观察患儿的反应。

(5) 其他免疫抑制剂 使用免疫抑制剂时,应密切监测患儿的免疫状态和可能的感染风险。部分免疫抑制剂可能对肝脏和肾脏有潜在的毒性,因此,在使用过程中应定期检查肝、肾功能。

(6) 药物相互作用 使用多种药物时,应注意药物之间的相互作用,避免影响治疗效果或增加不良反应风险。

(7)个体化治疗　治疗应根据患儿的具体情况进行个体化调整,包括药物剂量、治疗持续时间等。

(8)长期随访　川崎病患儿即使在急性期治疗后,也需要长期随访,特别是对于有心脏并发症风险的患儿,应定期进行心脏检查。

8. 儿童川崎病的治疗药物的不良反应有哪些

(1)IVIG　溶血性贫血和无菌性脑膜炎。这些不良反应通常较为罕见,但在输注过程中应密切监测患儿的反应。对于非O型血的患儿,输注IVIG后可能降低活病毒疫苗的免疫效果。

(2)阿司匹林　胃肠道不适、出血等风险增加,特别是在有流感病毒或水痘病毒感染时,可能会增加瑞氏综合征的发生风险。长期使用可能导致胃肠道黏膜损伤,因此,通常建议饭后服用以减少胃部不适。

(3)糖皮质激素　长期使用可能导致体重增加、骨质疏松、皮肤变薄、易感染等不良反应。激素的突然停用可能导致肾上腺功能不全,因此通常需要逐渐减量直至停用。

(4)英夫利昔单抗　可能引起过敏反应,如皮疹。使用前需排除结核、乙肝、EB病毒等全身活动性感染的可能性。

(5)其他免疫抑制剂　如环孢素A,可能对肝脏和肾脏有潜在的毒性,因此,在使用过程中应定期检查肝、肾功能。还可能引起血压和血糖升高等不良反应。使用这些治疗药物时,医生会根据患儿的具体情况进行个体化治疗,并在治疗过程中密切监测患儿的反应,以便及时发现并处理任何不良反应。同时,家长也应被告知患儿可能发生的不良反应,以便在家中观察患儿状况并及时与医生沟通。

9. 儿童川崎病的其他注意事项,如何预防儿童川崎病?儿童川崎病患者的饮食、接种疫苗需要注意哪些　尚无明确方法预防儿童川崎病,但保持良好的生活习惯、增强免疫力、及时接种疫苗等可能有助于降低患病风险。患儿在治疗期间应避免剧烈运动,饮食上应保持均衡营养,避免刺激性食物。目前没有证据表明接种疫苗会引发川崎病,家长可按照医生建议和疫苗接种计划为孩子安排接种。

一图读懂

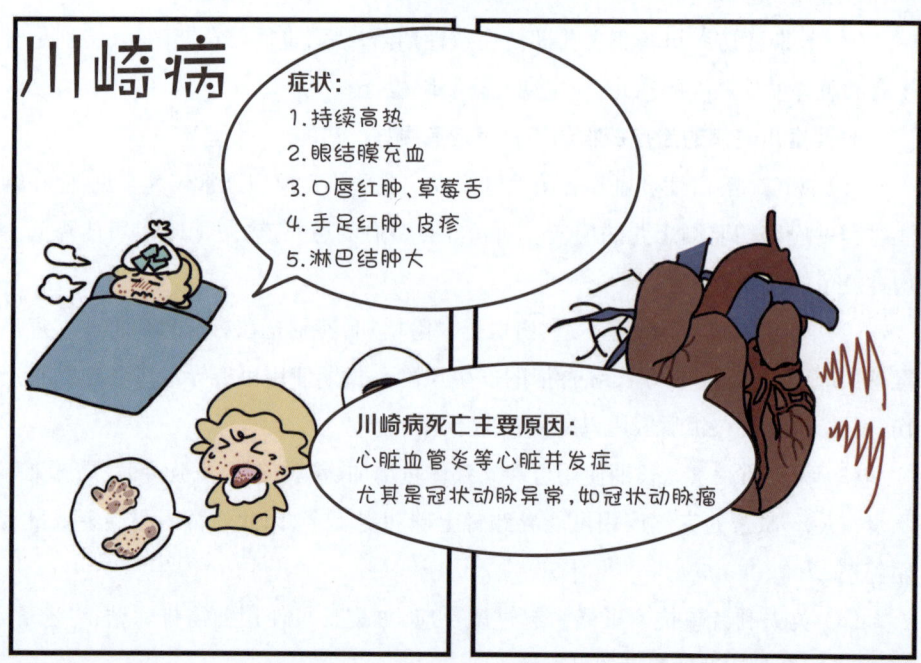

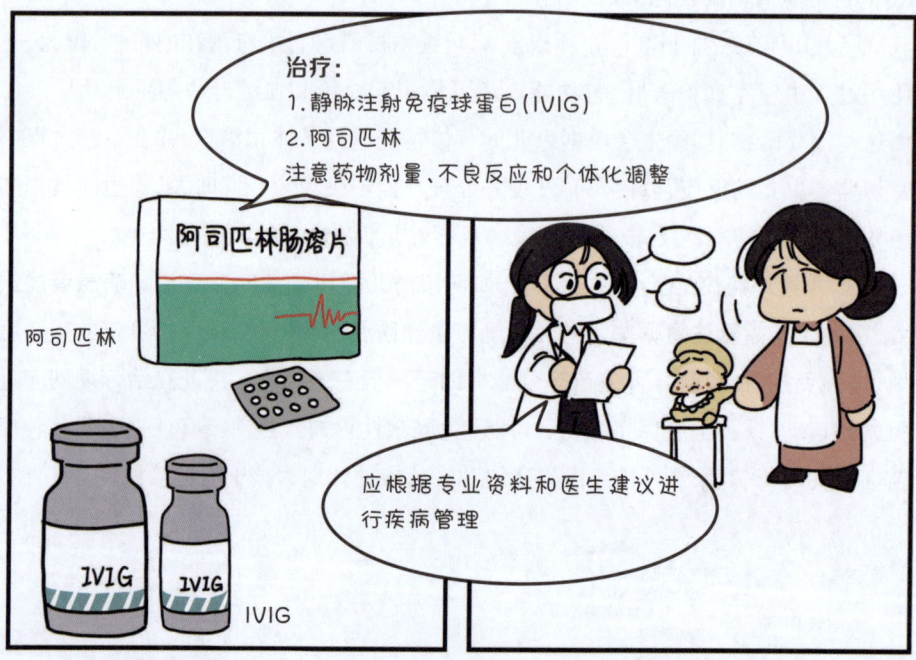

三

腹部常见疾病

（一）小肠大敌：保护孩子免受胃肠道感染的全面指南

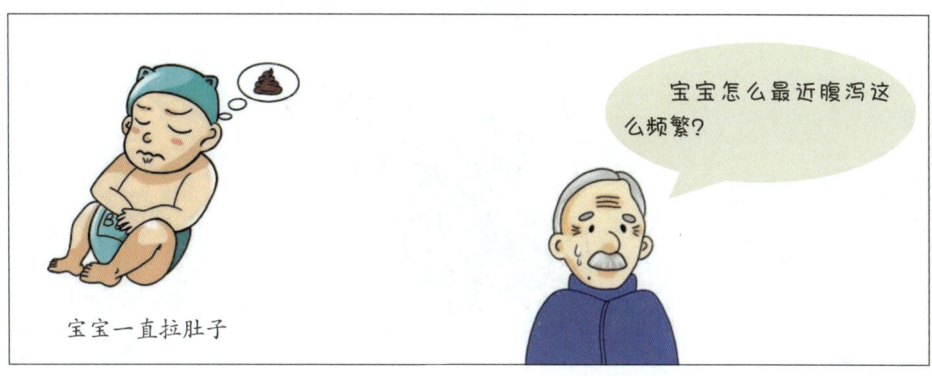

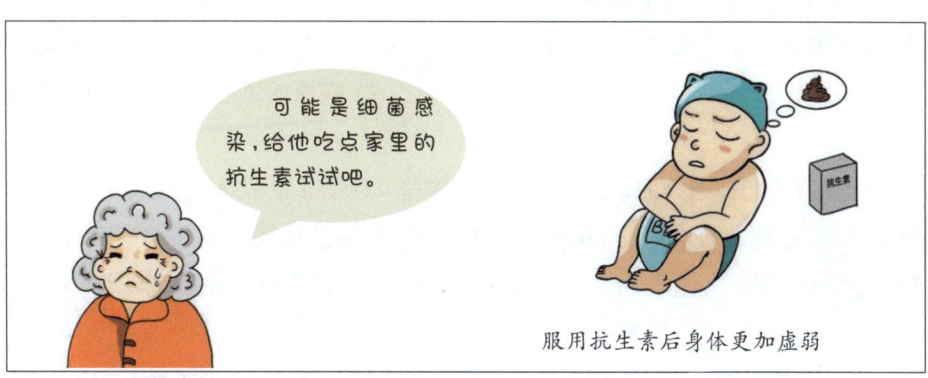

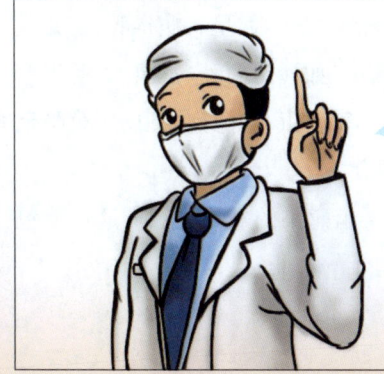

1. 谣言 使用抗生素可以治疗所有类型的胃肠道感染,或者依赖家庭疗法而忽视专业医疗建议。事实上,抗生素只对细菌感染有效,对病毒感染无效,而且滥用抗生素可能导致细菌耐药性的增加。

2. 儿童胃肠道感染的症状有哪些 包括腹泻、呕吐、腹痛、发热和食欲下降。在某些情况下,患儿可能还会出现脱水症状,如口渴、尿量减少、皮肤弹性差和精神状态改变。

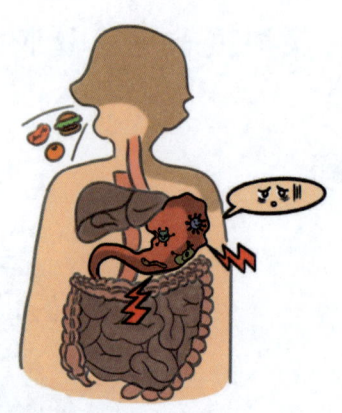

3. 什么是儿童胃肠道感染 儿童胃肠道感染是指由各种病原体(包括病毒、细菌、真菌和寄生虫)引起的儿童消化道炎症性疾病。这类疾病在全球范围内普遍存在,并且是导致5岁以下儿童死亡的主要原因之一。病原体通过污染的食物或水进入儿童体内,引起感染。

4. 儿童胃肠道感染的常用检查方法有哪些 包括粪便常规检查、粪便培养、病原学检测(如酶免疫分析、直接免疫荧光分析、核酸扩增技术或分子序列分析检测)、血常规、血生化、血气分析等。在某些情况下,可能需要进行腹部影像学检查,如腹部B超或腹部立位X线片。

5. 儿童胃肠道感染的病因和诱因有哪些 主要包括以下几个方面。

(1) 病原体感染 ①病毒:如轮状病毒、诺如病毒、腺病毒、星状病毒等,是儿童胃肠道感染的最常见原因,尤其在秋冬季节。②细菌:如沙门菌、志贺菌、大肠埃希菌等,常通过食物或水传播,易引起细菌性腹泻。③寄生虫:如隐孢子虫、贾第鞭毛虫等,通常与不良的卫生条件或接触受污染的水源有关。

(2) 不洁饮食 摄入受污染的食物或水是胃肠道感染的常见途径。这可能包括未经充分烹饪的肉类、海鲜,或存储不当的食物。

（3）个人卫生习惯　若儿童未能养成良好的个人卫生习惯,如饭前便后不洗手,则容易通过手部接触传播病原体。

（4）环境因素　居住环境拥挤、卫生条件不佳,或接触受污染的水源,都可能增加儿童患胃肠道感染的风险。

（5）免疫系统状态　儿童的免疫系统尚未完全成熟,使得他们更容易受到病原体的侵袭。此外,某些儿童可能存在免疫缺陷,进一步增加感染风险。

（6）旅行和接触史　旅行到某些疾病流行地区,或接触了患病的儿童和动物,也可能成为感染的诱因。

（7）抗生素使用　不适当地使用抗生素可能导致肠道菌群失衡,从而增加某些病原体引起胃肠道感染的风险。

了解这些病因和诱因有助于采取有效的预防措施,如改善卫生条件、合理使用抗生素、加强食品安全管理等,从而降低儿童胃肠道感染的发生风险。同时,对于已经发生胃肠道感染的儿童,了解可能的病因对于指导正确的治疗和护理也至关重要。

6. 儿童胃肠道感染的治疗药物有哪些

（1）补液盐（ORS）　轻度至中度脱水的患儿口服ORS是首选的治疗方式。ORS能够帮助补充因腹泻和呕吐丢失的水分和电解质,预防脱水和电解质紊乱。

（2）微生态调节剂　如乳酸菌素颗粒,可以调整肠道菌群,有助于恢复肠道微生态平衡,对于病毒性腹泻患儿尤其有效。

（3）抗生素　常用的抗生素包括头孢类、青霉素类等,但必须在医生指导下使用,以避免不必要的抗生素使用和耐药性的增加及发展。

（4）抗病毒药物　目前没有广泛推荐的抗病毒药物。在某些特定情况下,医生可能会考虑使用抗病毒药物。

（5）肠道吸附剂　如蒙脱石散,可以吸附病原和毒素,保护肠道黏膜,减轻腹泻症状。

（6）补锌治疗　补锌可以缩短腹泻病程,无论急性还是慢性腹泻均推荐。

7. 儿童胃肠道感染治疗药物使用的注意事项有哪些　应注意以下事项,以确保治疗的安全性和有效性。

（1）ORS　腹泻或呕吐后及时补充ORS,以预防和治疗脱水。监测患儿的脱水症状,如无改善,应及时就医。

（2）**微生态调节剂** 按照说明书或医生建议的剂量使用益生菌产品。储存益生菌时应避免高温和高湿，以确保其活性。

（3）**抗生素** 仅在确诊为细菌性胃肠炎时使用抗生素，避免滥用于病毒性胃肠炎。严格按照医生的处方剂量和疗程使用，不要自行调整或停药。注意观察可能发生的不良反应，如过敏反应、肠道不适等，并及时报告医生。

（4）**肠道吸附剂** 如蒙脱石散，按照医生的指导使用，通常建议餐前服用。与其他药物同时使用时，应间隔一定时间，以免影响吸收。

（5）**补锌治疗** 应在医生指导下进行，遵循推荐的剂量和疗程。同时，监测患儿对补锌的反应，避免过量摄入。

在治疗过程中，应密切监测患儿的反应和病情变化，并根据需要调整治疗方案。完成治疗后，应进行适当随访，以确保患儿尽快恢复。在使用这些治疗药物时，医生应和家长密切合作，确保患儿得到适当的治疗和护理。有任何疑问或担忧都应及时与医疗专业人员沟通。

8. 儿童胃肠道感染治疗药物的不良反应有哪些 主要是抗生素相关的肠道菌群失调，有时可能会加重腹泻，其他的不良反应包括肝功能异常、过敏反应导致的皮疹、消化道不适等。此外，过度使用或不当使用抗生素还可能导致病原菌耐药性的增加与发展。

9. 儿童胃肠道感染的其他注意事项 预防儿童胃肠道感染的其他注意事项包括保持良好的个人卫生习惯、避免接触受污染的食物和水、确保食物煮熟再吃、提倡母乳喂养、适当的疫苗接种等。在饮食方面，应避免给患儿喂食生冷、油腻或不易消化的食物，并确保食物安全、卫生。接种疫苗应按照国家免疫规划和医生建议进行，以预防某些特定的胃肠道感染。

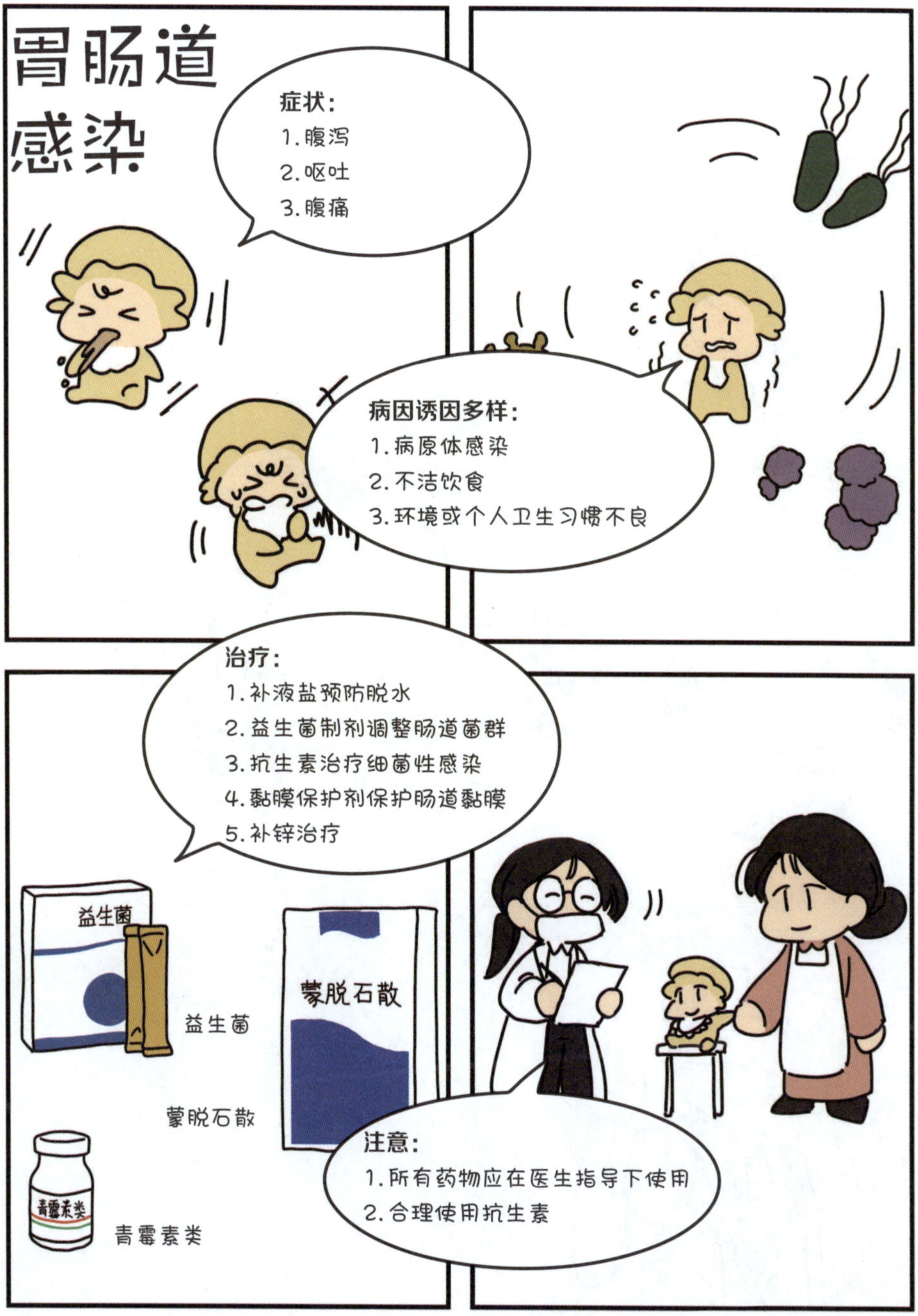

(二)小宝宝肚子"闹情绪"？揭秘儿童消化不良及腹泻的解决方案

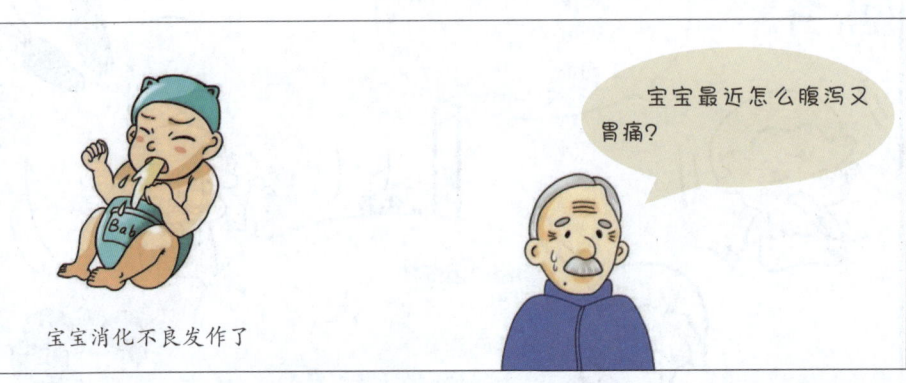

宝宝消化不良发作了

宝宝最近怎么腹泻又胃痛？

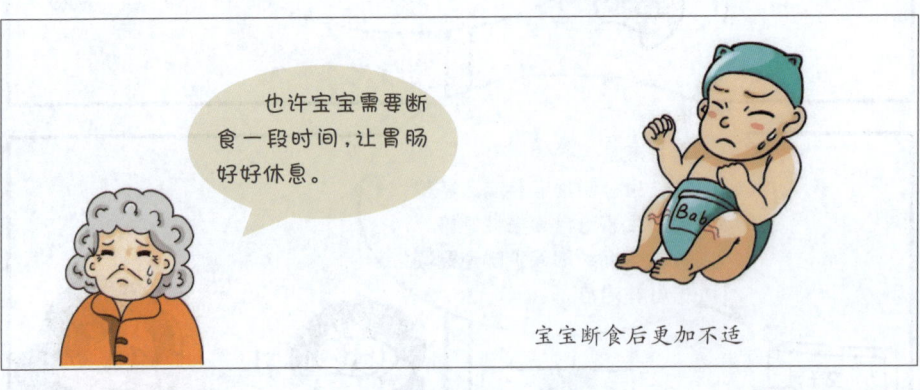

也许宝宝需要断食一段时间，让胃肠好好休息。

宝宝断食后更加不适

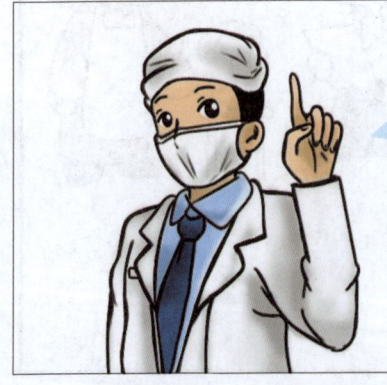

其实，对于消化不良，适当饮食才是关键。轻易断食可能会导致脱水和营养不良。

1. 谣言 所有腹泻都可以通过抗生素治疗；使用某些特定的草药和补品可以立即缓解症状。

2. 儿童消化不良及腹泻的症状有哪些 儿童消化不良的症状主要包括餐后饱胀、早饱、上腹痛、上腹烧灼感、反酸、恶心、呕吐等。腹泻的症状则包括大便次数增多、大便性状改变（如解水样便、脓血便等）、腹痛、腹胀等。

3. 什么是儿童消化不良及腹泻 儿童消化不良是指一组以反复发作的餐后饱胀、早饱、厌食或上腹痛、上腹部烧灼感为主要表现的消化道综合征，症状一般持续至少2个月。腹泻则是指以大便次数增多和大便性状改变为特点的消化道综合征。儿童消化不良的流行病学数据显示，腹泻是儿童中常见的肠道健康问题，尤其见于6个月至2岁的婴幼儿。

4. 儿童消化不良及腹泻症的常用检查方法有哪些 包括病史采集、体格检查、血常规、尿常规、粪便常规、粪便培养、腹部B超、X线检查、内镜检查等。

5. 儿童消化不良及腹泻的病因和诱因有哪些 病因和诱因较为复杂，包括：

（1）感染性因素 这是儿童腹泻最常见的原因，包括病毒（如轮状病毒、诺如病毒）、细菌（如沙门菌、志贺菌、大肠埃希菌）、寄生虫（如阿米巴、贾第鞭毛虫）等感染。这些病原体可导致肠道炎症反应，影响肠道功能，引起腹泻。

（2）食物不耐受和过敏 一些儿童对特定食物成分（如乳糖、麸质、鸡蛋、大豆等）不耐受，摄入后可引发消化不良和腹泻。食物过敏时也可能导致类似症状。

（3）药物不良反应 某些药物尤其是抗生素，可能破坏肠道正常菌群平衡，引起腹泻。此外，非甾体抗炎药等药物也可能影响胃肠道功能，导致消化不良。

（4）肠道结构异常 如先天性巨结肠、肠套叠、肠梗阻等解剖结构异常，可能导致消化不良和腹泻。

（5）功能紊乱 功能性胃肠病是一组以功能性消化不良为主要表现的疾病，包括功能性便秘、功能性腹泻等。这些疾病可能与肠道感觉运动功能异常、内脏高敏感性有关。

（6）免疫系统问题 一些儿童可能存在免疫系统功能异常，导致对食物成分或微生物产生异常反应，引发消化不良和腹泻。

（7）心理—社会因素 压力、焦虑、抑郁等心理因素，以及家庭环境、生活习惯等社会因素，也可能影响儿童的胃肠道功能，诱发消化不良和腹泻。

（8）其他疾病 一些慢性疾病，如炎症性肠病、囊性纤维化等，也可能导致消化不良和腹泻。

了解这些病因和诱因有助于针对性地进行诊断和治疗,同时为预防儿童消化不良及腹泻提供方向。在临床实践中,应根据患儿的具体情况,结合病史、体检和必要的辅助检查,综合分析,判断病因,制订个体化的治疗方案。

6. 儿童消化不良及腹泻症的治疗药物

(1) 抗生素　在细菌感染导致的腹泻中,抗生素是必要的治疗手段。常用的抗生素包括头孢类(如头孢噻肟、头孢曲松)、磷霉素、红霉素、阿奇霉素等。

(2) 抗寄生虫药物　对于寄生虫感染引起的腹泻,如阿米巴痢疾、贾第鞭毛虫感染,可使用甲硝唑、替硝唑等药物。

(3) 微生态调节剂　用于恢复肠道菌群平衡,如乳酸杆菌、双歧杆菌等益生菌制剂。

(4) 肠道吸附剂　如蒙脱石散,可以覆盖在肠道黏膜表面,增强黏膜屏障的作用,并吸附、固定病原体及其产生的毒素,达到止泻效果。

(5) 抑酸剂和促动力药　对于功能性消化不良,可以使用抑酸剂如质子泵抑制剂和促动力药物如多潘立酮、枸橼酸莫沙必利等。

(6) 中医药治疗　中成药如神曲消食口服液、王氏保赤丸、健胃消食口服液等,以及敷贴疗法、推拿疗法、针灸疗法等中医疗法,常用于治疗儿童消化不良。

(7) 补锌治疗　对于急性腹泻患儿,补锌治疗有助于改善临床预后,减少腹泻的复发次数。临床指南推荐不论患儿腹泻类型均应常规补锌。

(8) 口服ORS　用于预防和治疗脱水,是腹泻治疗中的重要部分,特别是在资源有限的情况下。

7. 儿童消化不良及腹泻症治疗药物的使用的注意事项

(1) 严格把握用药适应证,合理选择药物　儿童腹泻时,应根据病因和症状选择合适的药物。例如,对于病毒性腹泻,一般不推荐使用抗生素,因为大多数病毒性腹泻是自限性的;而对于侵袭性细菌感染引起的腹泻,则需使用相应的抗生素。

(2) 准确计算药物剂量　儿童用药剂量应根据体重计算,并严格遵守医嘱。对于抗生素等药物,过量可能导致不良反应,不足则可能无效或产生耐药性。

(3) 观察药物疗效和不良反应　使用药物治疗时,应密切监测患儿的反应,评估药物疗效,并注意识别和处理可能的药物不良反应。

(4) 合理使用微生态调节剂　微生态调节剂可用于调节肠道微生态失衡,但应避免与抗生素同时使用,以免影响药效。如需联用,应间隔至少1h。

（5）蒙脱石散的使用　蒙脱石散具有吸附作用,可吸附病原体和毒素,但与其他药物联用时也应间隔至少1h,以免影响其他药物的吸收。

（6）补液和补锌的重要性　对于急性腹泻患儿,补液和补锌是治疗的重要组成部分。补锌有助于改善临床预后,减少腹泻复发。

（7）避免滥用止泻药　对于感染性腹泻,应慎用止泻药,因为它们可能减缓病原体的排出,使病情加重或病程延长。

（8）考虑药物相互作用　在联合用药时,应考虑药物间的相互作用,合理安排服药时间,以免影响治疗效果或产生新的不良反应。

（9）个体化治疗　每个患儿的情况都是独特的,治疗方案应个体化,根据患儿的具体情况调整药物种类和剂量。

（10）家长教育和指导　向家长提供正确的用药指导,确保他们理解药物的作用、剂量、使用方法和可能的不良反应,以及在出现不良反应时的紧急处理措施。

以上注意事项结合了临床诊疗指南和专家共识,以确保儿童消化不良及腹泻症的药物治疗既安全又有效。

8. 儿童消化不良及腹泻症的治疗药物的不良反应　包括但不限于以下几种。

（1）抗生素相关的不良反应　抗生素是治疗细菌感染引起的腹泻的常用药物,但它们能引起一些不良反应,如肠道反应、过敏反应、肝脏损害等。

（2）微生态调节剂的不良反应　益生菌制剂通常用于调节肠道菌群失衡,但在某些情况下也可能引起不适,如胃肠道症状或过敏反应。

（3）蒙脱石散的不良反应　蒙脱石散作为肠道吸附剂,通常安全性较高,但可能导致轻度便秘或其他消化系统不适。

（4）锌剂的不良反应　补锌治疗有助于改善腹泻患儿的临床预后,但高剂量补锌可能引起恶心、呕吐、腹泻、食欲降低、贫血等症状。

（5）促动力药物的不良反应　多潘立酮等促动力药物可能引起心电图QT间期延长,并与其他药物产生相互作用,需要谨慎使用。

（6）中药治疗的不良反应　中药治疗消化不良时,虽然相对安全,但部分中成药可能存在疗效不明确或潜在的不良反应,需要根据患儿具体病情适当选用。

9. 儿童消化不良及腹泻的其他注意事项　包括维持良好的个人卫生、合理膳食、避免不洁食物、适当补充锌等微量元素、及时接种疫苗等。患儿在腹泻期间应坚持适当饮食,避免吃含粗纤维和高糖的食物,注意补充液体和电解质。

一图读懂

消化不良及腹泻

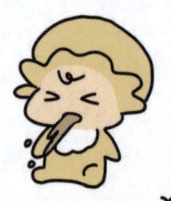

消化不良症状：
1. 餐后饱胀、早饱
2. 上腹痛、上腹烧灼感
3. 反酸、恶心、呕吐

腹泻症状：
1. 大便次数增多
2. 解水样便、脓血便等
3. 腹痛、腹胀

诱因：
1. 感染
2. 食物不耐受
3. 药物不良反应
4. 消化道结构异常、功能紊乱
5. 其他慢性疾病

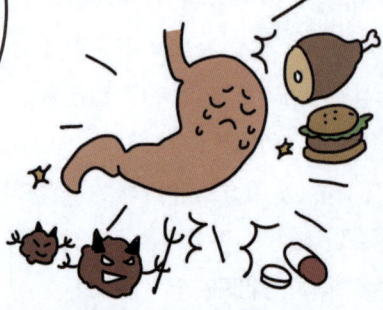

治疗：
1. 抗生素、抗寄生虫药物
2. 微生态调节剂
3. 肠黏膜保护剂
4. 抑酸剂
5. 促动力药
6. 补锌治疗和口服补液盐

避免滥用止泻药

预防：
1. 良好的个人卫生
2. 合理膳食
3. 避免不洁食物
4. 补充微量元素
5. 接种疫苗

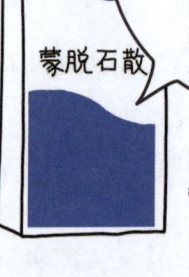

蒙脱石散

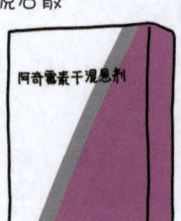

阿奇霉素

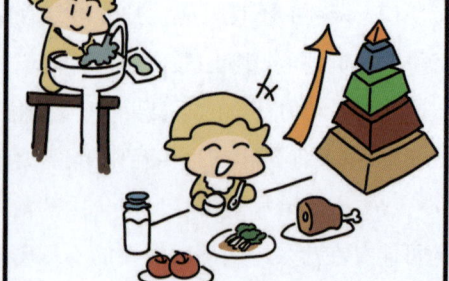

（三）小宝宝的肠道畅通计划：了解儿童便秘的解决方案

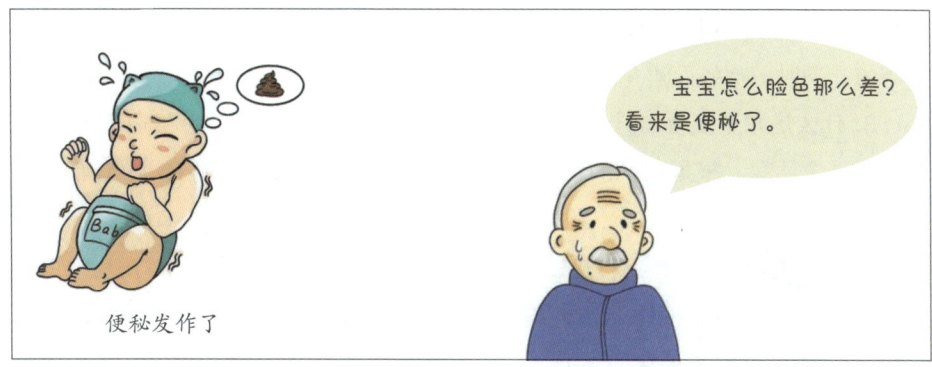

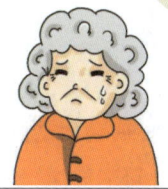

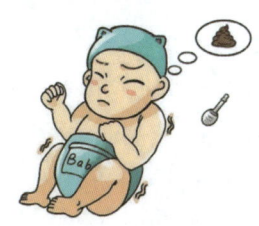

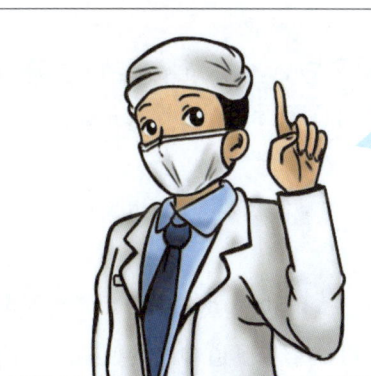

1. 谣言 ①便秘是小事，不需要治疗；②使用泻药可以立即解决问题。这些观点忽视了便秘可能是某些潜在健康问题的标志，而且滥用泻药可能导致依赖性便秘，反而加重便秘。

2. 儿童便秘的症状 排便次数减少（通常少于每周2次）、大便干硬或呈球状、排便时疼痛或不适、排便困难、腹部胀痛、食欲减退等。在某些情况下，儿童可能因为害怕排便时的疼痛而避免排便。

3. 什么是儿童便秘 排便次数减少、大便过硬或排便困难，持续时间至少1个月即为儿童便秘。根据不同的诊断标准，儿童便秘很常见，可影响9%~19%的儿童和青少年。

4. 儿童便秘的常用检查方法 包括病史询问、体格检查、大便常规检查、肛门直肠功能测试、腹部X线检查、B超检查等。这些检查有助于评估便秘的严重程度、排除其他疾病，并确定便秘的类型。

5. 儿童便秘的病因和诱因有哪些

（1）饮食因素　纤维素摄入不足：膳食纤维对于促进肠道蠕动和软化大便具有重要作用。如果儿童摄入的蔬菜、水果和全谷物不足，则可能导致便秘。过度摄入精制食品：精制食品通常纤维素含量低，可能影响肠道功能。

（2）水分摄入不足　水分对于软化大便至关重要。水分摄入不足会使大便变得干硬，导致排便困难。

（3）生活习惯　①缺乏运动：体育活动有助于刺激肠道蠕动，缺乏运动则可能增加便秘的发生风险。②排便习惯不良：忽视排便冲动或排便时间不规律，均可能导致便秘。

（4）解剖结构异常　①肠道畸形：如先天性巨结肠、肠套叠等解剖结构异常可能导致便秘。②肛门直肠问题：如肛裂、痔疮等肛门直肠问题可能导致儿童排便时疼痛，进而避免排便。

（5）药物不良反应　某些药物如抗抑郁药、抗胆碱能药物、某些镇痛药等可能会引起便秘。

（6）慢性疾病　①内分泌和代谢疾病：如糖尿病、甲状腺功能减退等可能影响肠道功能。②神经系统疾病：如脑瘫、脊髓损伤等可能影响肠道神经的控制。③消化系统疾病：如过敏性肠病、炎症性肠病等可能导致便秘。

（7）心理行为因素　①厕所恐惧症：儿童可能因为对厕所环境恐惧或不愉快的

经历而避免排便。②行为问题:如注意力缺陷多动障碍可能影响儿童的排便习惯。③心理压力:情绪压力大和焦虑可能影响肠道功能,导致便秘。

(8) 其他因素　①生长发育阶段的变化:如婴儿从母乳过渡到配方奶粉或固体食物时可能出现便秘。②环境变化:如开始学校生活、搬家等环境变化可能影响儿童的排便习惯。

6. 儿童便秘的治疗药物

(1) 渗透性泻药　这类药物通过在肠道内形成高渗透压环境,增加肠道内容物的渗透压,从而保留更多水分,以软化大便,刺激肠道蠕动。常用的渗透性泻药包括乳果糖和聚乙二醇。乳果糖在结肠中被细菌分解,产生短链脂肪酸,降低pH值,促进肠道蠕动。聚乙二醇不被人体吸收,以凝胶的形式存在于肠道中,可增加粪便体积,有助于排便。

(2) 膨胀性泻药　这类药物通过在肠道内吸水膨胀,增加粪便体积,刺激肠道蠕动。常用的膨胀性泻药包括麦麸、果胶等。这类药物适用于膳食纤维摄入不足的儿童。

(3) 润滑剂　润滑剂通过润滑肠壁,减少粪便与肠壁的摩擦,使粪便更易排出。常用的润滑剂包括液状石蜡、甘油等。需注意,长期或频繁使用润滑剂可能会导致脂溶性维生素的缺乏。

(4) 刺激性泻药　这类药物通过刺激肠道神经和肌肉,增加肠道蠕动,促进排便。常用的刺激性泻药包括番泻叶、酚酞等。这类药物可能导致电解质紊乱和药物依赖,建议短期、间断性使用。

(5) 微生态调节剂　如益生菌制剂能够调节肠道菌群,改善肠道环境,对于缓解便秘有一定的帮助。

(6) 促动力药物　如多潘立酮,可以增加肠道动力,促进肠道内容物的推进,有助于缓解便秘。

7. 儿童便秘治疗药物使用的注意事项

(1) 选择合适的药物　根据儿童的年龄、体重和具体病情选择合适的药物。例如,对于婴幼儿,可能需要使用符合其年龄段的药物;而对于学龄儿童,则可能需要不同的药物或剂量。

(2) 遵循医嘱　严格按照医生的指导使用药物,不要自行调整剂量或用药频率。医生会根据儿童的具体情况制订个性化的治疗方案。

(3) 监测疗效　在使用治疗药物期间,应定期监测儿童的排便情况和药物疗效,以便及时调整治疗方案。

(4) 注意药物相互作用　某些便秘药物可能与其他药物存在相互作用,特别是对于正在使用其他长期药物的儿童,应在使用便秘治疗药物前咨询医生。

(5) 避免长期使用刺激性泻药　因为长期使用刺激性泻药可能导致肠道功能产生依赖性,减弱肠道自主蠕动的能力。

(6) 观察不良反应　在使用治疗药物期间,应密切观察儿童是否出现不良反应,如腹痛、腹泻、过敏反应等,并在出现这些症状时及时就医。

(7) 结合非药物治疗　药物治疗应与生活方式的调整(如增加膳食纤维摄入、保持充足水分摄入、定时进行排便训练)相结合,以达到更好的治疗效果。

(8) 家长教育　家长应了解便秘治疗药物的正确使用方法,并在医生指导下帮助儿童建立良好的排便习惯。

(9) 特殊情况下的用药　对于有特殊健康状况的儿童,如糖尿病、肾脏疾病等,应在医生指导下谨慎使用便秘治疗药物。

(10) 停药指导　在儿童便秘症状得到缓解后,应根据医生的建议逐渐减少药物剂量,直至停药,避免症状反弹。

遵守上述注意事项可最大限度地确保儿童便秘治疗药物的安全性和有效性,同时减少潜在的不良反应和并发症。

8. 儿童便秘治疗药物的不良反应

(1) 渗透性泻药(如乳果糖)　虽然安全性较好,但可能在细菌作用下产生气体,引起腹胀等不适感。此外,过量使用可能导致腹泻、腹痛等。

(2) 膨松剂(如聚乙二醇)　通常耐受性良好,但可能引起腹泻、腹痛等消化道症状。炎症性器质性肠病及未确诊的腹痛患者不宜使用。

(3) 刺激性泻药(如开塞露)　主要成分是甘油,偶尔使用可缓解便秘,但长期使用可能导致孩子对药物产生依赖性,形成不使用开塞露就不排便的习惯,并可能引起肠道痉挛和电解质紊乱。

(4) 微生态调节剂(如益生菌)　虽然通常被认为是安全的,但在个别情况下可能会引起不适,如腹胀等。

(5) 促动力药物(如多潘立酮)　可能引起心电图QT间期延长等心脏相关问

题,以及锥体外系反应等神经系统不良反应。

9. 儿童便秘的其他注意事项,如何预防儿童便秘?儿童便秘患者的饮食和接种疫苗需要注意哪些　预防措施包括鼓励均衡饮食,增加膳食纤维的摄入;保持规律的生活作息,鼓励定时排便;增加体育活动,以促进肠道蠕动。接种疫苗时,应注意观察是否有便秘等不良反应,并在医生指导下采取相应措施。

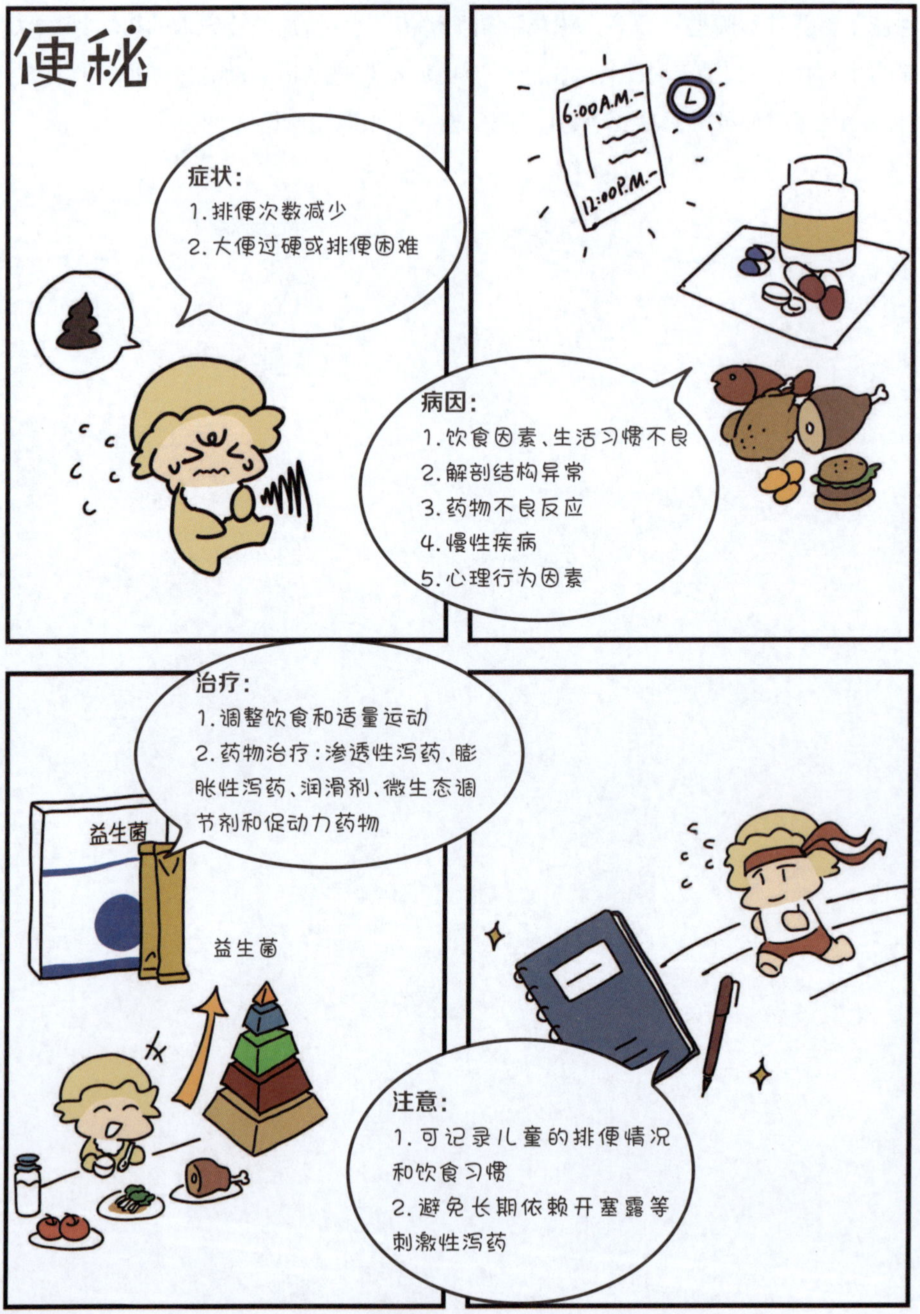

（四）守护宝宝胃肠健康：了解儿童消化性溃疡及幽门螺杆菌感染常见问题的解答

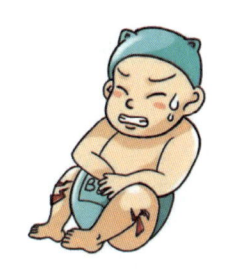

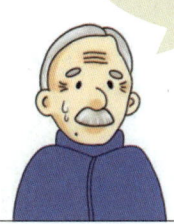

宝宝怎么一直捂着肚子，痛苦不堪的样子？

消化性溃疡发作了

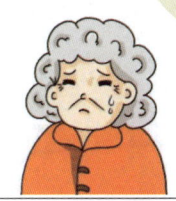

宝宝应该是吃坏肚子了，给他吃点家里的镇痛药吧。

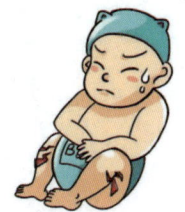

服完镇痛药稍微好些，但不久后腹痛再次发作

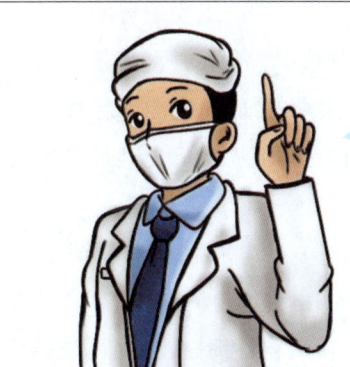

反复腹痛可能是消化性溃疡的信号，需要更细致的检查和治疗。

1. 谣言 ①仅通过调整饮食习惯就能完全治愈消化性溃疡;②所有抗生素都能有效地根除幽门螺杆菌(Hp)。然而,消化性溃疡合并 Hp 感染的治疗需要综合考虑药物治疗、生活方式调整以及长期的随访管理。

2. 儿童消化性溃疡加 Hp 感染的症状有哪些

儿童消化性溃疡加 Hp 感染的症状可能包括反复出现的上腹部疼痛、恶心、呕吐、食欲减退和体重下降。在一些情况下,患儿可能会出现呕血或解黑便,表明溃疡可能导致出血。

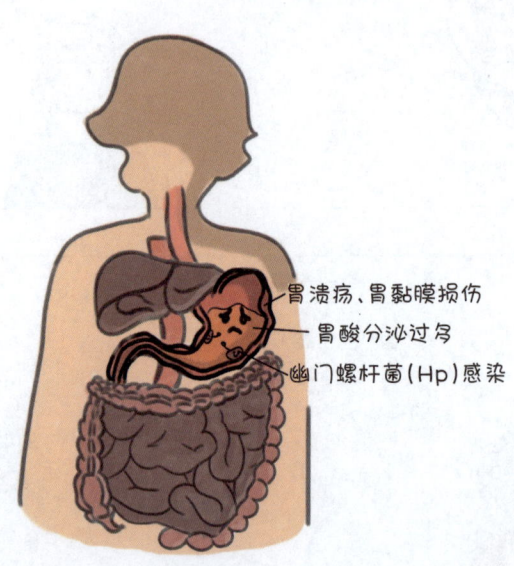

3. 什么是儿童消化性溃疡及 Hp 感染

儿童消化性溃疡及 Hp 感染是指在儿童中,消化性溃疡(主要由胃酸分泌过多和胃黏膜防御机制减弱引起)与 Hp 感染同时存在的情况。消化性溃疡是胃或十二指肠黏膜上的破损;而 Hp 是一种能在胃酸环境中生存的细菌,它能引起胃黏膜的炎症和溃疡形成。Hp 感染与消化性溃疡的发生有着密切的关系,尤其是在儿童期获得 Hp 感染的个体中。

4. 儿童消化性溃疡及 Hp 感染的常用检查方法 包括胃镜检查、快速尿素酶试验、组织学检查、Hp 培养、^{13}C 尿素呼气试验、粪便 Hp 抗原检测和血清 Hp 抗体检测等。这些检查方法可以帮助医生确诊 Hp 感染和消化性溃疡的存在及其严重程度。

5. 儿童消化性溃疡的病因和诱因　　包括Hp感染、长期使用非甾体抗炎药、遗传因素、心理压力、不良饮食习惯、吸烟和饮酒等。Hp感染是儿童消化性溃疡的主要病因之一,而其他因素可能加重胃黏膜的损伤或影响溃疡的愈合。

6. 儿童消化性溃疡及幽门螺杆菌感染的治疗药物

(1) 抗生素　　常用的抗生素包括阿莫西林、甲硝唑、替硝唑和克拉霉素。

(2) 铋剂　　胶体次枸橼酸铋剂适用于6岁以上患儿,餐前口服。

(3) 抗酸分泌药物　　质子泵抑制剂(PPI)如奥美拉唑,宜餐前口服。

治疗儿童消化性溃疡及幽门螺杆菌感染时,通常会采用联合治疗方案,即所谓的三联或四联疗法。三联疗法通常包括PPI、阿莫西林和克拉霉素,而四联疗法则在此基础上加入铋剂。对于克拉霉素耐药率较高的地区,可以采用含铋剂的三联疗法(阿莫西林+甲硝唑+胶体次枸橼酸铋剂)或序贯疗法(PPI+阿莫西林5天,接着PPI+克拉霉素+甲硝唑5天)作为一线治疗方案。

治疗方案的选择应根据药敏试验结果、患儿的既往用药史以及当地Hp耐药情况来制订。对于治疗失败的患儿,补救治疗方案通常会避免重复使用初次治疗时的抗生素,并可能加用铋剂。此外,对于快代谢型患儿,可能需要增加PPI的剂量和口服次数以加强抑酸效果,从而提高Hp根除率。

在治疗过程中,提高患儿及家长的治疗依从性对于提高Hp根除率至关重要。此外,联合使用益生菌可能有助于减少治疗相关的不良反应,提高患儿的治疗依从性,但目前尚缺乏充足的临床循证依据支持可在Hp根除治疗过程中常规添加益生菌。

7. 儿童消化性溃疡及幽门螺杆菌感染治疗药物使用的注意事项

(1) 药物选择与剂量　　根据儿童的年龄和体重调整药物剂量,确保给予适宜的剂量以达到最佳治疗效果。

(2) 过敏史评估　　开始治疗前,应详细询问患儿及其家族的药物过敏史,特别是对青霉素类药物的过敏情况。如果存在过敏史,需要选择替代药物,并在必要时进行过敏测试。

(3) 药物相互作用　　注意药物之间的相互作用,如某些药物可能会影响PPI的代谢,从而影响治疗效果。在合并使用其他药物时,应先咨询医生或药师的建议。

(4) 治疗期间的饮食和生活习惯　　在治疗期间,应避免食用可能刺激胃酸分泌的食物,如辛辣、油腻食物,并鼓励定时定量的饮食习惯。同时,保持良好的生活习惯,如充足的睡眠和适量的运动,有助于提高治疗效果。

(5) 治疗依从性　确保患儿及家长了解治疗的重要性,强调遵医嘱完成整个疗程的必要性,以提高Hp的根除率。治疗过程中可能出现的不良反应也应提前告知家长,以便其做好准备。

(6) 监测和随访　在治疗过程中,应定期监测患儿的病情变化和药物不良反应。治疗结束后,应进行复查以评估Hp的根除效果。常用的检查方法包括尿素呼气试验、粪便Hp抗原检测等。

(7) 避免耐药性的发展　由于Hp可能存在耐药性,因此避免不必要的抗生素使用,减少耐药性的发展。治疗失败后,应根据药敏试验结果调整治疗方案,避免重复使用已产生耐药性的抗生素。

8. 儿童消化性溃疡及幽门螺杆菌感染治疗药物的不良反应

(1) 抗生素相关的不良反应　使用抗生素如阿莫西林、克拉霉素、甲硝唑和替硝唑等可能会导致一些不良反应。例如,阿莫西林可能会引起过敏反应,如皮疹、荨麻疹或哮喘发作。克拉霉素可能引起胃肠道不适,如恶心、呕吐和腹泻。甲硝唑和替硝唑可能导致头痛、口中有金属味、胃肠道不适和尿液深色。长期使用或大剂量抗生素可能影响肠道菌群平衡,导致肠道功能紊乱,如腹泻或假丝酵母菌感染等。个别儿童接受治疗后可能会出现肝功能异常,因此,治疗期间需要监测肝功能。

(2) 铋剂的不良反应　铋剂,通常耐受性良好,但可能引起黑便,这是铋与消化道内的硫化物反应形成黑色硫化铋所致,通常是无害的。

(3) 抗酸分泌药物的不良反应　PPI如奥美拉唑通常耐受性良好,但可能引起头痛、腹泻、恶心、腹痛和乏力等不良反应。

不同儿童对药物的反应可能不同,治疗前应充分了解患儿的药物过敏史,并在治疗过程中密切监测患儿的用药反应和不良反应。如出现严重不良反应,应立即停药并寻求医疗帮助。此外,提高患儿治疗依从性,有助于提高Hp根除率,治疗前需要向患儿及其监护人强调坚持完成疗程的必要性及治疗中可能出现的不良反应。

9. 儿童消化性溃疡及幽门螺杆菌感染治疗的其他注意事项　预防儿童消化性溃疡及Hp感染的其他注意事项包括改善个人卫生习惯、避免使用不必要的抗生素、保持健康饮食、减少应激反应、戒烟限酒等。患儿的饮食应以清淡、易消化为主,避免辛辣、油腻和刺激性食物。接种疫苗方面,应按照国家免疫规划及时接种,但在患儿存在消化道症状或正在接受治疗期间,应咨询医生的意见。

三、腹部常见疾病　103

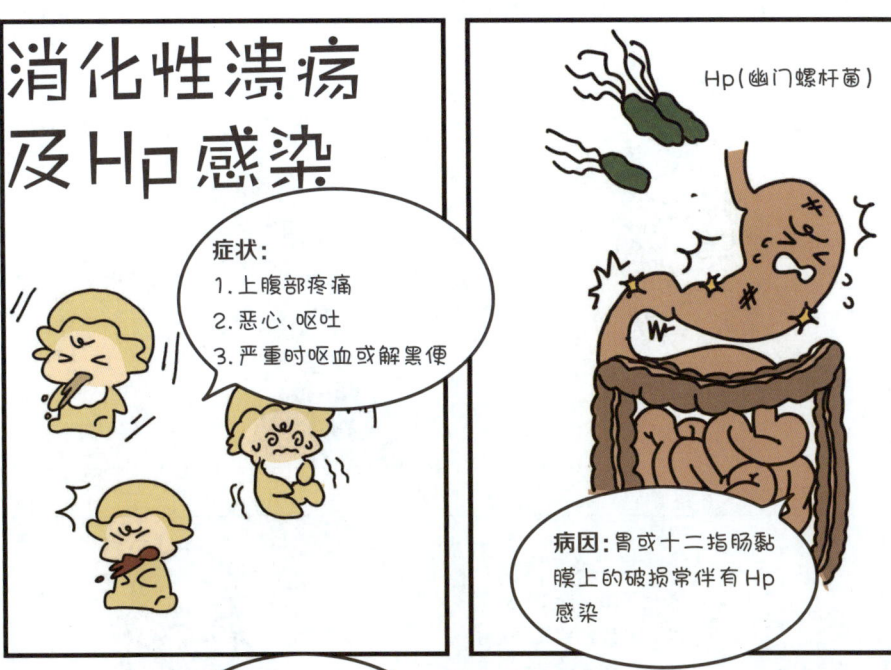

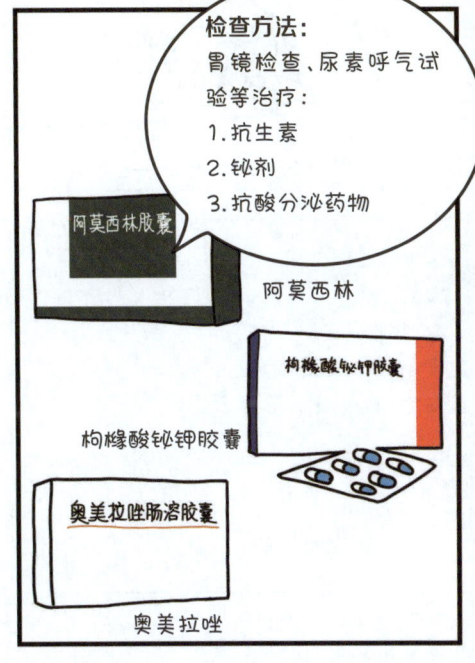

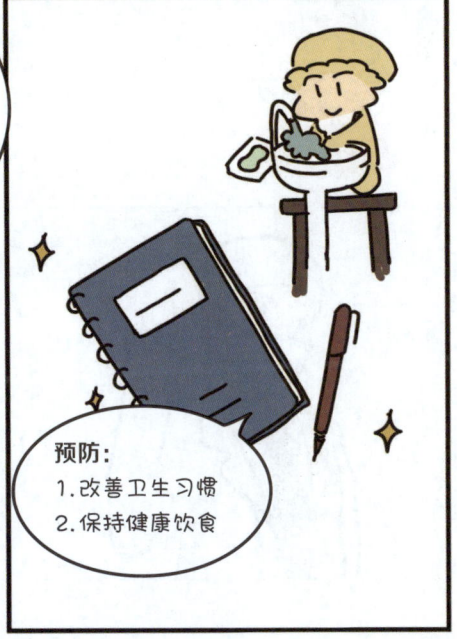

（五）小肚子大疑虑，了解急性阑尾炎的常见问题解答

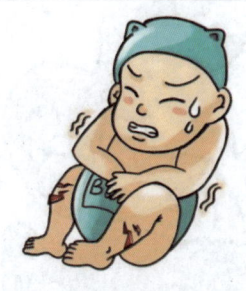
急性阑尾炎发作了

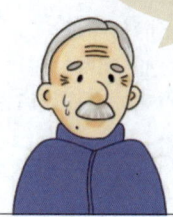
宝宝怎么总是蜷缩着捂着右下腹？

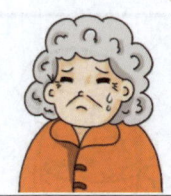
医生说宝宝得了急性阑尾炎，建议手术。但我们宝宝还小，先试试保守治疗吧。

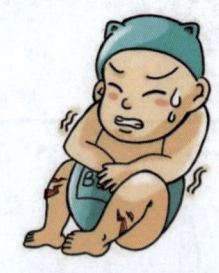
保守治疗后宝宝病情并未改善

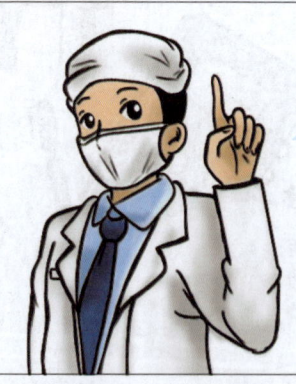
急性阑尾炎如果不及时手术，可能会有严重的并发症，手术通常是最安全、最有效的治疗方法。

1. **谣言** 阑尾炎可以通过简单的休息和饮食调整自愈，或者认为非手术治疗如服用抗生素可以替代手术。实际上，儿童急性阑尾炎的基本治疗方法是通过手术切除阑尾，以避免并发症的发生。

2. **儿童急性阑尾炎的症状有哪些** 包括右下腹疼痛、恶心、呕吐、食欲减退、发热和腹部肿胀。在年幼的儿童中，症状可能不典型，如腹泻、烦躁不安或不明原因的哭闹。

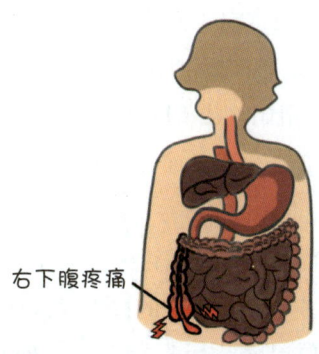

3. **什么是儿童急性阑尾炎** 儿童急性阑尾炎是指在儿童中发生的阑尾发炎，通常是由阑尾内部的细菌感染引起的。急性阑尾炎是儿童最常见的急性腹部疾病之一，发病高峰为6~12岁。2岁以下婴幼儿急性阑尾炎较为少见，且症状不典型，诊断更为困难。

4. **儿童急性阑尾炎的常用检查方法有哪些** 包括临床病史和体格检查，辅以血液检查（如白细胞计数）和影像学检查（如腹部超声、CT扫描或MRI）。

5. **儿童急性阑尾炎的病因和诱因有哪些** 包括以下几个方面。

（1）阑尾腔梗阻 是急性阑尾炎最常见的病因。阑尾腔一旦被阻塞，可能导致管腔内分泌物积存、内压增高，压迫阑尾壁阻碍远侧血运，从而引起炎症反应。常见的梗阻原因包括淋巴滤泡增生、粪石、异物、蛔虫、肿瘤或食物残渣等。

（2）细菌感染 阑尾黏膜受损时，细菌可能侵入管壁，引起感染。肠道内的细菌，如大肠埃希菌和厌氧菌等，都是常见的病原体。

（3）免疫功能障碍 小儿的免疫系统相对不成熟，可能无法有效抵抗细菌感染，从而导致阑尾炎的发生。

（4）解剖异常 在某些儿童中，阑尾解剖结构异常，如阑尾腔过细、过长，可能导致阑尾内积物不能排出阑尾腔，引发炎症。

(5) 肠道功能紊乱　小儿受凉、腹泻、胃肠道功能紊乱等原因导致肠道内细菌侵入阑尾，可引起阑尾发炎。

(6) 其他因素　如暴饮暴食、饮食生冷和不洁食物、便秘、急速奔走、精神紧张等，均可能导致肠功能紊乱，影响阑尾的血液循环和排空，为细菌感染创造条件。

6. 儿童急性阑尾炎治疗药物的注意事项

(1) 药物选择　儿童急性阑尾炎的致病菌以革兰阴性菌为主，其中最常见的为大肠埃希菌。因此，治疗药物通常需要覆盖革兰阴性菌，常用的抗生素包括青霉素类（如阿莫西林）和头孢菌素类（如头孢曲松）。同时，由于阑尾与盲肠相通，肠道内有大量厌氧菌，建议联合应用甲硝唑或替硝唑等抗厌氧菌药物。

(2) 药物剂量　药物剂量应根据儿童的年龄、体重和肾功能进行调整，以确保药物的有效性和安全性。

(3) 药物敏感性　治疗前应尽可能进行细菌培养和药敏试验，以便选择对病原体敏感的抗生素。这有助于避免使用无效的抗生素，减少耐药性的发生与发展。

(4) 监测药物反应　在使用抗生素治疗期间，应密切监测患儿的临床反应和可能出现的不良反应，如过敏反应、胃肠道不适等。

(5) 治疗依从性　确保患儿及其家长了解治疗的重要性，强调按照医嘱完成整个疗程的必要性，以提高治疗效果和减少复发风险。

(6) 术后抗生素使用　对于接受手术治疗的患儿，术后必要时应继续使用抗生素，根据情况调整抗生素种类和使用时间。

(7) 特殊情况考虑　有特殊健康状况的患儿，如肾功能不全、肝功能不全或免疫系统功能低下的患儿，需特别考虑药物选择和剂量，并在医生指导下进行。

(8) 避免长时间的抗生素使用　对于非手术治疗的患儿，应避免长时间使用抗生素，以减少耐药性的发生与发展以及不良反应。

7. 儿童急性阑尾炎治疗药物的不良反应有哪些　包括但不限于以下几种。

(1) 青霉素类药物　如阿莫西林可能会出现过敏反应，例如皮疹、荨麻疹，极少数情况下可能会引起过敏性休克。

(2) 头孢菌素类药物　如头孢曲松钠可能会引起注射部位的不适和肠道菌群失调，极少数情况下可引起过敏反应。

(3) 甲硝唑　可能会引起胃肠道反应，如恶心、呕吐、食欲减退，以及口腔有金属味，还有可能引起头痛和眩晕。

（4）替硝唑　与甲硝唑类似，替硝唑也可能导致胃肠道不适，以及罕见的过敏反应。

（5）喹诺酮类药物　可能引起关节痛和软骨损害，尤其是在骨骼生长活跃的儿童中，因此，一般应避免在儿童中使用。

（6）其他不良反应　使用抗生素还可能导致假丝酵母菌感染（如鹅口疮）、抗生素相关性腹泻以及抗生素耐药性的发生与发展。家长应了解所用药物的潜在不良反应，并在出现任何异常症状时及时通知医生。

8. 儿童急性阑尾炎的其他注意事项　包括保持健康的饮食习惯、避免便秘、保持良好的个人卫生习惯等。患儿术后应遵循医嘱进行饮食调整，并在医生指导下进行疫苗接种。

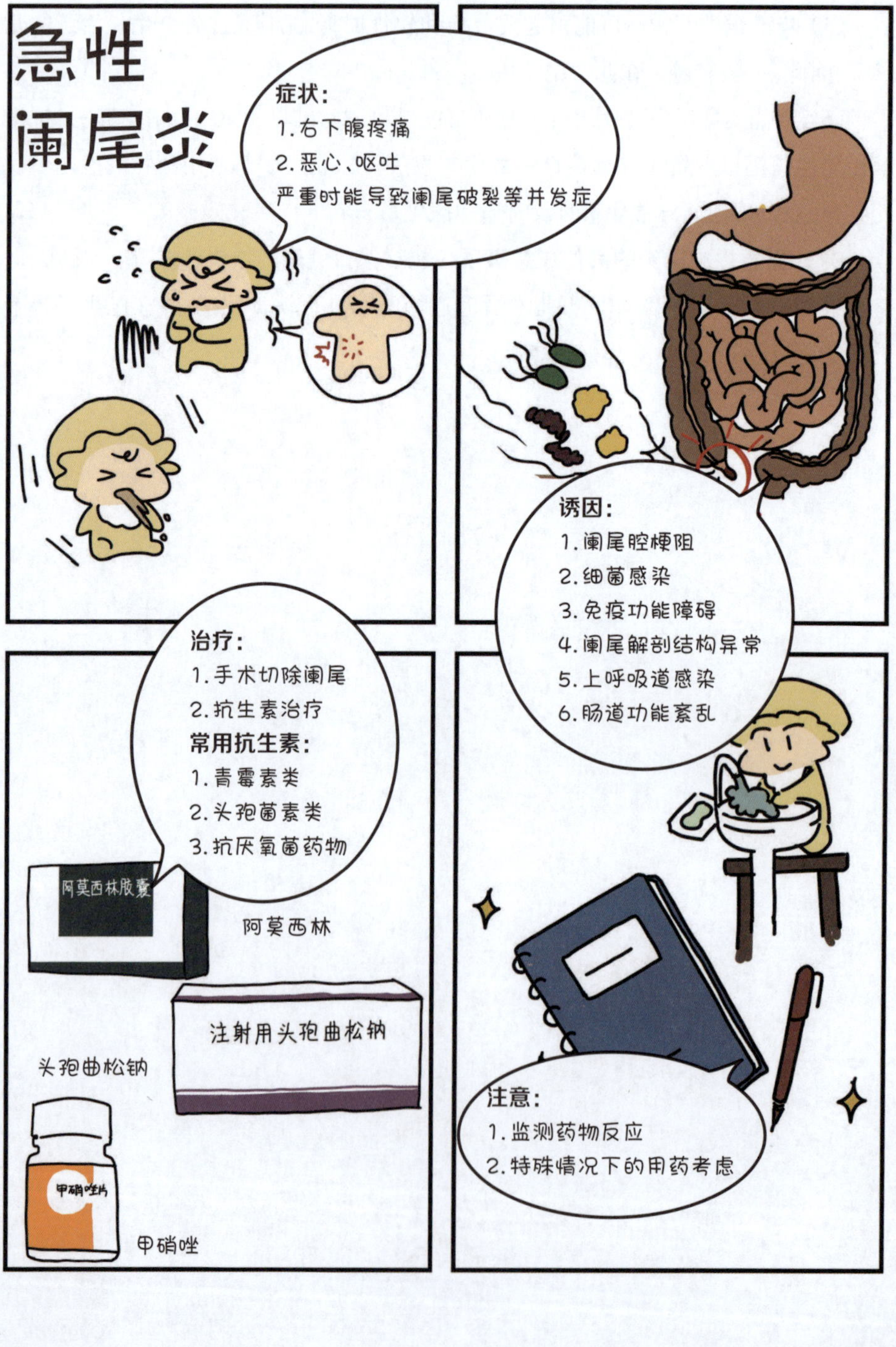

（六）走进功能性消化不良

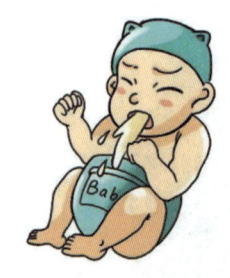
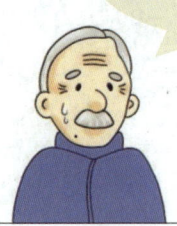

宝宝最近怎么一直肚子胀胀的？大便也不规律。

功能性消化不良发作了

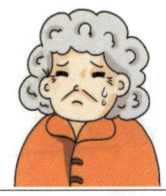
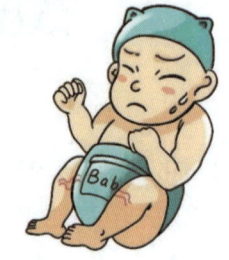
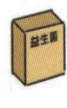

医生建议宝宝吃点益生菌，可以增强免疫力，给他多吃点吧！

服用益生菌后，宝宝病情尚未好转

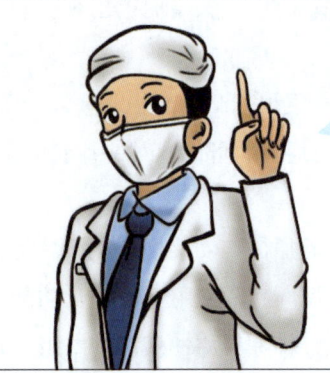

虽然益生菌对消化有好处，但并不是所有情况都需要长期使用。

1. 谣言 ①功能性消化不良只是一种心理问题,没有身体上的原因;②功能性消化不良没有很好的治疗方法,只能忍耐;③自行判断,只能通过吃药才能解决功能性消化不良。

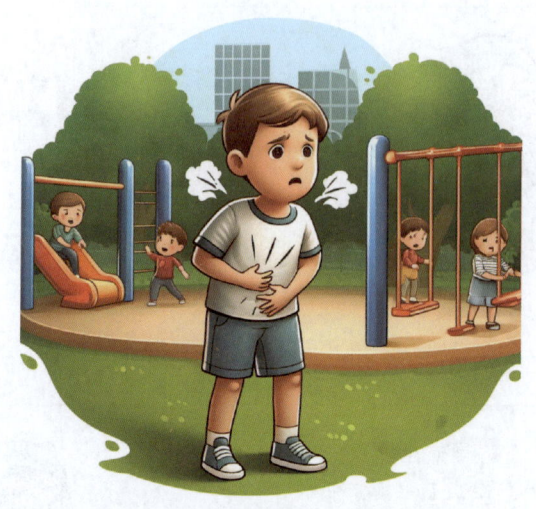

2. 功能性消化不良的孩子有哪些症状

(1) 上腹痛　孩子可能描述上腹部不适或疼痛,通常饭后出现,严重程度不同。

(2) 腹胀　孩子可能感到腹部胀满或胀气,有时可能伴随打嗝或放屁。

(3) 恶心和呕吐　可能伴随食欲不振或饮食不耐受。

(4) 反酸和胃灼热　孩子可能描述胃部或食管有灼热感,有时会出现反酸。

(5) 嗳气　有时伴随打嗝或嗳气。

(6) 厌食和早饱　孩子可能不愿意进食或吃得很少就产生饱胀感。

症状可反复发作,也可在相当长一段时间内无症状。可以以某一症状为主,也可有多个症状的叠加。

3. 功能性消化不良是一种怎样的疾病以及引起原因　功能性消化不良是指有反复发作上腹痛、腹胀、早饱、嗳气、厌食、胃灼热、反酸、恶心、呕吐等消化功能障碍症状达6个月以上且近2个月有症状的,经各项检查排除器质性疾病的一组小儿常见的临床综合征。这种疾病可能会影响生活质量,并且通常是慢性的。

消化不良可能由多种原因引起,包括但不限于食物过敏或食物不耐受、消化系统感染、胃肠道疾病（如胃溃疡、胃食管反流病、肠易激综合征等）、消化酶不足、胃肠道功能障碍、神经性消化不良、药物不良反应、心理因素等。

4. 检查方法　首先需要详细记录孩子的病史，包括症状的起始时间、频率、持续时间、加重或缓解因素等。通过分析评估孩子的生活方式、饮食习惯、压力水平以及潜在的心理因素也有益于病因的确定和后续的治疗。

如出现消瘦、贫血、夜间痛醒、持续呕吐、不明原因的体重减轻等"警示"症状时，应前往医院咨询医生并进行以下实验室检查，如血常规、粪隐血试验、上消化道内镜、肝胆胰超声。如有必要可进一步进行肝肾功能、血糖、甲状腺功能、胸部X线检查。

5. 哪些药物可以治疗功能性消化不良

（1）**抑酸药物**　①质子泵抑制剂：如奥美拉唑、泮托拉唑等，这类药物通过抑制胃壁上的质子泵，减少胃酸的分泌，从而减轻胃部不适和疼痛。它们常用于治疗伴有胃灼热或胃溃疡的功能性消化不良。②H_2受体拮抗剂：如雷尼替丁、西咪替丁等，这类药物通过抑制胃壁上的组胺H_2受体减少胃酸分泌，减轻胃部不适和疼痛。

使用注意事项和不良反应：①这些药物通常需要在空腹状态下服用，以提高药效。②使用质子泵抑制剂时，应注意长期使用可能导致钙吸收减少，增加骨质疏松的风险，因此长期使用时可能需要监测骨密度。③对于长期使用抗酸药物的孩子，应定期进行胃镜检查，以评估胃黏膜的情况。④使用H_2受体拮抗剂，偶尔会出现肝功能异常等不良反应。⑤常见不良反应包括头痛、腹泻、恶心等。长期使用还可能导致胃肠道感染、肠道菌群失衡等。

（2）**促动力药物**　①甲氧氯普胺：一种多功能的药物，可以促进胃排空，减轻胃部不适和腹胀。它通过增加胃肠道的蠕动，加速胃内容物的通过，从而减轻症状。

使用注意事项和不良反应：①这些药物通常用于缓解胃部不适和腹胀，但需要注意避免长期大剂量使用，以免出现不良反应。②使用甲氧氯普胺时，需要注意可能出现的不良反应，如锥体外系不良反应，包括手足震颤、肌肉僵硬等。③其他不良反应包括头痛、疲劳、焦虑等。

（3）**抗酸剂**　目前临床上常用的抗酸剂有铝碳酸镁、碳酸钙口服混悬液等，但此类药物作用时间短，须多次服用，而长期服用易引起不良反应。

使用注意事项和不良反应：①使用抗酸剂，应避免与其他药物的相互作用，特别是需要酸性环境来促进吸收的药物，如抗真菌药物、铁剂等。②常见不良反应包括头痛、腹泻、恶心等,长期使用可能导致营养吸收不良、维生素B_{12}缺乏症等。

（4）其他药物　微生态调节剂:如双歧杆菌、嗜酸乳杆菌等。这些微生物可以改善肠道菌群平衡,增加有益菌的数量,抑制有害菌的生长,从而改善肠道功能和减轻消化不适。使用益生菌时,需要选择适合孩子症状和需要的菌种,并注意避免与抗生素同时使用,以免影响益生菌的疗效。

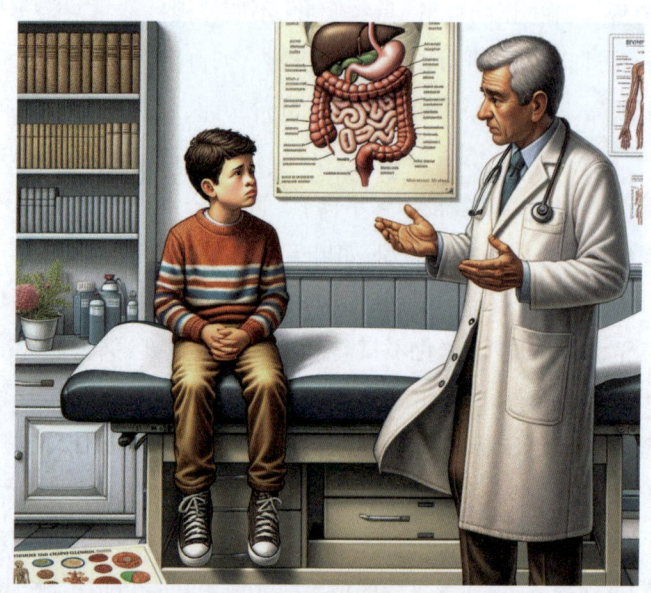

6. 作为患儿家长,可以做哪些事情来帮助孩子早日康复

（1）饮食习惯　确保孩子的饮食习惯健康,避免摄入过多的刺激性食物和饮料,如辛辣食物、咖啡、碳酸饮料等。建立规律的饮食时间和饮食量,避免过量进食或暴饮暴食。

（2）生活方式　充足睡眠、规律的运动和适当的体育锻炼对于缓解功能性消化不良非常重要。确保孩子有足够的休息时间和运动时间,可以帮助改善消化系统功能和减轻不适症状。

（3）情绪管理　孩子的情绪状态对功能性消化不良的发作有很大影响。尽量避免孩子过度紧张、焦虑或抑郁,建立良好的家庭氛围和支持体系,帮助孩子有效应对压力和情绪波动。

（4）医疗监测　定期复查,及时报告孩子的症状和变化,接受必要的检查和治疗。确保孩子遵医嘱正确使用药物,但注意药物可能的不良反应和相互作用。

(5) 生活质量　功能性消化不良可能会对孩子的生活质量产生负面影响,包括学习、社交和日常生活等方面。作为家长,应给予孩子足够的支持和理解,帮助他们对抗疾病,并尽量减少疾病对其正常生活的影响。

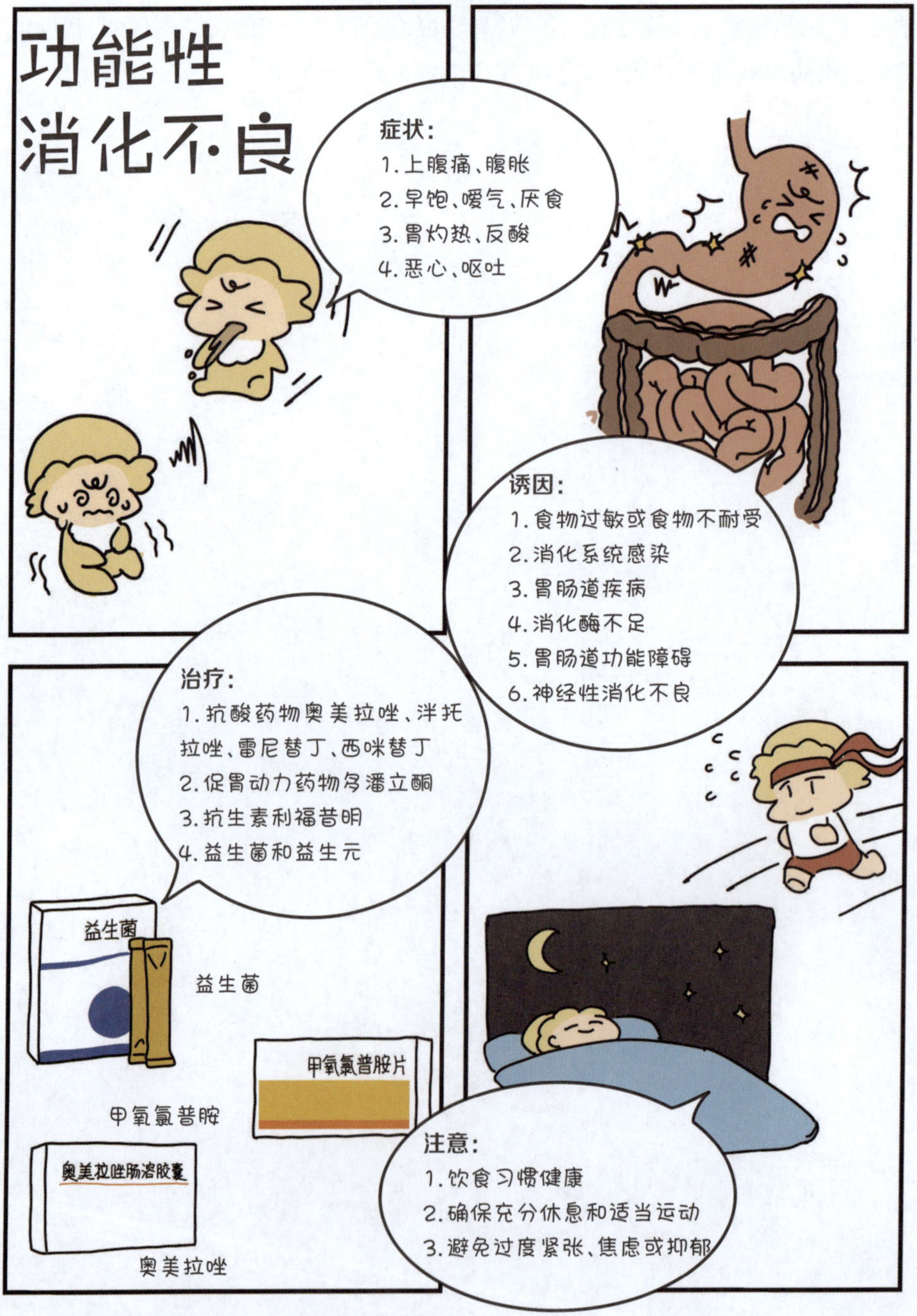

（七）厌食症，影响宝宝健康成长

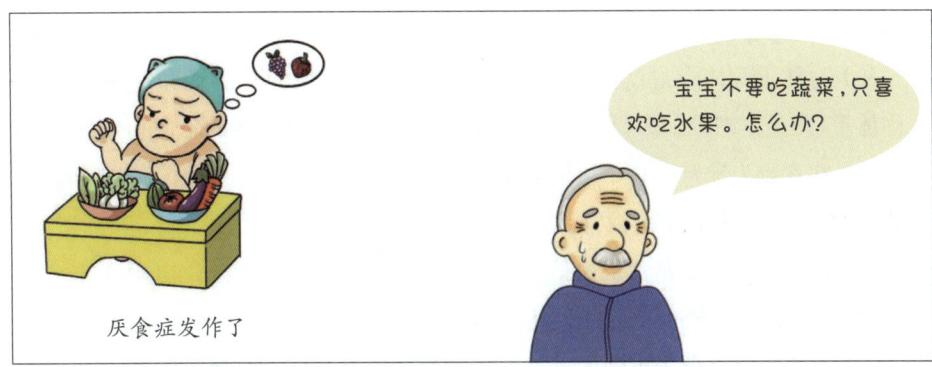

厌食症发作了

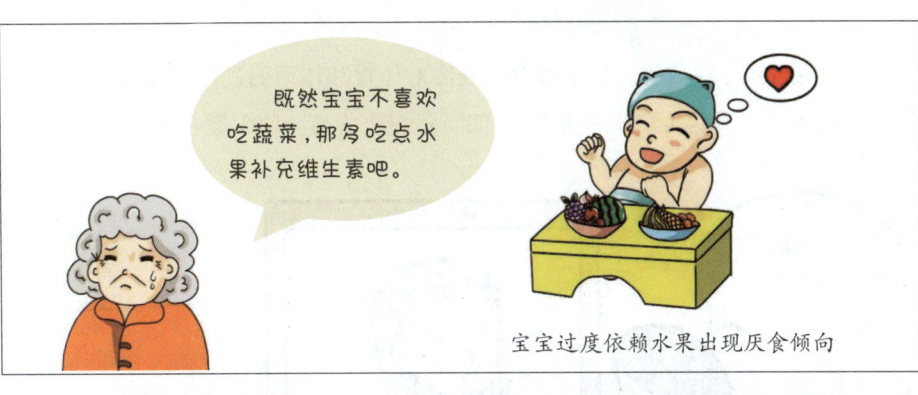

宝宝过度依赖水果出现厌食倾向

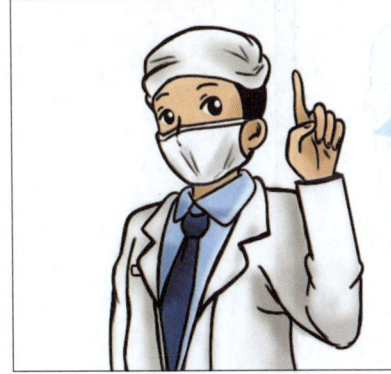

儿童厌食症不仅与食物的选择有关，也与饮食习惯和情绪相关。均衡饮食对儿童成长发育至关重要。

1. 谣言 ①厌食症只是一种追求瘦身的爱美行为；②只需要更多的自制力就可以克服厌食症；③极端消瘦的人才可能患有厌食症。

2. 患有厌食症的孩子有哪些症状

（1）体重下降　孩子突然开始显著减重，而且无明显的生理原因，如生长发育期的体重自然变化。

（2）对体重和体形过度关注　孩子过度关注自己的体重、体形和外貌，经常进行称体重、测量体围等行为，且对体重增加或体形变化产生强烈的恐惧和焦虑。

（3）饮食行为异常　孩子可能开始对食物和饮食行为有严格的控制，如拒绝吃某些食物、避免高热量食物、限制食量或只吃特定种类的食物等。

（4）拒绝进食或限制食量　孩子可能拒绝进食或只吃极少量食物，经常找借口逃避进食，如说已经吃过、不饿、感到不舒服等。

（5）身体症状　孩子出现因营养不良和身体功能受损而引起的身体症状，如头晕、头痛、乏力、体力下降、月经不规律或停止、低血压等。

（6）情绪和心理症状　孩子可能出现因对体重和体型的过度关注、饮食行为的严格控制和营养不良而导致的焦虑、抑郁、易激惹、情绪波动大等心理问题。

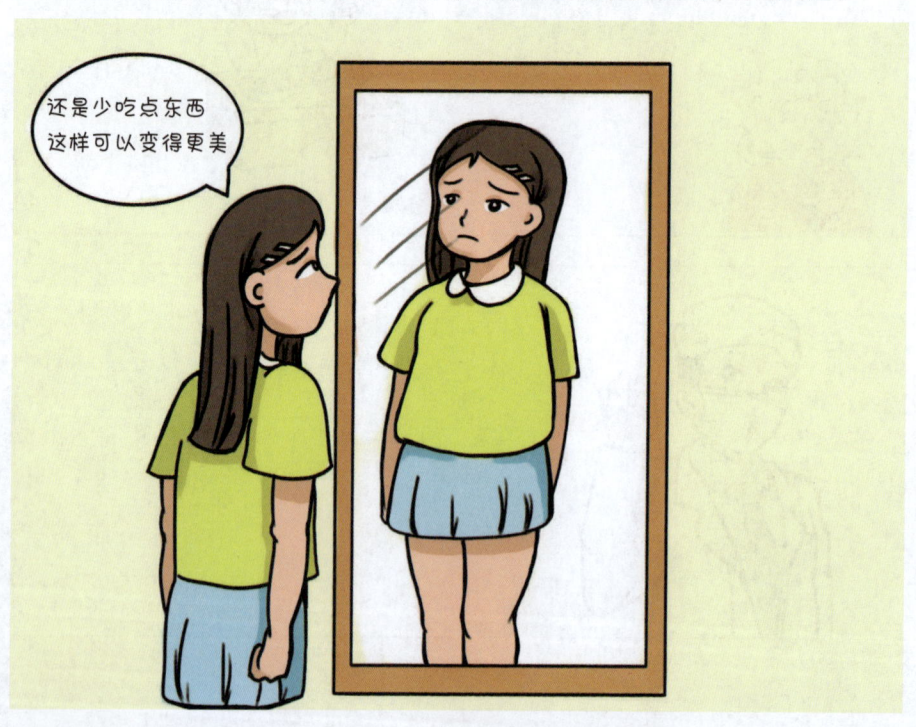

3. 厌食症是一种怎样的疾病以及引起的原因 厌食症是指排除全身性和消化道器质性疾病,较长时间的食欲减退或消失、食量减少甚至拒食的一种常见病症。表现为对体重和体型变化的极端担忧,以及对食物和饮食行为的严格控制。患者常常限制食物摄入、过度运动或使用促排泄手段,以达到控制体重的目的。严重者可造成营养不良及多种维生素与微量元素缺乏症,影响体格和智力发育,造成面黄肌瘦、个子矮小以及包括焦虑、抑郁、自尊心低下等在内的心理健康问题。

除了与急、慢性感染性疾病及药物影响有关外,还与喂养方式、饮食习惯、精神心理、社会环境、自然环境等因素有关。例如:添加辅食的年龄太晚导致婴儿对新口味接受度不高;肠道寄生虫感染、长期便秘或因患肾脏疾病而长期低盐饮食;长期服用抗生素导致肠道菌群紊乱;服用过多钙片、维生素A或维生素D;B族维生素、微量元素锌缺乏;气温高、湿度大导致消化液分泌减少和消化酶活性降低从而引起厌食;饮食习惯不良或饮食结构不合理;神经性厌食等。

4. 检查方法 首先需要详细记录孩子的饮食行为、体重变化、体形认知、心理状态等。对孩子的身高、体重和体重指数(BMI)等生长发育情况进行检查和评估。如果怀疑孩子存在厌食症的情况,则通过对血液、尿液和其他生化指标的检测,来评估营养状况、电解质平衡、内分泌功能等,从而判断孩子是否患厌食症。

5. 哪些药物可以治疗厌食症

(1)助消化剂 口服胃酶合剂或酵母片。注意事项和不良反应:①胃酶合剂、酵母片通常在进餐时或餐后立即服用,并足量饮水以帮助胃酶发挥助消化作用。②恶心、呕吐、腹胀、腹泻等胃肠道不适,通常是暂时性的,可以减少剂量或暂时停药来缓解。出现口干、口苦、头痛等轻度不良反应时,可以通过调整剂量来解决。有皮肤瘙痒、皮疹、荨麻疹等过敏反应者,应立即停药并就医处理。

(2)如患儿是神经性厌食,在消除引起患儿不宁的各种精神刺激因素,改变不正确的教育方式的基础上,在医生的判断和指导下选择抗抑郁药物,如选择性5-羟色胺再摄取抑制剂,如氟西汀;三环抗抑郁药物,如阿米替林;抗焦虑药物如阿普唑仑。如出现幻觉、妄想等精神症状,可进一步考虑采用第二代抗精神病药物,如奥氮平。

(3)维生素和矿物质补充剂 包括维生素B_{12}、维生素D、铁剂等。由于厌食症患者常常存在营养不良和维生素缺乏症,因此可能需要补充维生素和矿物质,以帮助改善营养状况和预防相关的健康问题。注意事项和不良反应:①遵循医师的剂量建议进行服用,避免过量。②维生素D在推荐剂量下通常是安全的,但长期大剂量使用可能会导致维生素D中毒,表现为高钙血症、肾功能损害等。因此应避免过量使用维生素D补充剂,并定期监测血钙水平。③过量使用铁剂可能导致铁中毒,表现为消化道出血、黑便、肝脏损害等,因此需要密切监测孩子的症状和血液指标。

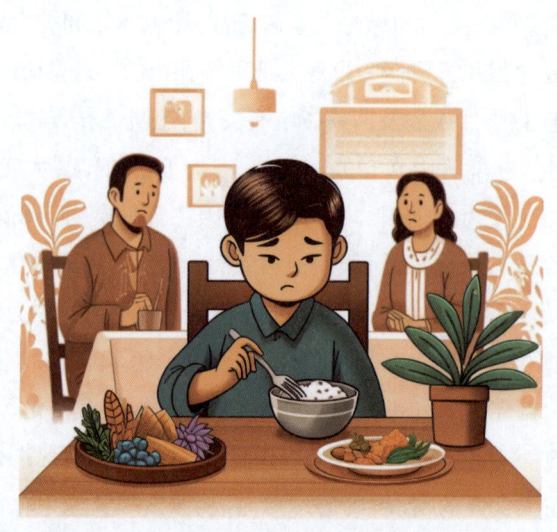

6. 作为患儿家长,可以做哪些事情来帮助孩子早日康复 要培养良好、规律的饮食卫生习惯:按时按顿进食,适当控制零食摄入量,饭前不吃零食,饭后吃水果,睡醒午觉可以集中吃点糕点和糖果等。应注意经常变换饮食的品种,荤素、粗细及干稀搭配,均衡营养饮食,不要让孩子偏食。4个月内的婴儿最好采用纯母乳喂养,以后按顺序合理添加辅食,不应操之过急;小儿饮食以主、辅食为主,不要胡乱添加额外的营养食品,以免增加小儿脾胃负担,从而引起脾胃损伤。

避免强迫孩子吃东西等可能加剧孩子焦虑和抵抗情绪的强迫性行为,营造温馨、理解孩子的家庭环境。定期监测孩子的体重、营养状况和心理状态,并与医疗团队保持沟通,及时调整治疗方案和支持措施。

三、腹部常见疾病　119

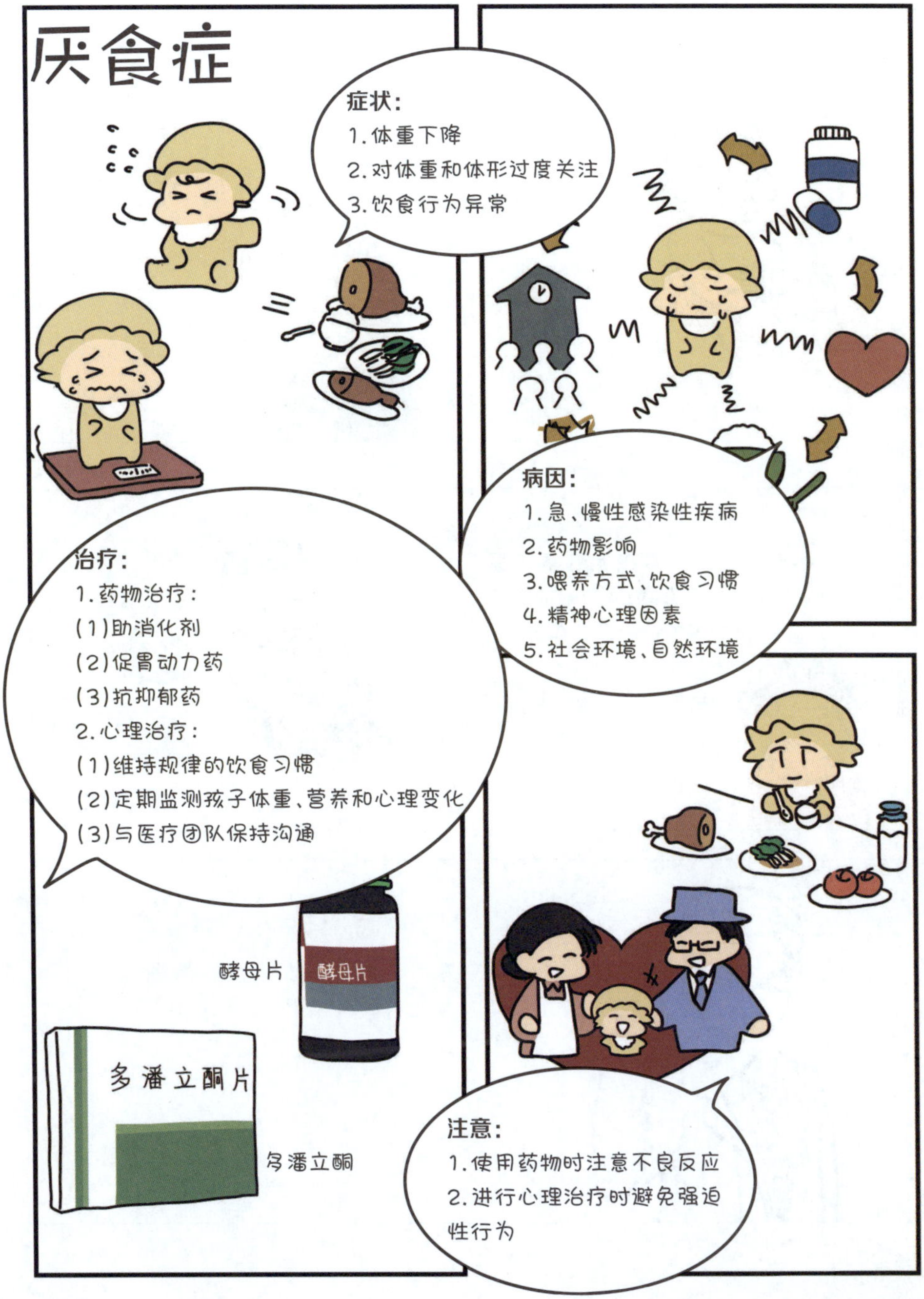

（八）小心泌尿系统感染来袭

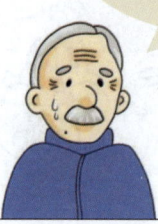
宝宝最近尿尿好像很痛，还很频繁。

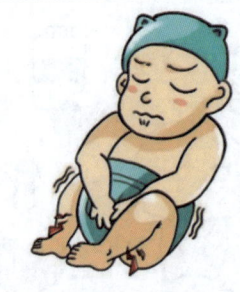
尿路感染发作了

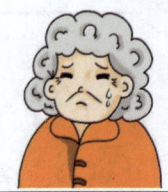
看来宝宝得了尿路感染，我们给他吃点家里备的抗生素吧。

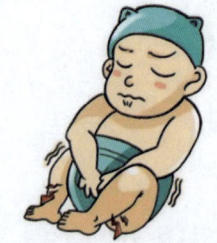
给宝宝随意服完抗生素，症状却未得到缓解

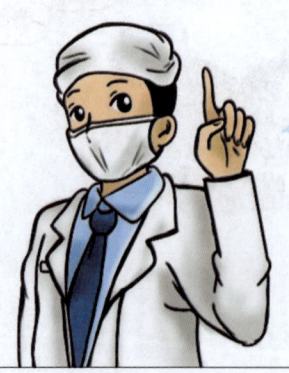
尿路感染者应在医生的指导下使用适当的抗生素，并进行必要的检查。

1. **谣言** ①泌尿系感染只会发生在女孩身上;②尿频就是泌尿系感染的唯一症状。

2. **泌尿系统感染的孩子有哪些症状** 新生儿期多以全身症状为主,如发热、吃奶少、面色苍白、呕吐、腹泻、腹胀等非特异性表现;婴幼儿期仍以全身症状为主,如发热、反复腹泻等。尿频、尿急、尿痛等尿路刺激症状及耻骨上、腹部或腰部痛表现随年龄增长(一般2岁后)而逐渐明显;儿童期症状表现为尿频、尿急、尿痛等尿路刺激症状,有时可有终末血尿及遗尿,可诉腹部或耻骨上疼痛。

3. **泌尿系统感染是一种怎样的疾病以及引起的原因** 泌尿系统感染是指由细菌直接侵入尿路而引起的炎症。感染可累及上、下泌尿道,分别为肾盂肾炎和膀胱炎。泌尿系统感染是小儿常见的感染性疾病,病情易反复进而导致肾瘢痕的形成,可能导致小儿成人后发生高血压和终末肾衰竭。小儿泌尿系统感染的发病率仅次于呼吸道和消化道感染。未做包皮环切术男孩泌尿系感染的发病率是已做包皮环切术男孩的5~20倍。引起泌尿系统感染的原因包括:①细菌感染:泌尿系统感染通常是由细菌,尤其是大肠埃希菌等肠道细菌进入泌尿系引起的。这些细菌可能通过尿道进入膀胱,并在那里繁殖引发感染。细菌也可能从膀胱向上传播至输尿管和肾脏,引发肾盂肾炎。②免疫系统失调:免疫系统的功能异常可能会增加儿童患上泌尿系统感染的风险。例如,某些先天性免疫缺陷性病变或免疫抑制剂的使用可能会使儿童更容易感染细菌。③尿潴留:尿潴留是指尿液无法完全排出,导致尿液在膀胱内残留。尿潴留可能是由于尿道畸形、前列腺肥大、尿道结石等原因引起的,会增加细菌感染的风险。④异物或结石:尿道内的异物或结石(尿道结石、膀胱结石等)可能会刺激尿道黏膜,使细菌易于附着和繁殖,从而引发感染。⑤尿路梗阻:尿路梗阻是指尿液无法顺利流经尿道或输尿管等部位,可能由肿瘤、先天性畸形或外伤等原因导致。尿路梗阻会增加细菌感染的风险。

4. **检查方法** 首先确认孩子是否有泌尿系统感染的常见症状如尿频、尿急、尿痛、腹痛、发热等。后续可以进行尿标本收集及尿培养(可以辅助判断是否存在细菌感染,并确定感染的细菌种类和数量)、新鲜尿液分析(如尿液的外观、颜色、透明度、酸碱度、尿比重、尿蛋白、尿糖、尿白细胞、尿红细胞、尿细菌等指标)。小儿泌尿系统感染的检查包括超声、二巯基琥珀酸扫描、排泄性膀胱尿道造影、尿路动力学研究、静脉尿路造影等。

5. 哪些药物可以治疗泌尿系统感染 包括：①头孢菌素（推荐二代头孢菌素，如头孢克洛和三代头孢菌素，如头孢噻肟、头孢曲松等）；②β-内酰胺和β-内酰胺酶抑制剂复合物（如阿莫西林克拉维酸钾、哌拉西林他唑巴坦等）；③磺胺类（甲氧苄啶、磺胺甲噁唑）；④硝基呋喃类（如呋喃妥因）；⑤碳青霉烯类（如厄他培南、美罗培南等）。

6. 应用这些药物时有哪些注意事项和不良反应

（1）头孢菌素 ①对于儿童泌尿系统感染伴随发热症状的，头孢菌素类抗生素是常用的一线治疗药物之一。②使用时应注意儿童对药物的过敏史，并严格按照医生的建议和剂量使用。使用期间应保持足够的水分摄入。③头孢曲松常以静脉注射给药，须在医疗机构严格监控下使用。④常见的不良反应包括消化道不适（如恶心、呕吐、腹泻）、皮疹、过敏反应等。

（2）β-内酰胺和β-内酰胺酶抑制剂他复合物 ①对该类抗生素过敏的患儿应避免使用。使用时应注意对过敏反应的监测，并严格按照医生的指导使用。②由于哌拉西林他唑巴坦可能引起肾功能损害，故使用过程中应定期监测肾功能。③常见的不良反应包括皮疹、过敏反应、消化道不适（如恶心、呕吐、腹泻）、肝功能异常等。

（3）磺胺类 ①对该类药物过敏的患儿应避免使用。使用时保持足够的水分摄入，以减少尿路结晶的形成。长期使用时应密切监测肾功能。②常见的不良反应包括皮疹、过敏反应、结晶性尿路疾病、肝功能异常等。③2个月以下婴儿不建议使用。

（4）硝基呋喃类 ①呋喃妥因用于下尿路感染，宜饭后服用。使用时应注意儿童对药物的过敏史，并严格按照医生的指导使用。定期监测患儿的尿常规和肝肾功能指标，以确保药物的安全性和有效性。②胃肠道反应：呋喃妥因常见的不良反应包括恶心、呕吐、腹泻等。患儿出现这些症状时应减少或暂停药物的使用，并及时告知医生。③过敏反应：呋喃妥因可能引起过敏反应，包括皮疹、皮肤瘙痒、荨麻疹等。患儿出现过敏反应时应立即停药，并就医寻求帮助。④肝、肾功能损害：长期或高剂量使用呋喃妥因可能导致肝、肾功能损害，因此使用期间应定期监测患儿的肝、肾功能指标。

（5）碳青霉烯类 ①碳青霉烯类抗生素通常用于治疗复杂的泌尿系统感染，包括多重耐药菌感染。对于儿童的使用需严格遵循医生和药师的指导。②美罗培南的常见不良反应包括腹泻、恶心、呕吐、头痛、皮疹、皮肤瘙痒、便秘,其他尚有腹痛、药物热、腹胀、背痛、肝功能异常、低血压、晕厥、黄疸、贫血、出汗、外周水肿、缺氧、呼吸障碍、少尿、肾衰竭。注射局部的刺激反应有时发生。③厄他培南的常见不良反应有腹泻、恶心、呕吐等胃肠道症状;还可有静脉炎、头痛和女性阴道炎。癫痫发生率为0.5%,实验室指标有丙氨酸氨基酶、天冬氨转移酶、碱性磷酸酶和肌酐值升高。本品尚可致多种神经、精神症状,尤其是对于有癫痫史、细菌性脑膜炎和肾衰竭患者。注射局部的刺激反应也时有发生。

(6) 磷霉素　①对磷霉素过敏者禁用。肝、肾功能减退者慎用。应用较大剂量时应监测患者肝功能。心功能不全、高血压及需要控制钠盐摄入量的患者应用本药时需谨慎。②肾毒性:磷霉素是一种肾毒性药物,长期或高剂量使用可能导致肾功能损害,如肾小管损害、肾小球损害等。③神经毒性:大剂量使用磷霉素可能导致神经毒性反应,表现为神经痛、肌肉无力、感觉异常等症状。④耳毒性:长期或高剂量使用可能引起听力损害,表现为听力下降或耳鸣等症状。⑤过敏反应:可能出现过敏反应,包括皮疹、荨麻疹,甚至呼吸困难等。如出现过敏反应,应立即停止用药并及时就医。

7. 作为患儿家长,可以做哪些事情来帮助孩子早日康复

(1) 确保药物按时按量服用　家长应该确保孩子按照医生的指示按时按量服用治疗药物。不要中途停药或减少剂量,以免导致感染复发或增加耐药性。

(2) 饮食调理　给孩子提供清淡易消化的食物,如米粥、面条、蒸蔬菜等,避免辛辣、油腻和刺激性食物,以减轻胃肠道负担。同时,确保孩子充足饮水,促进尿液排出,有助于清洁尿路。

(3) 保持尿路通畅　家长应鼓励孩子多饮水,多次排尿,以帮助尿液排出体内的细菌。避免孩子憋尿,要及时排尿,才有助于减少细菌在尿路滞留的时间。

(4) 保持个人卫生　家长应教育孩子保持良好的个人卫生习惯,特别是女孩要注意。每天更换干净的内裤,避免穿紧身、潮湿的衣物,以减少细菌滋生的机会。

(5) 定期复查　家长应按照医生的建议定期带孩子复查,检查感染情况和治疗效果。及时发现问题并调整治疗方案,有助于孩子早日康复。

(6) 注意病情变化　家长应密切观察孩子的病情变化,如发热、尿频、尿急、尿痛等症状。如有异常情况,应及时就医,避免病情恶化。

(7) 提供情绪支持　孩子可能会因为生病而感到焦虑、不安或情绪低落,家长应给予他们足够的关爱和安慰,帮助他们树立信心,积极面对治疗过程。

(8)避免频繁使用抗生素　家长应避免频繁给孩子使用抗生素,特别是未经医生指导下的自行服用。过度使用抗生素可能导致耐药性增加,使得以后的治疗更加困难。

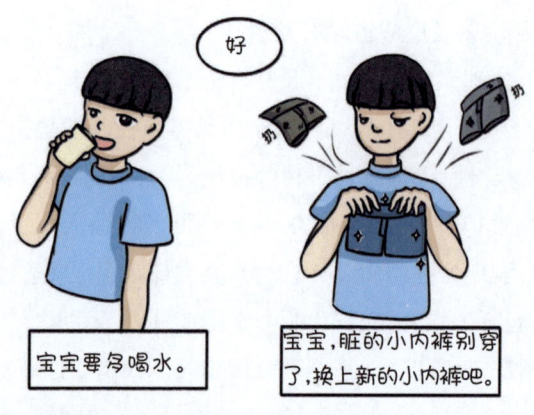

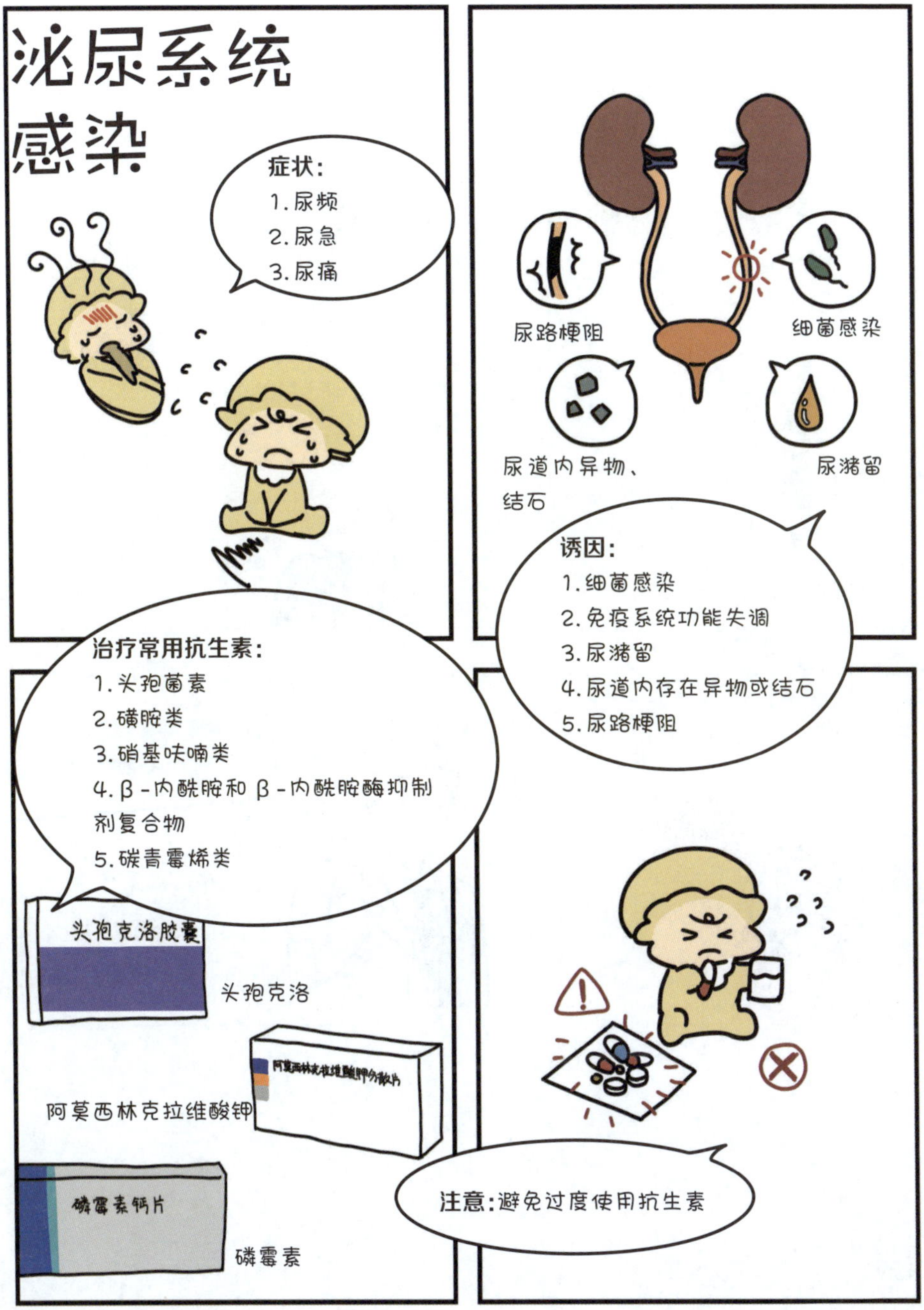

四

生长发育与营养性疾病

（一）有一种矮小叫"生长激素缺乏症"

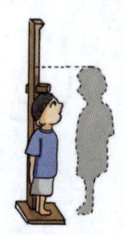
生长激素缺乏症

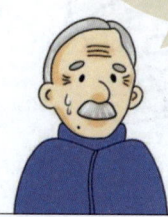
我们宝宝的身高好像比同龄小朋友矮一点。

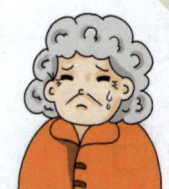
应该是生长激素缺乏症，给他用点生长激素吧。

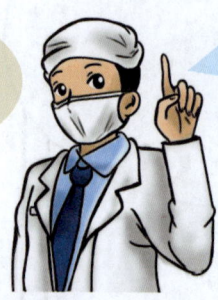
宝宝的身高问题可能有各种原因，需要医生进行全面评估。

1. **谣言** 担心孩子太矮了,认为给孩子打生长激素就能长高。有的家长觉得自己身高不高,认为给孩子打生长激素能帮助长高。还有的家长觉得孩子身高中等,希望他长高一点,也要求给孩子打点生长激素。

2. **孩子身高出现哪些信号,需要怀疑为生长激素缺乏症** 如果孩子的身高落后于同年龄、同性别正常健康儿童生长曲线的第3百分位数或低于平均身高的2个标准差;或者发现孩子身高生长缓慢,3岁以下的生长速度小于7cm/年、3岁至青春期前生长速度小于5cm/年、青春期生长速度小于6cm/年;或者检查骨龄落后于实际年龄2岁或2岁以上时,需要考虑生长激素缺乏症的可能。

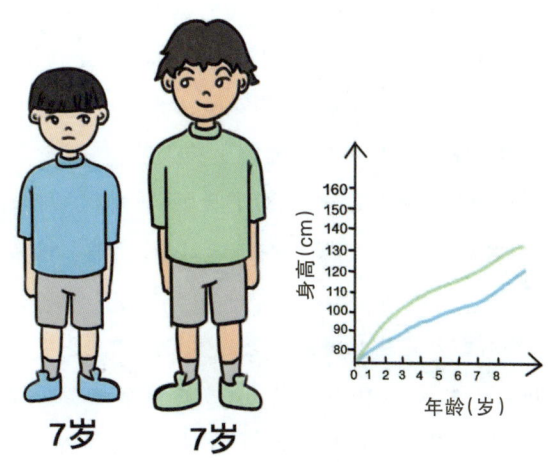

3. **什么是生长激素缺乏症** 生长激素缺乏症是垂体前叶分泌的生长激素不足所导致的一种内分泌代谢性疾病,主要以身材矮小为突出症状。生长激素缺乏症相关身材矮小的发病率为1/10 000~1/4000。

4. **诊断生长激素缺乏症,要做哪些检查**

(1) 临床评估有无生长激素缺乏症之外的生长障碍原因,包括慢性全身性疾病、甲状腺功能减退、特纳综合征(先天性卵巢发育不全)和骨骼疾病。

(2) 疑似生长激素缺乏症的患儿可通过影像学检查测定骨龄,并检测胰岛素样生长因子-1和胰岛素样生长因子结合蛋白-3的水平。如胰岛素样生长因子-1和胰岛素样生长因子结合蛋白-3水平正常,则生长激素缺乏症可能性低,无需进一步检查。

如胰岛素样生长因子-1和胰岛素样生长因子结合蛋白-3水平略低于正常水平,则需怀疑为生长激素缺乏症。根据患儿生长障碍的严重程度、骨龄延迟程度以及其他因素(如营养不良)能否解释胰岛素样生长因子-1和胰岛素样生长因子结合蛋白-3水平低,以决定是否需要做生长激素激发试验。

胰岛素样生长因子-1和胰岛素样生长因子结合蛋白-3水平中度或重度降低伴骨龄延迟,则高度怀疑生长激素缺乏症。若已排除胰岛素样生长因子-1和胰岛素样生长因子结合蛋白-3降低的其他病因,如营养不良,则需要通过生长激素激发试验来分析生长激素缺乏症的可能性。

(3)确诊疑似单纯性生长激素缺乏症的儿童,需做生长激素激发试验,推荐进行2种不同的激发试验。可乐定、精氨酸和高血糖素是儿童常用的选择。①可乐定,口服5μg/kg(最大剂量250μg),并在0、30、60和90min测定血清生长激素,而生长激素分泌峰值通常在给药后约1h出现;②精氨酸:0.5g/kg(最大剂量40g),静脉输注30min,分别在0、30、60、90和120min测定血清生长激素。

(4)若确诊为生长激素缺乏症,推荐对下丘脑-垂体区域行磁共振检查,以排除肿瘤,查找有无生长激素缺乏症的结构性病因,以及评估生长激素缺乏症的严重程度及预后。

5. 哪些因素容易导致儿童生长激素缺乏 生长激素缺乏症主要由于先天性基因变异、垂体前叶的某些疾病、损伤或手术切除等因素导致生长激素分泌不足而引起。持续存在且未经治疗的生长激素缺乏症,可以引起患儿成年期代谢紊乱、心血管疾病等,影响其生活质量和寿命。

6. 患生长激素缺乏者需不需要补充生长激素 确诊生长激素缺乏后应立即开始治疗,并持续至身高停止生长。人重组生长激素作为治疗生长激素缺乏的药物,可有效提高生长激素缺乏症患者的生长速率,改善最终成人身高,适用于骨骺未闭合的生长激素缺乏症患儿,越早开始治疗,促进生长的效果越好。

目前主要有2种重组人生长激素剂型:粉针剂和水针剂,水针剂又分为短效和长效。短效重组人生长激素每日1次,皮下注射;长效聚乙二醇重组人生长激素每周1次,皮下注射。注射部位可选择大腿中部外侧面,也可选择腹部、臀部或上臂外侧。轮换选择左、右两侧,交替从左侧更换到右侧(如第1天注射左大腿,第2天注射右大腿)。每次注射点应与上次注射点至少间隔1cm,建议1个月内不要在同一注射点注射2次。每次注射前检查注射部位有无硬结、红肿、淤青、皮肤凹陷,若有应随时更换注射部位,并求助于医护人员。注射的时间一般选晚上睡前30min最好。

7. 生长激素治疗过程中需要注意哪些问题 使用过程中需定期监测与评估,需要根据患儿的情况调整治疗方案。开始治疗前,患儿家长需了解人重组生长激素治疗是一个较为长期的过程。为改善儿童成年时身高,治疗应持续1年。而且随访评估是治疗过程中必不可少的一部分。使用人重组生长激素治疗的过程中,应以3个月为周期进行随访,评估治疗效果,监测不良反应的发生。监测生长发育情况,主要包括身高、体重、性发育情况、身高生长速率及身高改善情况。另外,还需要每3个月监测甲状腺功能、血清胰岛素样生长因子-1水平、胰岛素样生长因子结合蛋白-3水平、空腹血糖及胰岛素水平,每6个月监测肝、肾功能,每6~12个月监测骨龄等。定期至生长发育专科门诊复诊,在医生的指导下调整药物剂量等。

8. 生长激素治疗有什么不良反应,会不会诱发肿瘤 人重组生长激素治疗总体不良反应的发生率低于3%,在接受人重组生长激素治疗的儿童中,头痛是其最常见的不良反应,通常为良性。目前与生长激素治疗相关的不良反应还有特发性良性颅内压升高、甲状腺功能低下、糖代谢异常、骨骼改变(如股骨头滑脱、脊柱侧弯、手脚变大等)、色素痣、注射局部红肿或起皮疹等。生长激素治疗可增加活期恶性肿瘤进展的风险,儿童肿瘤患者接受脑部放射治疗并继发生长激素缺乏,接受生长激素治疗的二次肿瘤风险会增加。

9. 生活提示 对于患有生长激素缺乏症的儿童,除了使用人重组生长激素治疗外,营养、运动、睡眠、情绪等也会对治疗效果产生重要影响。因此,在治疗过程中,还应特别注意以下几点。

(1)营养 合理膳食,保证奶、蛋、肉类、米面、蔬菜类等均衡摄入,其中每日奶及奶制品应摄入400~500mL,每日预防性补充维生素D滴剂至少800IU,奶量摄入不足者需额外补充钙剂。

(2)运动 适当增加有利于身高增长的运动,如跳绳、摸高、跑步、打羽毛球、打篮球等,每周至少3~5次,每次至少30min。

(3)睡眠 良好的睡眠是促进身高增长的重要保障,建议入睡前0.5~1h避免接触手机、电视、平板电脑等电子设备,晚上应在9:30前入睡,不同年龄段的睡眠时长建议为3~5岁:10~13h;6~12岁:9~12h;13~18岁:8~10h。

(4)情绪 保持心情愉悦,可促进身高增长。

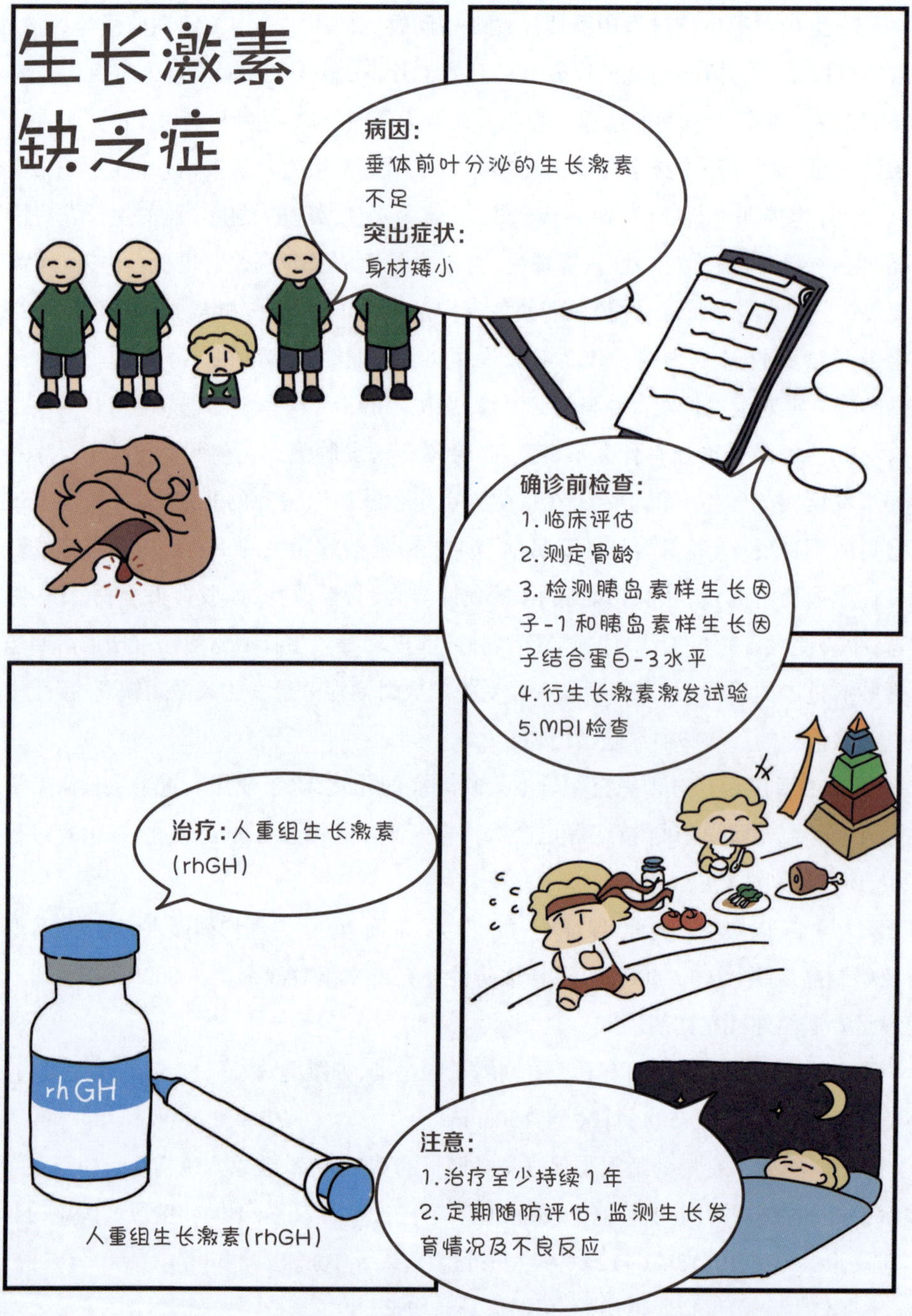

（二）认识性早熟——别让花儿开得太早

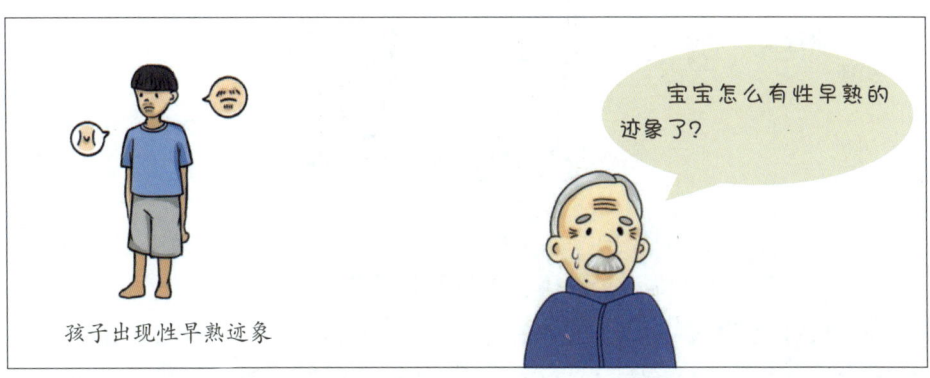

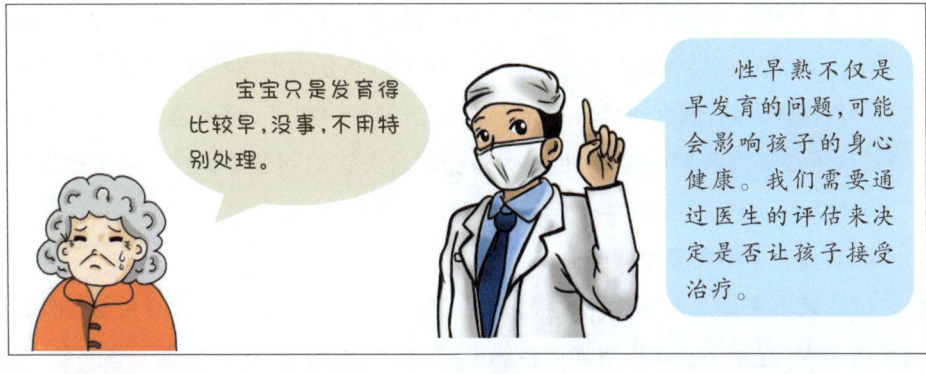

1. 谣言 ①许多家长都认为自己身高都很高，孩子身高不会矮的，且年龄还小，孩子以后还会长高的。②闺女才7岁，胸部鼓鼓的是因为发育早了些而已，没事。③女儿8岁身高快1米5，是因为自家孩子猛蹿个儿。④性早熟就是吃炸鸡、反季节蔬果、豆浆、蜂蜜吃出来的。⑤性早熟就是"长得太快"，不用治疗。

2. 性早熟有这几样特征，千万留意 女孩在7岁半前出现乳房外观隆起，或乳头较突出、颜色有变化，感觉乳房疼痛，用手触摸乳房时发现有核状物，开始长出阴毛，出现阴道分泌物，身高增长加速，或是10岁前月经来潮等现象。男孩9岁前阴茎增长，睾丸增大，身高增长加速或过早出现变声、长胡须等。当孩子出现这些"突

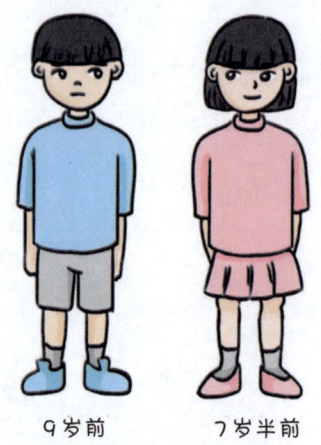

阴茎增长,睾丸增大

过早出现变声和长胡须

乳房发育

出现阴毛,有阴道分泌物

10岁前月经来潮

9岁前　　7岁半前

然"长大的表现时,家长需要警惕孩子是不是"性早熟"了。

3. 什么是性早熟　性早熟是一种生长发育异常,表现为青春期特征提早出现。通常女孩在10~12岁、男孩在12~14岁开始出现第二性征,如果女孩7岁半前出现乳房发育或10岁前出现月经初潮,男孩在9岁前出现睾丸增大等第二性征,就被称作性早熟。通常女孩会比男孩早熟1~2年。性早熟又分为中枢性性早熟(真性性早熟)、外周性性早熟(假性性早熟)等。随着生活水平的提高,越来越多孩子出现性早熟,这不仅让家长颇为担忧,也成为备受社会关注的问题。真性性早熟的发病率为1/10 000~1/5000,女孩发病率为男孩的5~10倍。

4. 怀疑性早熟需要做哪些检查

(1) 病史采集　例如,第二性征出现时间、既往生长状况,有没有接触过外源性甾体激素,有无头颅外伤史或中枢感染史,或者家族成员的青春期发育年龄,父母身高、出生身高、体重。

(2) 体格检查　医生会根据孩子乳房、外阴或外生殖器大小、形态等,进行性发育程度的分期,以便评估孩子的性发育程度。

(3) 实验室及影像学检查　一般性早熟还需要拍摄骨龄片、B超、性激素水平检查、促性腺激素释放激素激发试验、磁共振检查等。

5. 儿童性早熟竟与这些原因有关　性早熟病因复杂,遗传、环境、肿瘤、炎症、外伤、药物和基因突变等因素均可导致性早熟的发生。尤其是环境,生长于阳光充足、温暖地区的儿童容易发生性早熟,所以夏天是性早熟的高发期,女孩发生率较高,家长要引起注意,及时带孩子就诊。

中枢性性早熟是下丘脑—垂体—性腺轴过早激活导致性腺发育和分泌性激素,使内、外生殖器发育和第二性征呈现。女性患者明显多于男性,其中大部分由下丘脑的神经内分泌功能失调所致,没有找到特殊的病因,属于特发性中枢性性早熟。少数由中枢神经系统器质性病变如颅内肿瘤、炎症等所致。在男性中枢性性早熟病因中,颅内潜在性疾病如颅内肿瘤等所致发病率较高,要引起关注。而外周性性早熟由外周异常增多的性激素所致,如卵巢囊肿、卵巢肿瘤或睾丸肿瘤,部分系误用含性激素的药物和食品、营养品,使用含有性激素化妆品,母亲孕期或哺乳期服用含性腺激素的药物所致。

6. 性早熟这样治,让孩子踏准青春步伐 对于部分外周性性早熟儿童,通常会使用一些滋阴的中成药,用于延缓性腺的发展速度,但对性激素水平偏高、子宫和卵巢偏大、骨龄进展过快且口服药物控制效果不佳的患儿,则需要采取其他治疗方法。

对于特发性中枢性性早熟,即真性性早熟者,目前最常用的首选药物为促性腺激素释放激素类似物,如曲普瑞林、亮丙瑞林和戈舍瑞林等,其药效是天然促性腺激素释放激素的15~200倍。制剂有3.75mg的缓释剂(每4周肌内注射或皮下注射)、11.25mg的长效缓释剂(每12周注射1次)等,国内常用3.75mg的曲普瑞林和亮丙瑞林缓释制剂。

7. 治疗过程中需要注意哪些问题 促性腺激素释放激素类似物的治疗疗程对成年终身高的改善甚为重要,建议持续治疗2年以上。在促性腺激素释放激素类似物治疗过程中,建议每3个月监测性发育情况、生长速率等;每半年监测1次骨龄发展情况。监测促性腺激素和性激素水平,以评估下丘脑—垂体—性腺轴抑制情况。

8. 治疗过程中会出现什么药物不良反应 促性腺激素释放激素类似物治疗过程中偶尔会出现皮疹、皮肤潮红、头痛,但通常短暂轻微,不影响治疗。10%~15%的患儿可能会出现局部不良反应,如局部疼痛、硬结、发红、发冷等,过敏反应较为罕见。此外,极少数患儿出现抽搐、心电图Q-T间期延长、股骨头滑脱及垂体卒中等不良反应,但该类药物长期治疗安全性良好。部分患儿在首次应用该类药物治疗3~7天后出现少量阴道出血,可能与该类药物应用后导致雌激素水平短暂增高、滤泡生长、囊泡形成有关,症状一般会持续1~2周,可自发缓解,无需进一步治疗。流行病学显示女童发生早发育或性早熟通常与超重、肥胖相关,而该类药物治疗不会加重肥胖趋势,停止该类药物治疗后体重指数恢复正常水平。在治疗期间,由于卵巢功能受抑制可导致骨矿物质沉积受限,但骨密度没有出现持续下降。偶见肝功能异常、恶心呕吐等胃肠道不良反应等。

9. 生活提示

(1) 合理饮食、控制体重　肥胖是导致性早熟的一大原因,平时饮食中避免高热量的食物,如高糖、油炸食品等。此外,不合理的饮食结构(过多的摄入肉类)、常喝含糖饮料和服用保健品也是导致儿童性早熟的危险因素。饮食中应适当增加富含膳食纤维的食物,如蔬菜水果、谷物等,同时加强体育锻炼,有效控制体重,对预防性早熟是有帮助的。

(2) 养成良好的睡眠习惯　良好的睡眠不仅能促进生长激素的分泌,保证身高增长,还能产生较多的褪黑素,能抑制腺垂体促性腺激素的释放,防止性早熟的发生。良好的睡眠习惯包括早睡、足够的睡眠时长、睡前不要进食太多食物、不要开灯睡觉等。

(3) 避免使用成人化妆品　一些成人的化妆品里可能添加了激素,包括糖皮质激素或雌激素等,儿童长期使用这类化妆品,可能导致性早熟。

(4) 减少使用塑料制品　有些塑料产品如塑料玩具、塑料奶瓶等可能含有塑化剂、双酚A等成分,这些也可能与性早熟的发生有关。

(5) 尽量减少接触电子产品的时间。

(6) 需要特别注意避免孩子误食避孕药,避孕药一定要放在孩子接触不到的地方。

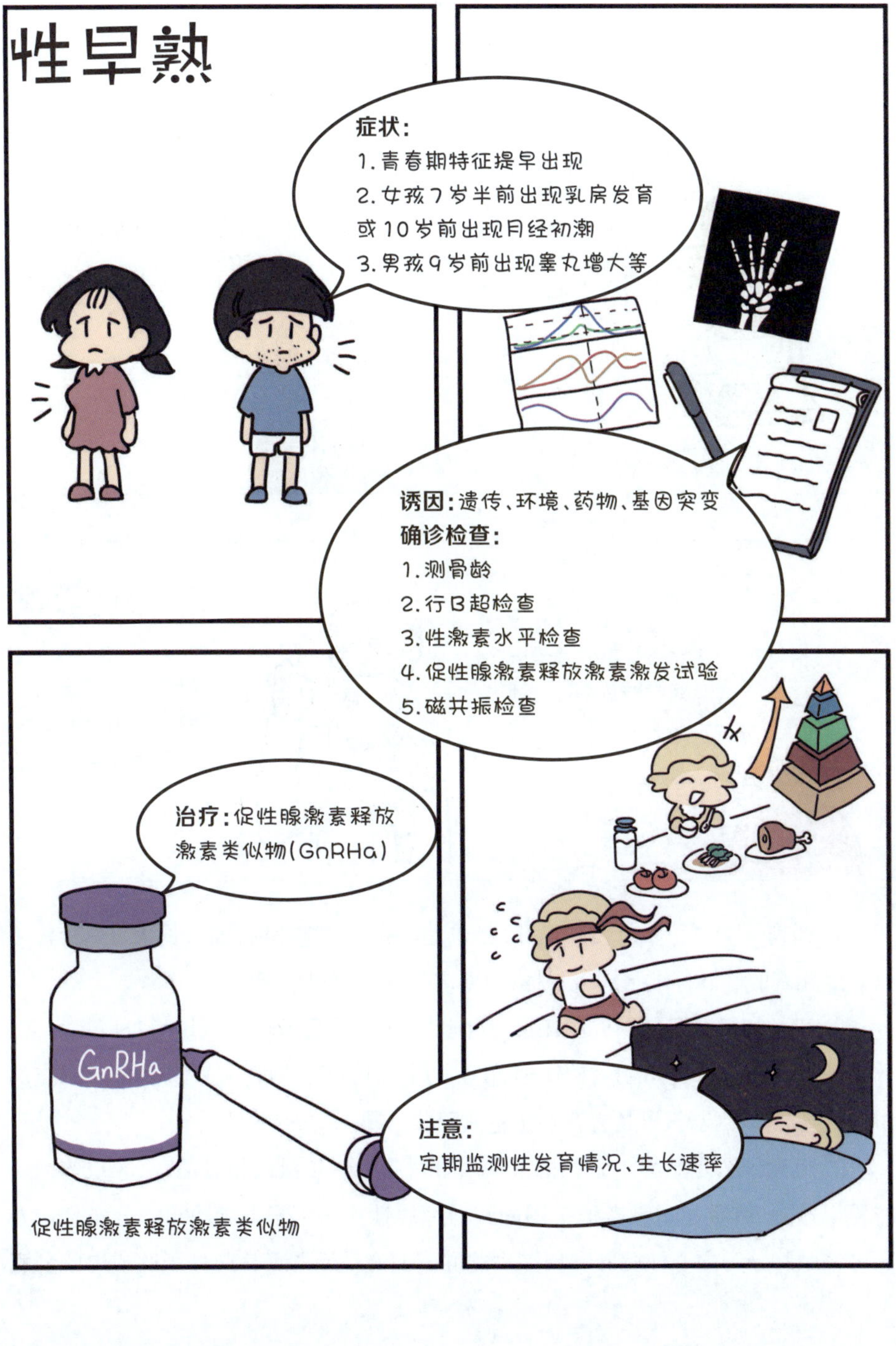

（三）别让"小胖"成"大胖"

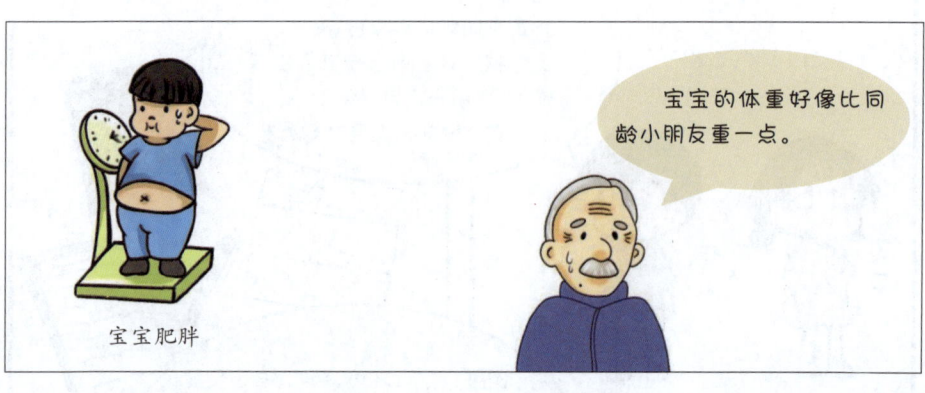

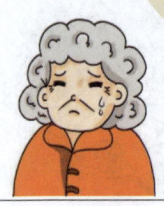
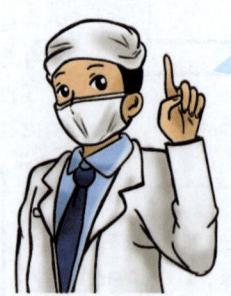

1. 谣言 ①孩子小时候胖点好，胖才是营养好。②小时候胖，长大自然会瘦下来。③儿童的肥胖标准与成人一样，只要多运动就可以减肥。

2. 家长如何初步判断儿童肥胖 年龄≥2岁的儿童青少年可以通过测量身高、体重来计算体重指数（BMI），BMI=体重（kg）/身高^2（m^2）。对比儿童超重/肥胖筛查的BMI界值，可以判断孩子是否存在超重或肥胖问题。

3. 究竟什么是肥胖 肥胖指由多因素引起的热量摄入超过消耗，导致体内脂肪积聚过多、体重超过参考值范围的营养障碍性疾病。根据脂肪组织分布部位差异可将肥胖分为向心性肥胖和周围型肥胖。向心性肥胖又称腹型肥胖或内脏型肥

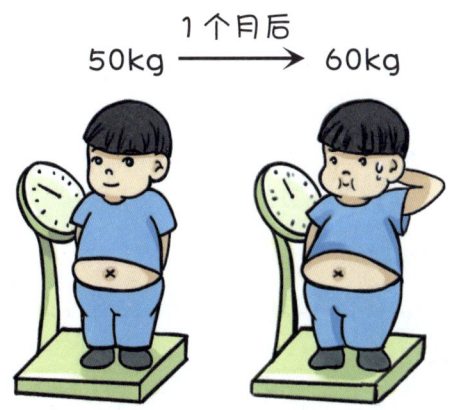

胖,内脏脂肪增加,腰臀比增加,此类肥胖发生心脑血管疾病、2型糖尿病、代谢综合征等各种并发症的风险较高。周围型肥胖又称匀称性肥胖或皮下脂肪型肥胖,脂肪匀称性分布,臀部脂肪堆积明显多于腹部。

4. 如何判断儿童是否肥胖

（1）体重指数（BMI）法　对于2~18岁儿童可以使用BMI作为筛查超重、肥胖的标准。孩子每个年龄段的BMI是不一样的:1岁时BMI值最高,随后开始下降,到6~7岁脂肪重聚期开始出现反弹,此重后逐渐升高至接近成人的水平。2~5岁儿童可参考"中国0~18岁儿童、青少年体重指数的生长曲线"中制定的中国2~5岁儿童超重和肥胖的BMI参考界值点。6~18岁儿童可参考"学龄儿童青少年超重与肥胖筛查"中6~18岁学龄儿童筛查超重与肥胖的性别年龄别BMI参考界值点。18岁男女性的BMI均以24kg/m^{2}和28kg/m^{2}为超重、肥胖界值点,与中国成人超重、肥胖筛查标准接轨。

（2）身长的体重评价法　年龄<2岁的婴幼儿建议使用身长的体重来诊断,根据世界卫生组织（WHO）2006年的儿童生长发育标准,参照同年龄、同性别和同身长的正常人群相应体重的平均值,计算标准差分值（或Z评分）,>参照人群体重平均值的2个标准差（Z评分>+2）为超重,>参照人群体重平均值的3个标准差（Z评分>+3）为肥胖（参考附录表1-4）。

（3）腰围评价法　腰围是一个简单的评估腹部囤积脂肪的指标。7岁及以上儿童青少年的腰围界值可参考中国卫生行业标准"7~18岁儿童青少年高腰围筛查界值"（WS/T611-2018）,儿童腰围≥同年龄同性别儿童腰围的P90作为高腰围的筛查界值,提示儿童可能存在向心性肥胖(参考附录表5)。

近年来,随着我国社会经济发展和生活方式的改变,儿童的超重和肥胖率持续上升。《中国居民营养与慢性病状况报告(2020年)》显示,我国6岁以下儿童的肥胖率为3.6%,6~17岁儿童青少年的肥胖率为7.9%;而在1982年,我国7~17岁儿童青少年肥胖率仅为0.2%。

5. 肥胖儿童需要做哪些临床检查

(1) 询问饮食、身体活动和睡眠的病史情况,是否有肥胖相关综合征的症状,用药史、发育史、肥胖家族史等。

(2) 进行体格检查,包括身高、体重、腰围、臀围、体形及性发育分期等。还需注意有无智力发育异常或畸形体征,是否合并黑棘皮病或皮肤紫纹,青春期女孩是否有痤疮和多毛,还包括特发性颅内高压(假性脑瘤)的眼底检查,双下肢或膝关节的压痛和活动范围检查,甲状腺功能检查和外周水肿检查等。同时,对肥胖的儿童进行潜在的并发症评估,包括糖尿病及糖尿病前期、血脂异常、高血压、非酒精性脂肪肝病、多囊卵巢综合征和阻塞性睡眠呼吸暂停综合征等。

(3) 儿童肥胖还需要进行身体成分分析,抽血化验,评估肝功能、尿酸、血脂水平等;还要做内分泌相关检验,如空腹及餐后2h血糖、胰岛素、性激素、甲状腺激素、生长激素等;需做肝、胆、肾上腺、乳房卵巢B超等;骨龄评估也不可少。

做这些检查主要为了了解健康风险,评估潜在的并发症,进一步治疗。肥胖儿童的心理和精神健康筛查也十分必要。

6. 哪些因素容易导致儿童肥胖

(1) 环境　社会经济、文化、习俗、家庭等导致热量摄入增加和身体活动减少等导致肥胖的环境,包括食物选择环境、身体活动环境、父母不良饮食行为和生活习惯影响、内分泌干扰物暴露等。

(2) 自身饮食和身体活动　生命早期营养因素,如母亲孕前、孕期体重和营养状况、出生后的喂养情况等,儿童期不健康的饮食结构和饮食行为、较少的身体活动等。

(3) 遗传　近年来,越来越多的肥胖相关基因位点被识别,但单基因变异引起的极重度肥胖比较罕见,而绝大多数的肥胖则由多基因背景和环境因素共同作用所致。肥胖的发生年龄越小、病情越严重,由遗传因素导致的可能性就越大,建议对极早肥胖(5岁前)、有遗传性肥胖综合征的临床特征或有极端肥胖家族史的患儿进行遗传检测以排除肥胖相关遗传性疾病。

（4）内分泌代谢性疾病　如库欣综合征、甲状腺功能低下、生长激素缺乏症、性腺功能减退、高胰岛素血症和多囊卵巢综合征等，以及下丘脑-垂体病变。

（5）内环境　肠道菌群变化可能与肥胖的发生相关，如肥胖者肠道菌群中的拟杆菌属数量可能减少。

（6）精神心理因素　如精神创伤或心理异常等可导致儿童过量进食。

（7）药物　导致体重增加的药物包括糖皮质激素、抗癫痫药物和抗精神病药物（如氯氮平、奥氮平、喹硫平、利培酮）等。

7. 儿童和青少年肥胖能吃减肥药吗　建议只有经过正式的生活方式强化干预后，还未能控制体重增加或改善并发症，或有运动禁忌时，才能对肥胖患儿进行药物治疗。不建议对<16岁的超重但不肥胖的患儿使用减肥药。目前仅美国食品药品管理局（FDA）批准有年龄限制的儿童青少年减肥药品，我国尚未批准在儿童青少年中使用相关减肥药。

FDA批准了多种成人减肥药，包括奥利司他、利拉鲁肽、氯卡色林、芬特明-托吡酯等，用于BMI≥30kg/m^{2}或BMI≥27kg/m^{2}且患有至少1种与体重相关的并发症（如高血压或2型糖尿病）的16岁及以上青少年。奥利司他和利拉鲁肽被FDA批准可以用于治疗12~16岁的青少年肥胖。奥利司他是目前唯一在我国获批上市的减肥药，是一种脂肪酶抑制剂，可以减少胃肠道中30%的脂肪吸收，但必须随餐口服。利拉鲁肽是人胰高糖素样肽-1类似物，能够刺激胰岛素分泌，降低血糖，减少饥饿感和热量摄入。二甲双胍被批准用于治疗10岁及以上儿童的2型糖尿病，并不作为一种减肥药，未获得FDA批准用于肥胖的治疗。

8. 减肥药的注意事项　奥利司他主要适用于肥胖和体重超重者（BMI≥24kg/m^2），一般在含脂饮食的餐中或餐后1h内服用，每天最多吃3次。若该顿正餐没吃或吃的食物的脂肪含量为0，这餐就不用服药。奥利司他在影响脂肪吸收的同时，也会影响脂溶性维生素（维生素A、维生素D、维生素E、维生素K等）的吸收。所以在服药前或服药后2h或睡前，需服用复合维生素补充剂。

9. 细数减肥药的不良反应　约26%的人在服用奥利司他后可能会出现油性大便、排便很急或排便次数增加等胃肠道不良反应。尤其是吃得太油腻时，但用药一段时间后会改善。奥利司他会增加形成尿结晶的风险，有高草酸尿、草酸钙肾结石患者慎用,肾功能不全的人服药期间应监测肾功能。服药期间若出现不明原因的乏力、肝区疼痛、巩膜或皮肤颜色或尿色发黄等症状,则立即停药及停用其他可疑药物,并检查肝功能。

二甲双胍的不良反应主要集中在引起胃肠道反应,引起低血糖、诱发乳酸酸中毒、影响维生素B_{12}的吸收等。绝大多数发生于用药的前10周,包括腹泻、恶心、呕吐、胃胀、消化不良、腹部不适等。随着治疗时间的延长,多数患者会逐渐耐受或症状消失。从小剂量开始,逐渐加量,这是减少治疗初期不良反应的有效方法。单独服用二甲双胍,不会引起低血糖,但是与胰岛素或胰岛素促泌剂合用的时候,可能会出现低血糖。部分糖友服用后可能有轻度的胃部不适。目前没有任何确切证据表明二甲双胍的使用与乳酸酸中毒有关。只有在肾功能受损(估算肾小球滤过率<45mL/min)和低氧血症的患者中,由于这2种疾病容易发生乳酸蓄积,此时不建议使用二甲双胍。长期服用二甲双胍可引起维生素B_{12}水平的下降,对于这部分患者,可以在医生指导下适当补充维生素B_{12}。

10. 生活提示 原则为加强饮食指导,以运动处方为核心,以行为矫正方案为关键技术,促进睡眠健康,提高体能,控制体重。饮食、运动和睡眠的管理要以家庭为单位,日常生活为控制场所,患儿、家长、教师和医务人员共同参与,持续至少1年。

(1)饮食调整 建议控制食物摄入总量,调整饮食结构和饮食行为。不建议通过节食减重,也不建议短期内(<3个月)快速减重,避免出现减重—复胖的反跳循环。禁忌使用缺乏科学依据的减肥食品和饮品。

(2)适当的身体活动 应进行适合年龄和个人能力、形式多样的身体活动。身体活动强度通常以代谢当量来衡量。

(3)睡眠干预 睡眠不足是导致儿童肥胖及相关代谢疾病的重要高危因素。

四、生长发育与营养性疾病　　141

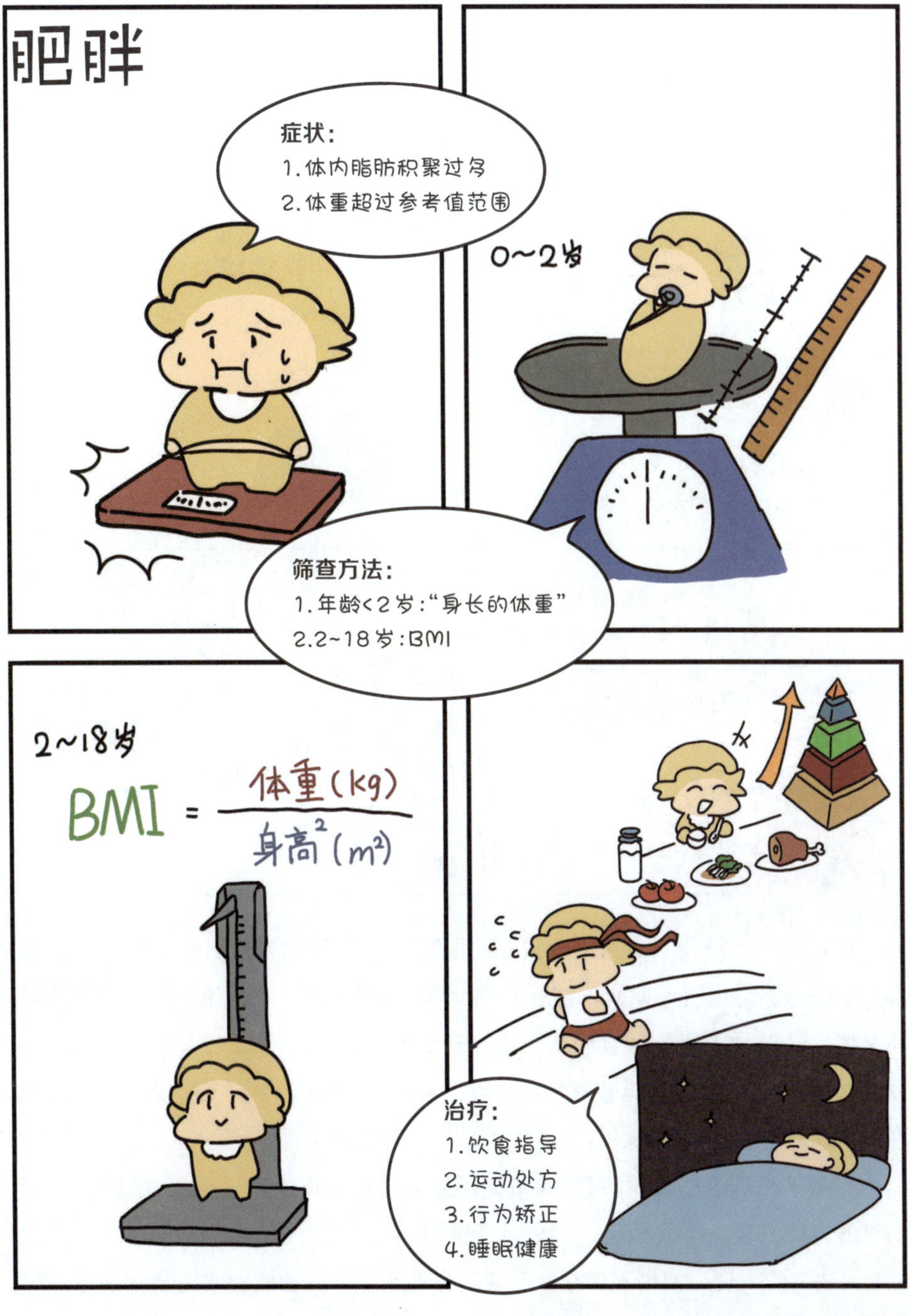

(四)"维"你不可——维生素缺乏会怎样

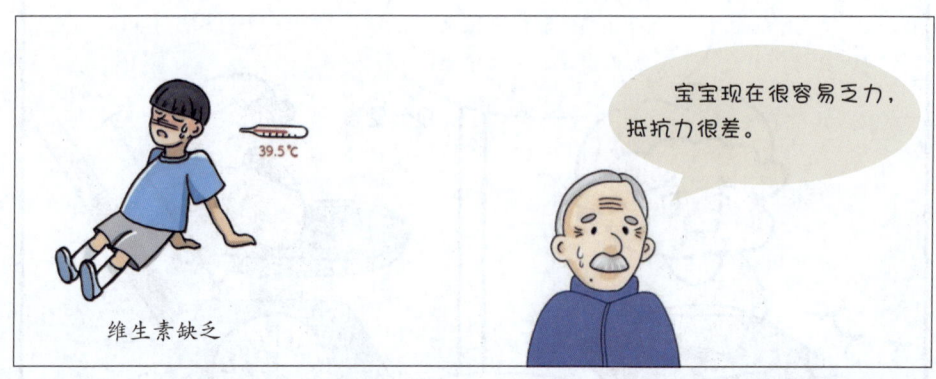

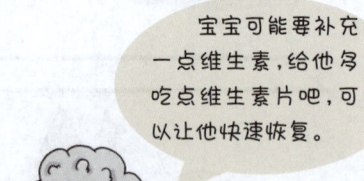

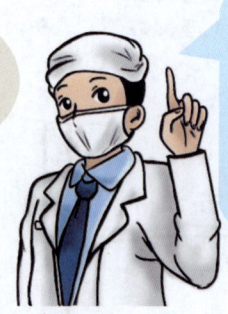

1. 谣言 ①维生素 D 和维生素 AD 要交替补充,否则容易引起维生素 A 中毒;②上呼吸道感染或腹泻期间不能补充维生素 AD;③纯母乳喂养的宝宝不需要额外补充维生素 D;④孩子吃辅食后就不用补充维生素 D 了;⑤孩子长大了,不需要补充维生素 D 了;⑥晒太阳就能够满足日常维生素 D 的需求;⑦宝宝年龄很小,每日补充维生素 D 会过量,甚至中毒;⑧补充活性维生素 D 的效果更好。

2. 孩子出现这些表现,可能是缺乏维生素 孩子皮肤变得干涩、粗糙,浑身起小疙瘩,形同鸡皮;头发稀疏、干枯、缺乏光泽,指甲变脆、有形状改变时,可能是维生素 A 缺乏的表现。如果孩子在夜间或暗光的环境下视物模糊或完全看不见,需要考虑是维生素A缺乏导致的夜盲症。孩子出现眼睛干燥、疼痛,甚至角膜溃疡和穿孔,可能是长期缺乏维生素A导致的干眼症。②孩子颅骨软化、出牙延迟、囟门闭合延迟、"方颅";出现胸部肋骨串珠、鸡胸、漏斗胸、郝氏沟;四肢出现"手足镯"、O型腿、X型腿,可能是维生素D缺乏的表现。③孩子出现食欲不振、消化不良、体重减轻、生长缓慢等病症,需要怀疑是不是缺乏维生素B_1;颜面部皮肤微红、油腻、起鳞屑,可能是缺乏维生素B_2。④出现食量减少,贫血,牙龈、鼻黏膜及皮肤出血等症状,可能是缺乏维生素C。⑤出现皮肤粗糙干燥、缺少光泽、容易脱屑、生长发育迟缓等,可能是缺乏维生素E。

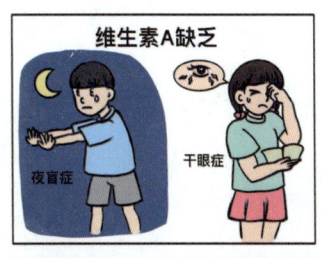
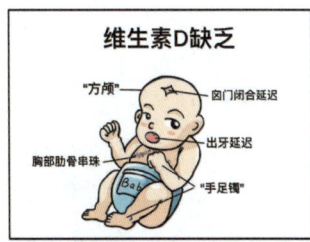
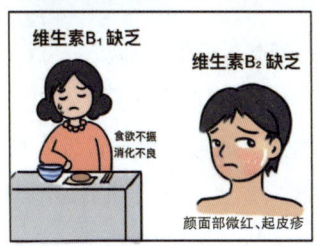
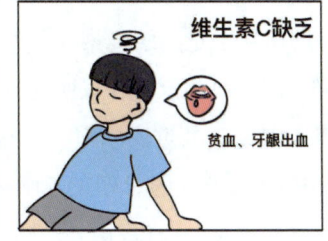

3. 什么是维生素缺乏症

(1) 维生素A缺乏症由慢性维生素A缺乏引起,主要系摄入不足所致。临床上血浆维生素A含量低于7μmol/L被定义为维生素A缺乏症,各年龄均可发病,以4岁以下婴幼儿较多。婴幼儿因维生素A致盲的发生率高,其摄入不足与频发的消化道和呼吸道感染有关,可影响机体免疫功能。

我国0~12岁儿童维生素A缺乏率为5.16%,边缘缺乏率为24.29%。其中,5岁以下儿童维生素A缺乏率为9.23%,边缘缺乏率为31.53%,高于2010~2013年中国居民营养与健康状况监测报告的结果(3~5岁儿童维生素A缺乏率为1.5%,边缘缺乏率为27.8%)。

(2) 维生素D缺乏是由于日晒减少、摄入不足、吸收障碍及需要量增加等因素,使体内维生素D不足而引起全身性钙、磷代谢障碍等,导致以全身性骨病为特征的慢性营养性疾病。

我国0~18岁健康儿童中维生素D缺乏和不足较普遍,其中严重缺乏率为2.46%(1.03%~4.47%)、缺乏率为21.57%(13.65%~30.72%)、不足率为28.71%(20.83%~37.35%)。婴幼儿组最低,为11.06%(6.07%~17.30%),青春期最高,为56.14%(39.54%~72.07%)。我国7岁以下儿童维生素D缺乏和不足检出率为14.0%,且随着年龄增加而逐渐增高。

4. 如何精准检测儿童维生素缺乏

(1) 维生素A的营养状况判定指标通常采用血清维生素A(视黄醇)浓度,即血清维生素A浓度<0.70μmol/L为缺乏,0.70~1.05μmol/L为边缘缺乏,≥1.05μmol/L为正常。

(2) 血清25-(OH)D水平被认为是反映机体维生素D营养状况的最佳指标,即血清25-(OH)D<30nmol/L为维生素D缺乏,30~50nmol/L为维生素D不足,≥50nmol/L则为适宜。

5. 哪些因素容易导致儿童维生素缺乏

(1) 围产期储存不足　维生素A和类胡萝卜素都很难通过胎盘进入胎儿体内,新生儿血清和肝脏中维生素A含量明显低于母体,围产期储存不足是导致新生儿和婴儿期维生素A、D缺乏的重要原因。虽然胎儿可通过胎盘获得维生素D,但脐血中的血清25-(OH)D水平仅为母亲的60%~85%,胎儿和新生儿维生素D水平较低。母亲若有严重营养不良、肝肾疾病、慢性腹泻,则其子代的维生素D水平更低。

(2) 生长发育迅速　是导致儿童维生素A、D缺乏的重要原因。儿童时期体格生长是连续而不均匀的,具有阶段性,是循序渐进的过程。婴幼儿期和青春期是体格生长、器官成熟最快的2个时期,对维生素A、D的需求量显著增加。维生素D具有许多潜在的生物学功能,可参与钙转运蛋白和骨基质蛋白的转录以及细胞周期蛋白转录的调节。良好的维生素D状态可提高机体的各种生理功能。因此,及时充足地补充维生素A、D,可为儿童提供体格生长、神经和心理行为发育的物质基础。维生素A、D是生命早期大脑构建营养素,若供给不足即可影响脑和神经系统的发育,即使在2周岁后足量补充也无法完全逆转。儿童期维持较高的维生素A、D营养水平,不仅是满足其现阶段发育的营养保障,更为重要的是为成年后潜能的发展奠定物质基础。

（3）营养供给不足　①母乳：母乳中的维生素A、D具有较好的生物活性，是婴儿期补充维生素A、D的重要来源，但受到乳母饮食和健康的影响，母乳中维生素D的含量无法满足婴儿的每日需求量。早产儿、双胎儿、低出生体重儿由于自身储存不足，为了满足后期追赶生长的需要，其对维生素A、D营养的需求量明显增加。②天然食物：维生素A存在于动物肝脏和红、黄色蔬菜中，植物中的维生素A以维生素A原或类胡萝卜素的形式存在，其转化率存在吸收饱和的现象，因此，膳食维生素A的摄入明显不能满足儿童生长的需要。学龄前、学龄期及青春期儿童的膳食维生素A摄入量仍较低；同时，天然食物中维生素D的含量通常较少，且其稳定性易受到高温、强光、强酸碱等因素影响。③紫外线光照合成：通过紫外线照射皮肤合成的维生素D是人体最主要的维生素D来源，其合成与季节、海拔、纬度、照射强度、户外活动时间、暴露皮肤面积以及空气污染、使用护肤品、不同衣着等因素有关。④营养素补充：儿童维生素A边缘缺乏率存在明显的地区和年龄差异，这与是否服用含维生素A补充剂及其剂量有关。儿童维生素D缺乏和不足也与维生素D摄入量不足有关。据调查，随着年龄的增加，维生素D制剂的补充率降低，0~3岁儿童维生素D补充率为65.0%，而3~7岁儿童仅为23.5%，这可能是3~7岁儿童维生素D缺乏和不足率上升的原因。常规给予预防剂量的维生素D补充剂有助于改善儿童维生素D营养状况，降低发生维生素D缺乏的风险。每日持续服用小剂量维生素A、D补充剂，可维持儿童更好的营养水平。未规律服用、间断服用、长期停止服用等原因亦是导致儿童体内维生素A、D低水平的重要原因。

（4）疾病影响　①影响吸收：感染性疾病、消化道疾病、肝胆系统疾病、肾脏疾病、甲状腺功能亢进等疾病均可影响维生素A、D的吸收、代谢。而贫血、抽动障碍、孤独症谱系障碍等患儿更易合并维生素A缺乏。②消耗增加：感染性疾病患病期间会导致维生素A、D的大量消耗，尤其是麻疹、猩红热等患儿，体内维生素A显著缺乏，且感染愈严重，维生素A的耗损愈多。各种原因导致的发热状态，均会增加多种维生素的耗用。患儿及时补充维生素A，可改善疾病预后，并可降低感染的复发风险。此外，肥胖儿童体内多余脂肪可吸收维生素D，使循环中的维生素D含量下降，并降低其生物活性，从而降低体内维生素D的功能。

（5）药物干扰　长期服用某些药物，如糖皮质激素、抗惊厥、抗癫痫药物等，可导致维生素A、D的吸收和代谢出现明显障碍，应引起重视。

（6）其他因素　①脂肪含量不足：维生素A、D均为脂溶性维生素，若膳食中的脂肪含量不足，可阻碍维生素A、D的吸收。早产儿以及中、重度消瘦患儿对脂肪的吸收能力较差，易导致吸收不良。②维生素E的含量：维生素E具有抗氧化作用，能够防止维生素A在肠道内被氧化破坏；同时，维生素E的低含量可降低维生素A的吸收。③维生素D受体的基因多态性：儿童青少年血液中的维生素D含量可受基因多态性的影响，其不同点位的基因多态性与机体各种代谢性疾病相关，携带骨代谢障碍或佝偻病易感基因是导致儿童体内维生素A、D缺乏的危险因素。④经济的影响：在经济欠发达的国家和地区，许多儿童未满足最低膳食量摄入和膳食的多样性，维生素A、D补充明显不足。

6. 维生素A、维生素D缺乏怎么补充

（1）维生素A补充剂　①为预防维生素A缺乏，婴儿出生后1周内应开始补充维生素A 1500U/d，0~1岁补充1500U/d，1~18岁补充1500~2000U/d。针对高危因素者可采取维生素A补充、食物强化等策略提高维生素A摄入量。②早产儿、低出生体重儿、多胞胎应在出生后1周内补充口服维生素A制剂1500~2000U/d，前3个月按照上限补充，3个月后可调整为下限。③反复呼吸道感染患儿应补充维生素A 2000U/d，以促进感染性疾病的恢复，同时提高免疫力，降低反复呼吸道感染的发生风险。④慢性腹泻患儿应补充维生素A 2000U/d，以补充腹泻期间消耗的维生素A，有利于腹泻症状的改善，降低腹泻的发生风险。⑤对于缺铁性贫血及铁缺乏高危风险的儿童，应补充维生素A 1500~2000U/d，以降低铁缺乏的发生风险，提高缺铁性贫血的治疗效果。⑥其他罹患营养不良的慢性病患儿往往同时存在维生素A缺乏，建议补充维生素A 1500~2000U/d，将有助于改善患儿的营养状况、减少维生素A缺乏风险，改善慢性病的预后。

（2）维生素D补充剂　维生素D_2是植物来源的维生素D，维生素D_3是皮肤接受阳光照射合成的维生素D。维生素D_3提高血清25-(OH)D的效果明显优于维生素D_2。每天补充100U维生素D，可提升血清25-(OH)D水平，维生素D_2与维生素D_3提升血清25-(OH)D的水平相差16.4nmol/L。另外，维生素D_2的半衰期比维生素D_3短，与维生素D结合蛋白的结合力弱。因此，推荐儿童优选维生素D_3。

为预防佝偻病，建议：①新生儿出生后1周内开始补充维生素D 400~800U/d；0~1岁补充400U/d，1~18岁补充400~800U/d，以预防维生素D缺乏及不足，保证婴幼儿及儿童青少年生长发育所需。针对高危因素者可采取主动阳光照射、维生素D

补充、食物强化等策略来提高维生素D摄入量。②自出生1周开始,早产儿、低出生体重儿、多胞胎儿口服维生素D制剂800U/d,3个月后改用口服维生素D制剂400U/d;服早产儿配方奶粉者,可口服维生素D制剂400U/d。③对于反复呼吸道感染的患儿,补充维生素D能够有效促进其免疫功能的提高,减少呼吸道感染的发生次数,促进呼吸道感染症状的改善。建议反复呼吸道感染患儿补充维生素D 400~800U/d,以促进疾病恢复,提高免疫力,降低反复呼吸道感染的发生风险。④儿童腹泻期间应补充维生D 400~800U/d,有利于腹泻的改善。⑤缺铁性贫血及铁缺乏高危风险的儿童,应补充维生素D以降低铁缺乏的发生风险,提高缺铁性贫血的治疗效果。⑥营养不良等慢性疾病的儿童罹患维生素D缺乏的风险及病情严重程度与维生素D缺乏的程度呈正相关。补充维生素D 400~800U/d将有助于改善患儿的营养状况,降低维生素D缺乏症的风险,改善慢性病的预后。

7. 维生素A、维生素D需要补充到几岁 无论维生素A还是维生素D,在我国儿童中的缺乏现状均以不足(边缘缺乏)为主要形式。维生素A和维生素D在0~3岁婴幼儿中补充率较高,尤其是维生素D;3岁以上儿童补充率不足,应重视3岁以上儿童维生素A、维生素D营养水平的提升,加强补充意识。因此,建议补充维生素A、维生素D至青春期。

8. 补充维生素A、维生素D会有什么不良反应 每日补充的剂量基于中国营养学会推荐的每日生理需要量,采取预防性补充措施不会引起维生素A、D中毒。尚无因每日服用小剂量维生素A、D补充剂而出现过量和中毒的报道。但摄入过量的维生素A可引起中毒综合征,常见症状为颅内压增高,多表现为头痛、呕吐、烦躁、囟门饱满或闭合时间延迟等症状和体征。摄入过量的维生素D,出现高钙血症、血清25-(OH)D>250nmol/L,伴有高钙尿和低甲状旁腺素血症,主要症状为恶心、呕吐、厌食、腹痛、肠蠕动减慢、便秘等胃肠道症状,烦渴、多尿、脱水、血尿、高血钠、低血镁等肾脏代谢失衡的症状,注意力不集中、头痛、嗜睡等中枢神经系统症状,有的还表现为血压升高、心动过缓、心电图有ST段抬高、房室传导阻滞等,肌肉、骨骼出现肌肉无力、骨痛、骨量减少等骨质疏松症的表现。

9. 生活提示 为预防维生素A缺乏,建议适当增加摄入富含维生素A的食物,如动物性食物(乳类、蛋类、动物内脏)、深色蔬菜和水果(南瓜、胡萝卜、西兰花、菠菜、芒果和橘子等),注意调整膳食结构。为预防维生素D缺乏建议适当增加户外活动,逐步达到每天1~2h,以接受散射光照射为好,裸露皮肤,无玻璃阻挡;6个月以下婴儿应避免在阳光下直晒；儿童户外活动时要注意防晒，以防晒伤皮肤。适当增加富含钙的食物摄入，如乳类、奶制品、豆制品及海产品等。

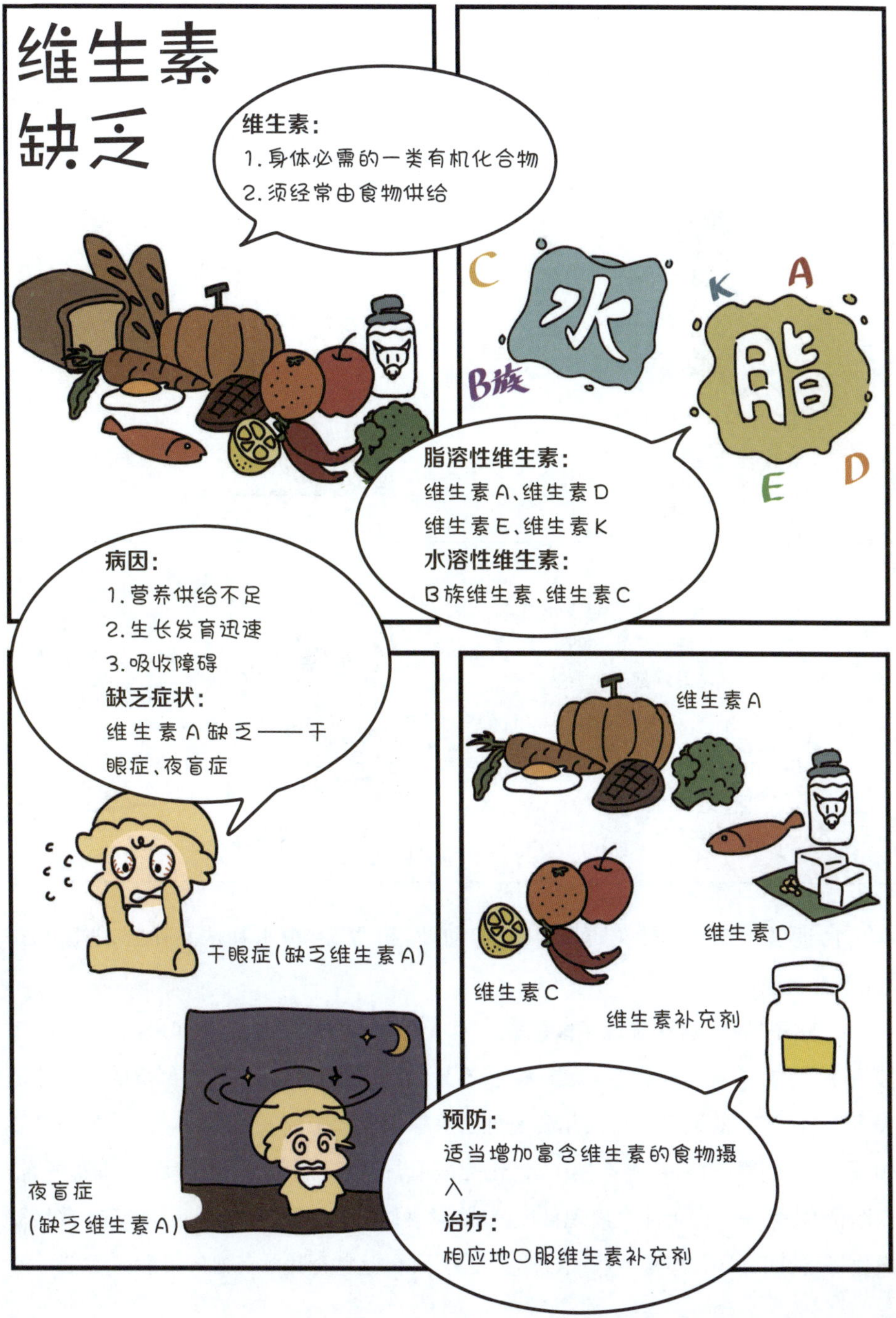

（五）不能不在乎的缺铁性贫血

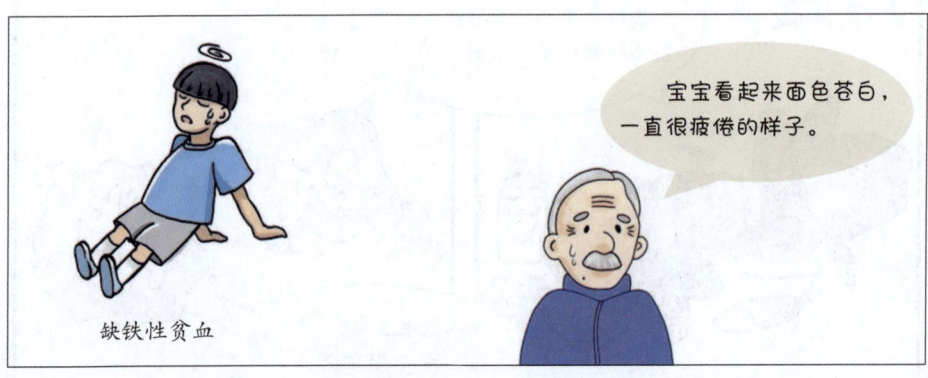

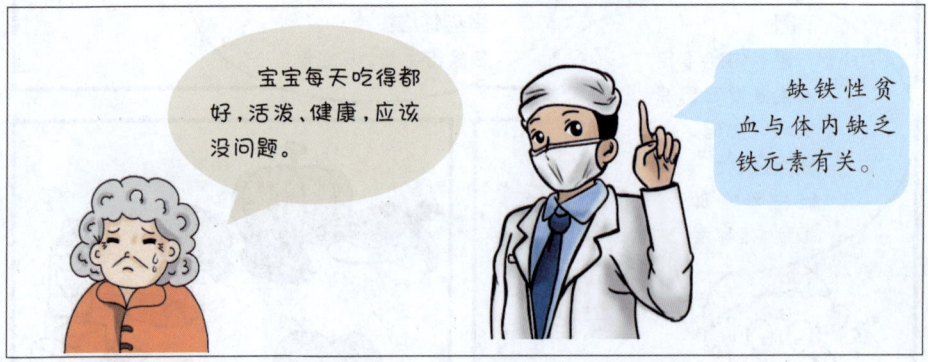

1. **谣言** ①铁锅炒菜可以补铁；②红枣、红豆、红糖水补铁又补血；③菠菜是"蔬菜补血王"。

2. **孩子缺铁，这些表现不能忽视** 对于6个月至2岁的宝宝，如果出现皮肤、黏膜逐渐苍白，并且容易疲劳、烦躁不安、不爱活动，就有可能是缺铁，严重的还会伴随发育迟缓、智力低下等。年长儿会说自己头晕、心慌、眼前发黑、耳鸣等，还可能会有烦躁不安、萎靡不振、精神不集中、记忆力减退，指甲变薄、变脆甚至反甲，头发变脆、易断，消化系统方面可能会出现食欲减退、异食癖、呕吐、腹泻、口腔炎、舌炎经常反复发作等，长期可导致经常生病或机体免疫力下降，这些都提示贫血的可能。

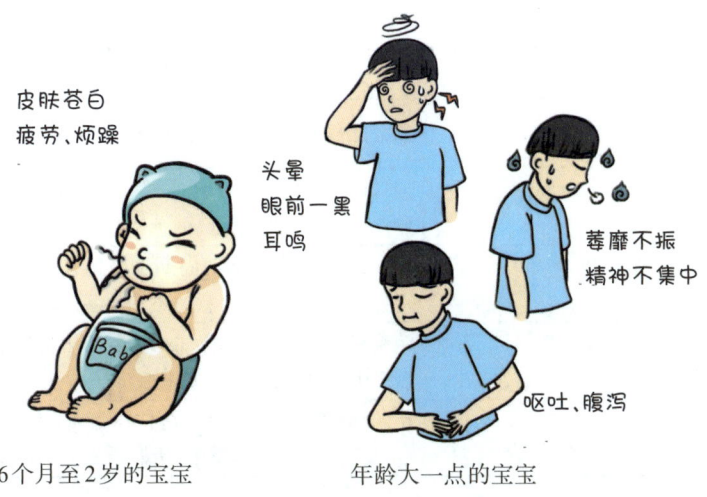

3. 什么是缺铁性贫血 儿童缺铁可导致铁缺乏症或缺铁性贫血,影响儿童生长发育。缺铁性贫血是由于机体缺乏铁,血红蛋白合成减少所导致的贫血。我国1岁以下婴儿缺铁性贫血患病率22%~31%,7个月至7岁儿童铁缺乏症患病率40.3%,缺铁性贫血患病率为7.8%(表7和表8)。

表7 不同年龄儿童的贫血标准

年龄	血红蛋白浓度(g/L)
6个月至5岁	<110
5~12岁	<115
12~15岁	<120
>15岁(男性)	<130
>15岁(女性)	<120

注:海拔每升高1000m,血红蛋白浓度升高4%。

表8 不同年龄阶段铁缺乏症的临床表现

年龄组	临床表现
新生儿及12月龄以下婴儿	睡眠障碍、易怒、屏气发作、热性惊厥
1~3岁	睡眠障碍、不宁腿综合征和(或)周期性肢体运动障碍、异食癖、易怒、易疲劳、面色苍白
3~8岁	不宁腿综合征和(或)周期性肢体运动障碍、异食癖、易疲劳、头晕、易怒、注意力不集中、手脚冰冷、头痛
8~13岁	异食癖、易疲劳、头晕、心悸、运动耐力差、头痛、注意力不集中、手脚冰冷、不宁腿综合征
13~18岁	异食癖、易疲劳、头晕、晕厥、心悸或心动过速、运动耐力差、头痛、注意力不集中、手脚冰冷、不宁腿综合征

4. 儿童缺铁性贫血需要做哪些检查 需要查血常规(血红蛋白、平均红细胞体积、平均红细胞血红蛋白含量、平均红细胞血红蛋白浓度、红细胞分布宽度)、血清铁蛋白、血清铁、总铁结合力、转铁蛋白饱和度、C反应蛋白、降钙素原等炎症指标,尽可能排除感染和炎症对血清铁蛋白水平的影响。

5. 什么原因导致儿童缺铁性贫血 病因主要包括铁的摄入量不足、吸收障碍和铁利用障碍及丢失增加等。微量营养素(如维生素A、C等)缺乏可导致铁吸收不佳,这种情况在0~6岁儿童中尤为明显。胃肠道疾病引起的肠道铁吸收障碍和丢失过多,以及慢性疾病导致的铁利用障碍是0~6岁儿童要考虑的高危因素。不同时期儿童患缺铁性贫血的原因如下。

(1) 新生儿期 母亲孕期贫血、多胎妊娠,以及胎儿早产、低出生体重等都是高危因素;先天性疾病,如*TMPRSS6*基因突变导致的难治性缺铁性贫血等。

(2) 婴儿期 正常宝宝体内铁储备可维持到出生后4~5个月,无需在食物中添加。但是由于婴儿生长发育快速,对铁需求量也会增加。早产儿对铁的需求较足月儿约多170%,如果在出生后4~6月未及时添加含铁丰富的食物,就会引起缺铁性贫血。

(3) 幼儿期和学龄前期 挑食、偏食、拒食或膳食不均衡等会导致铁摄入不足。反复的呼吸道感染也会导致铁消耗增加和铁利用障碍,也是不可忽视的高危因素。

(4) 学龄期至青春期前 对于性早熟的女童,要注意月经过多、月经不调性失血等导致的铁额外丢失。

(5) 青春期　青春期是除婴儿期外发育最快的时期,此时期的女童因月经导致铁额外丢失更不应忽视。节食或进食膳食纤维过多亦不利于机体对铁的吸收。

6. 缺铁性贫血的常用药物有哪些

口服铁剂是儿童患铁缺乏症和缺铁性贫血的一线治疗手段。常用的口服铁剂包括以下几类:大分子复合物铁剂(右旋糖酐铁、蛋白琥珀酸铁、多糖铁复合物)、小分子有机亚铁剂(琥珀酸亚铁、葡萄糖酸亚铁、富马酸亚铁)、无机亚铁剂(硫酸亚铁)。常用口服铁剂吸收率和不良反应率对比如下(表9)。

表9　常用口服铁剂的吸收率和不良反应率对比

常用口服铁剂	主要成分	吸收率(%)	不良反应率
大分子复合物铁剂	右旋糖酐铁	51	---
	蛋白琥珀酸铁	—	*
	多糖铁复合物	1.2	-
小分子有机亚铁剂	琥珀酸亚铁	8.5	--
	葡萄糖酸亚铁	—	++
	富马酸亚铁	25~30	+
无机亚铁剂	硫酸亚铁	52	+++

注:将不良反应率从低到高分别表示为:---、--、-、+、++、+++;*为含有大量酪蛋白,对牛奶过敏的儿童服用可出现过敏反应,对乳蛋白过敏者忌服;"—"表示无相关资料。

婴幼儿(特别是12~36月龄)的生长发育较快,食物中所含的铁量常常不能满足其铁需求。口服铁剂可作为补充,其中液体铁剂更易被接受和调整剂量。

(1) 母乳喂养的早产儿从2周龄开始到12月龄服用铁剂[2~4 mg/(kg·d)],最多15mg/d]。

(2) 足月母乳喂养和混合喂养儿从4月龄开始服用铁剂[1 mg/(kg·d),最多15 mg/d],直至婴儿饮食中含有足量的铁。

7. 口服铁剂需要注意什么

(1) 为预防牙齿变黑,服药后请注意漱口。

（2）服药后粪便可能变稀、变黑。

（3）服药初期食欲可能受影响，一般2周后好转。

（4）建议在两餐之间服药以增加铁吸收，亚铁制剂在餐后服用可减轻其引起的胃肠道不良反应，但同时铁元素吸收率也会降低。

（5）每日单次服药可能有助于提高治疗依从性。

（6）6月龄以上婴儿建议铁剂与果汁一起服用。

口服铁剂时忌喝浓茶、牛奶，茶叶中含有大量鞣酸，容易与Fe^{2+}结合，形成不溶性物质，阻碍铁的吸收。同时喝太多牛奶也会影响铁的吸收，因为牛奶富含的钙、磷，能与铁结合形成不溶性物质。推荐同时服用维生素C，也可以在服用铁剂期间多吃富含维生素C的水果、蔬菜，如橘子、猕猴桃、西红柿等。

8. 口服铁剂常见的不良反应有哪些　主要有胃肠道反应，铁剂容易刺激胃肠道，引起恶心、呕吐、反酸、胃痛、腹泻等。此外，铁剂会减少胃肠蠕动，引起便秘、黑便。服用液体铁剂的患儿口腔中会有金属味，牙齿染色，由于铁剂对牙釉质有损害，建议用吸管服用。

9. 生活提示　6月龄前纯母乳喂养、混合喂养和人工喂养婴儿选择铁强化婴儿配方奶喂养。6月龄后及时添加辅食，首先添加肉泥、猪肝泥、铁强化的婴儿谷粉等富含铁的泥糊状食物，然后逐渐加入多种动物类食物及富含维生素C的食物。1岁内不选择蛋白粉、豆奶粉。引导儿童养成良好的饮食习惯，纠正偏食、挑食等。1~5岁儿童每天饮用的牛奶量应不超过600mL，并进食至少2种富含铁的食物。

四、生长发育与营养性疾病 155

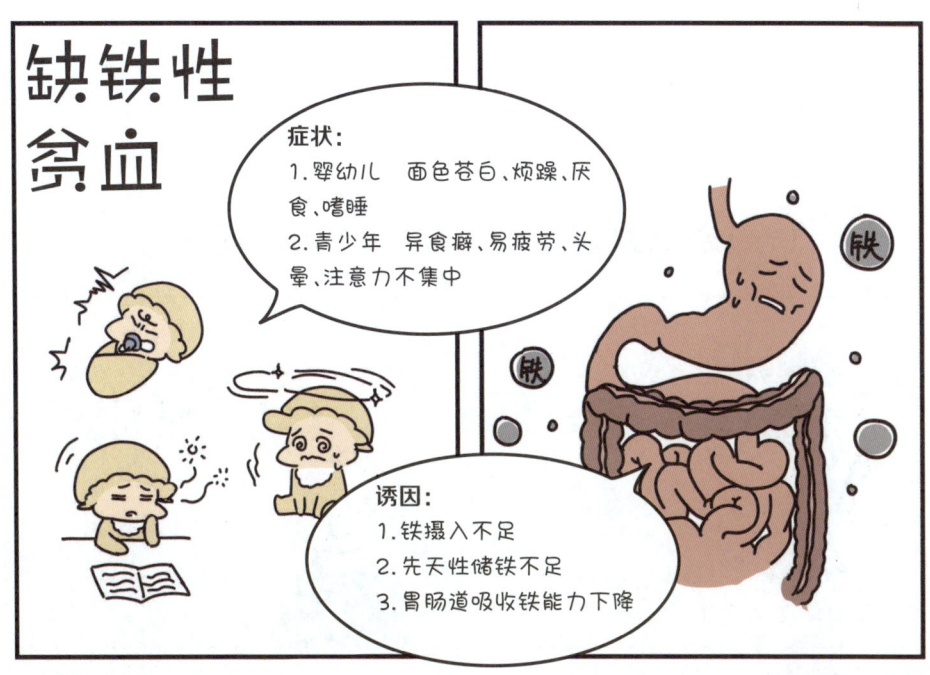
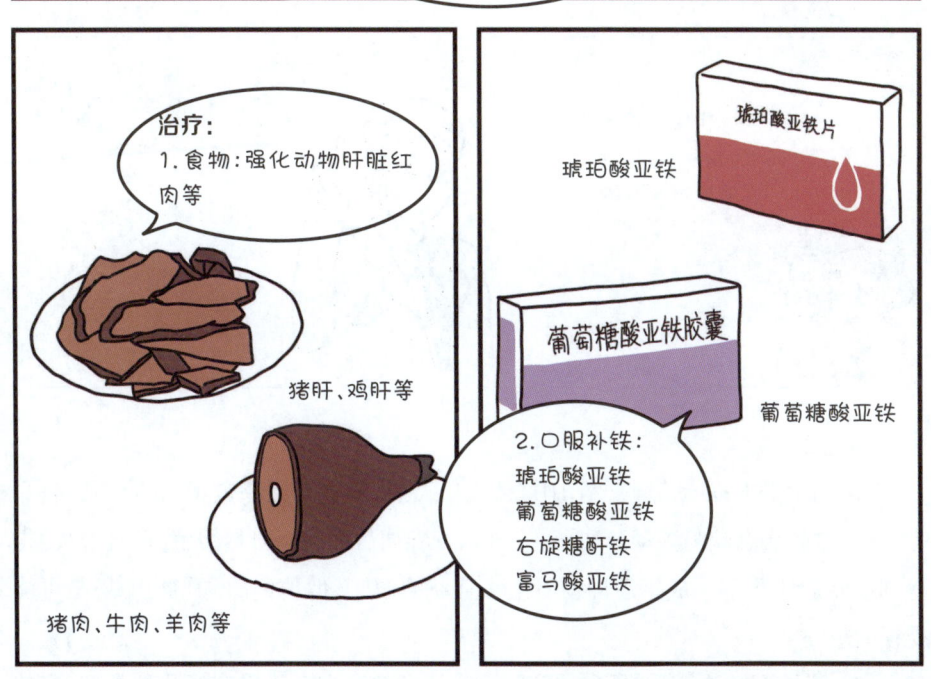

五

心理障碍性疾病

（一）家长如何支持多动"皮猴子"的成长

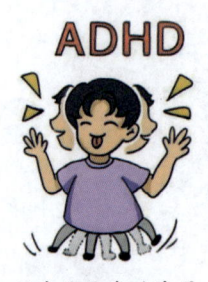
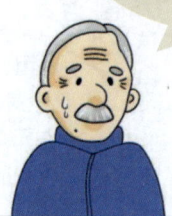

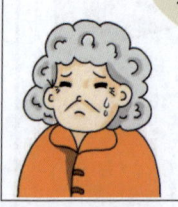
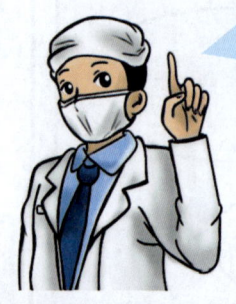

1. 谣言

（1）注意缺陷多动障碍（ADHD）患儿长大了，就会自己痊愈了　错！其实，只有大概1/3的注意缺陷多动障碍孩子，进入青春期后症状会自然缓解，还有1/3的得等到成年后才缓解。成年后即使看上去症状缓解了，但他们的认知功能还是可能受损的。

（2）孩子不好动，就不是多动症　否！注意缺陷多动障碍有好几种类型，有的孩子可能是注意力不集中型,他们可能看上去很安静,但注意力没法长时间集中。所以,别因为孩子不好动就排除注意缺陷多动障碍的可能性。

(3) 不上学时就可以不吃药　别以为孩子不上学就可以不吃药。注意缺陷多动障碍不只是上课注意力不集中那么简单,它还会影响孩子的日常生活,比如和朋友、家人的关系,还有自己的学习和生活规划。所以,大多数孩子都需要坚持每天服药治疗,不管是不是上学期间。

(4) 服用治疗注意缺陷多动障碍的药物会成瘾　其实,只要按照医生的指导合理服药,治疗注意缺陷多动障碍的药物是不会导致成瘾的。而且服药的孩子长大后,出现成瘾和滥用的风险会比没服药的孩子小很多。所以,别因为担心药物成瘾就随便停药,坚持服药才有利于注意缺陷多动障碍的长期缓解。

2. 孩子出现哪些症状,需要怀疑有注意缺陷多动障碍的可能　出现坐不住、注意力不集中,或者特别冲动,这时就要注意孩子是不是可能有注意力缺陷多动障碍。不同年龄的孩子,注意缺陷多动障碍的表现可能不一样,具体表现如下。

(1) 学龄前注意缺陷多动障碍儿童常见表现　①注意力不集中,好像听进去了但其实没听懂;②多动不安,过分喧闹和捣乱,不遵守纪律,无法接受老师的教育;③冲动任性,有明显的攻击行为,不好引导。

(2) 学龄期注意缺陷多动障碍儿童常见表现　①注意力不集中,易发呆走神,做作业拖拖拉拉,不能完成指定的任务;②多动烦躁,坐立不安,常离开座位走来走去,话多,总是插话;③自制力差,难以等待按顺序做游戏,做事莽撞,易闯祸。

(3) 青少年注意缺陷多动障碍常见表现　①注意力不集中,常不能按时完成作业;②即使没有明显多动,但也经常感觉不安;③自制力较差,常参与危险性活动。

如果孩子有这些症状需就医。

3. 什么是注意缺陷多动障碍　这是一种儿童时期较常见的神经发育障碍性疾病,常称为多动症,主要表现为注意力不集中,坐不住,容易冲动,爱发脾气。

要判断孩子是否得了多动症,要看12岁前有没有出现相关症状,而且这些症状需要持续至少6个月。同时,这些症状影响到孩子在学校、家里等地方的表现,以至于他们在学习、交朋友时经常遇到困难。

男孩子得注意缺陷多动障碍这个病的概率比女孩子高。虽然大部分孩子长大后会慢慢好转,但还是有很大一部分孩子会一直受到这个病的影响,甚至持续到成年。

全球差不多每100个孩子里就有7个患上注意缺陷多动障碍,我国6~16岁的孩子中每100个有6个患此病。

所以,家长要早发现、早就医,这样孩子的情况才能得到更好的改善。关心孩子,及时发现,及时干预,才能让他们健康快乐地成长。

4. 儿童注意缺陷多动障碍的常用检查方法　医生先要了解孩子的病史,观察他们的特殊行为,再结合一些检查和评估。医生会用一些专门量表,比如一些专门给父母填的,给老师填的,还有一些是给孩子自己填的。

这些临床常用量表有注意缺陷多动障碍诊断量表父母版、SNAP-Ⅳ量表(父母版、教师版)、注意缺陷多动及攻击评定量表、范德比尔特注意缺陷多动障碍评定量表、儿童行为量表、儿童焦虑性情绪障碍筛查表、儿童抑郁障碍自评量表等。

国家现在还没有专门的学龄前儿童的诊断标准,只能用一些特定的量表来辅助判断,比如,以康奈尔儿童多动症行为诊断量表和注意缺陷多动障碍评分量表作为诊断依据。

医生在确诊前,还要看孩子生活中有无特殊变化,或者其他一些疾病的早期症状。同时,他们也会特别注意孩子有没有其他问题,比如学习障碍、焦虑、抑郁等。

5. 容易诱发注意缺陷多动障碍的因素　注意缺陷多动障碍发病机制尚不明确,考虑可能是遗传与环境不良因素共同作用的结果。可能与发病有关的影响因素如下。①遗传因素:父母曾患注意缺陷多动障碍或其他精神疾病,子女患注意缺陷多动障碍的风险会增加。②生物学因素:神经系统发育障碍、神经递质系统紊乱、细菌或病毒感染、铅中毒、服用镇静药物等。③身体疾病:头颅受伤、甲状腺异常、癫痫。④妊娠期因素:怀孕早期感染、中毒、服药、吸烟、喝酒、吸毒。⑤社会心理因素:患儿父母的人格特征,家庭关系不和谐,父母不良嗜好,家庭经济状况和养育方式。

6. 儿童注意缺陷多动障碍的治疗方法　治疗方法有两大类:药物治疗和非药物治疗。在服药前,家长要先带孩子去做血常规、尿常规和肝肾功能检查,服药后每3~6个月复查一次。

(1) 药物治疗　治疗药物包括中枢兴奋剂和非中枢兴奋剂:①中枢兴奋剂常用的有哌甲酯,是我国目前仅有的一线治疗药物。②非中枢兴奋剂包括选择性去甲肾上腺素再摄取抑制剂和α_2受体激动剂两大类。

用药从小剂量开始,慢慢调到最适合患儿的剂量。等患儿症状好转后,满1年没复发,医生再考虑减药或停药。

（2）非药物治疗　不太建议学龄前的孩子服药,而建议家长多进行行为干预治疗,但学龄期和青春期的孩子,药物和行为治疗需同时进行。①行为治疗:首先评估孩子的行为,找出问题;然后选择合适的方法,比如奖励好的行为,惩罚不好的行为;最后就是执行计划,及时反馈。②家长培训:家长培训也很重要。通过家长培训,可以提高家长的认识,促进家长对孩子行为矫正方法的理解,改善孩子对家长命令的服从性,从而提高治疗效果。家长培训包括一般性培训和系统性培训,通常为团体形式。培训者自身需要接受统一培训后方可针对家长实施该培训。③学校干预:学校方面也得配合,老师得知道孩子的情况,多给予支持。临床医生认为,治疗学龄期注意缺陷多动障碍患儿时,与家长、学校老师和其他工作人员的及时沟通是必需的,可以让患儿得到学校更多的支持。

7. 儿童治疗药物使用的注意事项

（1）定期复查　定期复查以了解治疗效果。

（2）不要漏服药物　千万别忘了给孩子服药,药得慢慢调整剂量,漏服一次都不行。

（3）不要擅自停药　家长别擅自给孩子停药,应在医生指导下调整药物。

（4）如何应对儿童拒绝服药　如果孩子不想服药,先问问原因,耐心解释。

（5）注意缺陷多动障碍儿童还需服用其他药物怎么办　如果孩子还需要服其他药,比如抗生素,可以合用;服镇痛药时就得减量;服用部分治胃病的药,最好与治疗多动症的药错开时间。

8. 长期使用注意缺陷多动障碍药物的不良反应

（1）成瘾性　按医嘱服用这类药,一般不会成瘾。但要注意,如果孩子偷偷改变药的吃法,或者服用太多,那就可能会成瘾。

（2）影响孩子生长发育　有些家长担心,服了药会影响孩子长身体。其实这主要是注意缺陷多动障碍本身的问题,而不是药的问题。不管吃不吃药,孩子都可能有生长发育迟缓的情况。

（3）其他不良反应　如食欲不好、头疼、失眠、恶心、想吐、头晕,或者心跳加速、血压升高。总体而言,不良反应通常比较轻微且不具备危险性,随着药物的坚持服用基本能逐渐消退,或者经过医生调整治疗方法后基本能够得到缓解。

9. 其他注意事项

（1）注意缺陷多动障碍患儿家长要不要把情况告诉学校　家长要摆正态度,要将孩子的情况告诉学校。

(2) 注意缺陷多动障碍患儿送到特殊教育学校,会不会被虐待　家长也别把孩子送到不正规的特殊教育学校,那样可能会让孩子受委屈。选学校的时候,建议多问问医生,上网查查其办学资质,听听其他家长的意见。

(3) 家长如何帮助患儿,才能加速其好转　家长要多理解患儿,给他们足够的耐心和支持。跟医生多聊聊,学会怎么引导孩子、与学校沟通,一起制订好的治疗计划。

(4) 家长在教育孩子时需要注意什么　平时教孩子的时候,可以用点小技巧。比如孩子做作业时,多夸夸他;他不懂的问题,别直接告诉他答案,引导他自己思考一下;孩子做作业时,家长也别在旁边唠叨,免得孩子分心。别让孩子一次性做完所有作业,分几次做,这样孩子就不会觉得难了。引导孩子养成良好习惯,按时睡觉、吃饭,这样身体才会好。

10. 就诊小贴士——实用的工具和资源　家长可以通过以下渠道获得抚养注意缺陷多动障碍孩子的技巧:①最充足的来源包括正规的家长培训课程,正规的心理行为治疗项目;②最高效的来源包括在门诊开放时间与医生有针对性地探讨孩子的情况;③最便捷的来源包括正规的科普信息平台。

五、心理障碍性疾病　161

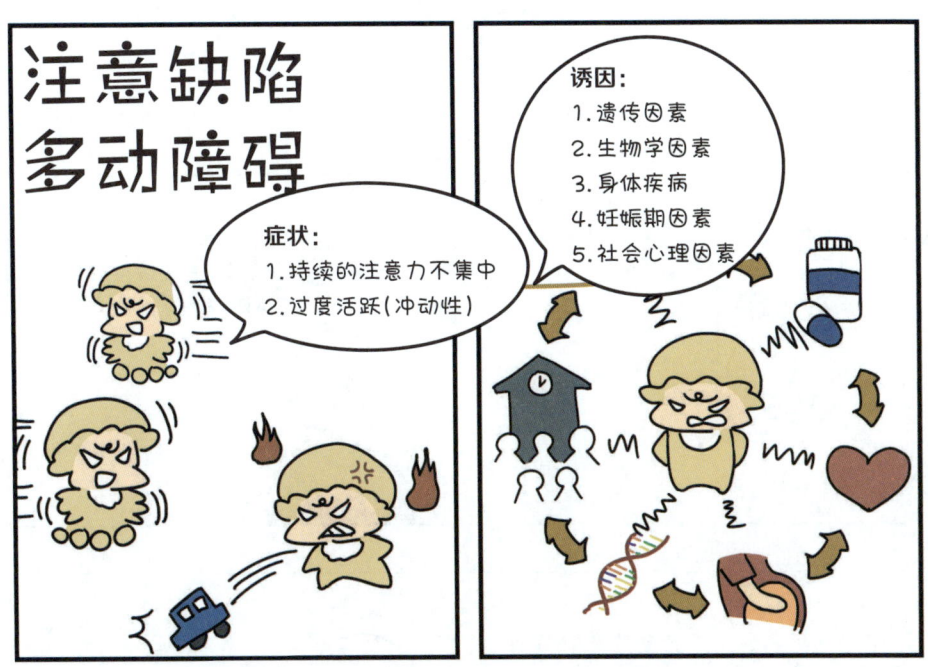

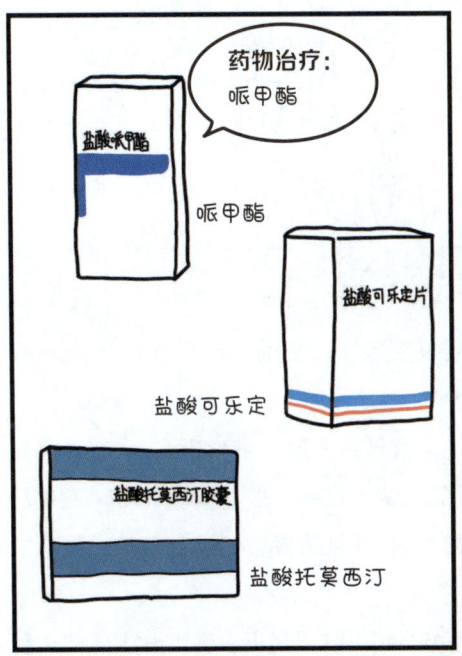

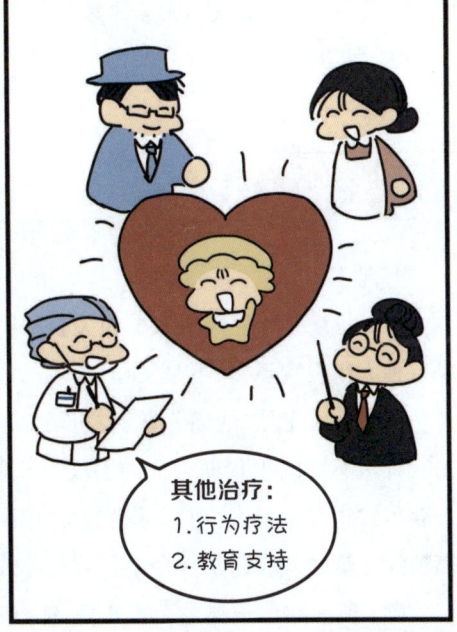

（二）儿童孤独症——不只是沉默，更是被误解的世界

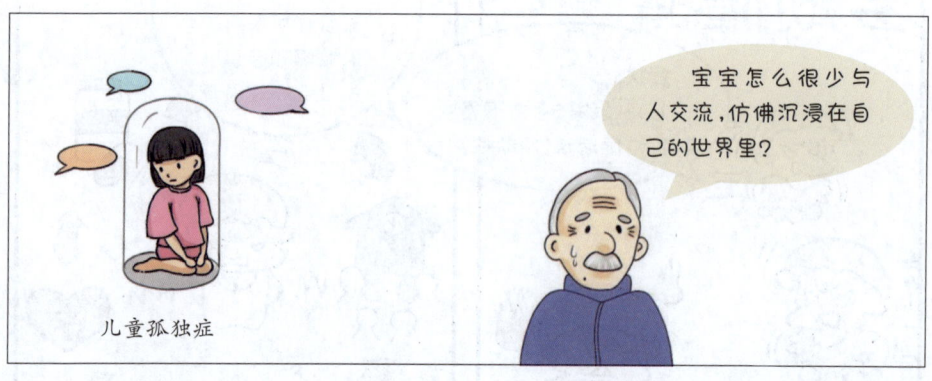

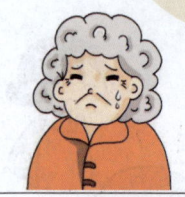

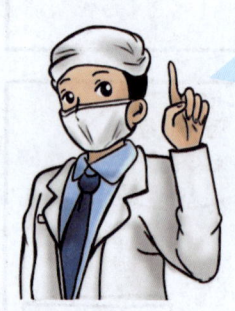

1. 谣言

（1）儿童孤独症是因家长的关心和给孩子爱太少造成的　错！事实上，孤独症是一种大脑发育障碍，不是父母教养方式所产生的结果。

（2）孤独症是"绝症"，教育在孤独症儿童这里行不通　错！事实上，教育仍然是一种最有效的干预孤独症的手段。孤独症儿童不仅跟一般儿童一样可以通过教育获得知识和技能，也可以掌握独立生活的能力，并且最终融入社会。教育是帮助孤独症儿童融入和回归社会最有效的方式之一。

（3）孤独症孩子都是天才儿童，都有特殊天赋　错！真正表现出有天赋的孤独

症儿童大约只占10%,而有70%~80%的孤独症患儿会伴有发育迟滞,在智力检测中达不到70分及格线。尽管在现实生活中,确实有很多孤独症患儿能表现出令人惊奇的天赋,但这样的孩子其实占比很小。

(4) 孤独症就是智力障碍　错！通过合理的教育,孤独症儿童可以获得社交能力,融入社会。不能直接把孤独症儿童与典型的智力障碍如唐氏综合征画等号。

2. 孩子出现哪些症状,需要怀疑有儿童孤独症的可能　当孩子出现以下表现时,家长就需要高度注意孩子是否存在孤独症的可能了。①家长和孩子对视的时候,孩子眼神飘忽,不看家长,总是东看西看的。②孩子遇到开心的事也不跟家长分享,看上去不太高兴似的。③孩子可能听不到妈妈或者其他照护人的声音。④对发声不关注,家长叫孩子的名字,孩子也没啥反应,但他对周围环境的声音倒是挺敏感的。⑤孩子说话的时候可能不太会用手势,比如摇摇手、指指东西这样的指示。⑥孩子可能不太爱说话,也不会告诉家长他的需求、难受或不舒服的地方,就算说了也可能说不清楚,用词不太对。⑦家长和孩子聊天或者周围有人说话时,孩子可能没啥反应,不感兴趣似的。

记住,早发现、早治疗,对孩子很重要。

3. 什么是儿童孤独症　儿童孤独症(又名孤独症谱系障碍、自闭症),简单来说,是孩子在很小的时候就可能出现的一种病。孤独症患儿在与人交往、沟通上会有困难,兴趣范围也比较窄,做事情常常不太会变通。这些表现会影响他们的日常生活。而且很多孤独症患儿可能还会有其他问题,比如注意力不容易集中、多动、焦虑、癫痫或睡眠问题等。

据统计,全球每1000个患儿里,就有7~8个患孤独症,我国的比例是每1000个里有7~10个。我国也在着力研究孤独症这类儿童神经发育的问题,希望找到更好的治疗方法。

4. 儿童孤独症的常用检查方法

(1)病史采集　临床病史采集的关键因素如下:①儿童孤独症核心症状　经常重复做同样的事情、玩玩具的方式跟别的患儿不太一样、交朋友有点困难、上课不听老师的话等。②行为—发育轨迹　孩子发育的情况,比如睡得好不好,跟家人亲不亲近。③围产期情况　问问孩子出生前的一些情况,比如家长的年龄、妈妈在怀孕时有没有服过药或看过病,孩子出生时的体重和胎龄等。④既往史和(或)家族史:看看家里有没有其他人得过类似的疾病或者有精神、神经疾病史。⑤养育史:

问问家庭的情况,比如家里养孩子的方式,孩子平时玩不玩手机、看不看电视。⑥既往诊断干预情况:孩子既往病史等。

(2) 临床访谈 医生会跟孩子聊聊天,看看孩子的反应怎么样,看他会不会听指令,能不能模仿别人的动作;还会观察孩子的眼神、面部表情和手势,看看他们是怎么表达自己想法的。医生还会给孩子一些玩具,看看孩子怎么玩,特别是在重复行为和限制行为等方面。

(3) 体格检查 检查孩子的身体,看看孩子有没有什么特别的地方,比如头围大小、眼距、鼻梁高度、耳朵形状等。

(4) 评估方法 孤独症的诊断缺少客观的生物学标志,因此,主要基于对孤独症核心症状的行为评估。医生会基于诊断标准的判断和家长病史的汇报,综合考虑从而得出结论。

结束病史采集、全面的发育评估和体格检查且找到线索后,可酌情考虑做以下相关的实验室检查:①听力评估;②脑电图;③磁共振成像;④血铅水平;⑤代谢筛查。

5. 哪些因素容易诱发儿童孤独症 孤独症具有高度的异质性,一般会由遗传、环境、神经生物学三者共同作用而发病。这其中,遗传因素占80%。但除了遗传因素,有些围产期和新生儿时期的不利因素,或者妈妈在孕期感染了一些病毒,也可能让孩子更容易患上孤独症,如:①围产期的不利因素:胎位异常、胎儿窘迫、合并心率失常、多胞胎等;②新生儿的不利因素:产伤或外伤、先天畸形、喂养困难、高胆红素血症、新生儿阿氏(Apgar)评分低、新生儿出生时体重低、产妇出血、胎儿吸入胎粪、新生儿贫血等;③孕期感染病毒产生的抗体或经胎盘进入胎儿,与神经系统发生交叉免疫反应,干扰胎儿神经系统的正常发育,如风疹病毒、巨细胞病毒、水痘-带状疱疹病毒、单纯疱疹病毒、梅毒螺旋体和弓形虫等。但注意,疫苗不会增加孩子患上孤独症的风险,疫苗的成分也不会让孩子更容易得病。

6. 儿童孤独症的治疗方法有哪些

(1) 药物干预 目前还没有能直接治愈孤独症的药。用药主要是帮孩子缓解一些情绪和行为上的问题,比如焦虑、易怒、睡眠不好等。如果孩子有其他身体上的问题,比如肠胃功能不好,也可以考虑用一些益生菌或通过饮食来调整。

若孤独症合并注意缺陷多动障碍,可以使用注意缺陷多动障碍的常用药物,如盐酸哌甲酯和盐酸托莫西汀,可有效改善孤独症儿童的注意力缺陷、多动及易激惹等症状。若孩子同时有易怒、焦虑、自伤或攻击行为,也可以使用抗精神病药物利培酮和阿立哌唑。若患儿合并胃肠道问题,可考虑使用益生菌或采用无麸质饮食、生酮饮食等。

(2)康复干预　康复干预很重要。简单来说,就是通过一些训练,帮孩子提升他们的社交能力,减少那些重复或固定的行为。每个孩子的情况都不一样,所以干预的方法也会有所不同。关键是要根据孩子的特点,找到最适合他们的方法,然后坚持做下去。

孤独症的治疗目标:①尽可能地减轻孩子的核心缺陷(社会沟通和互动、限制或重复的行为和兴趣)和合并发生的其他相关障碍;②通过促进学习和掌握适应性技能,尽可能地帮助孩子实现功能性独立;③消除或最小化或防止发生可能干扰孩子功能性技能的行为问题。

7. 使用儿童孤独症治疗药物的注意事项

(1)孤独症的治疗药物何时可以停止　停药要特别小心,如随便停药病情可能会反复。所以,要在医生评估孩子的情况后,才能决定是否停药。

(2)孤独症能治愈吗　这个得看很多情况,比如孩子病情有多重,发现得早不早,治疗思路对不对,效果明不明显等。现在大家都认为,早点诊断、早点干预对孩子比较好,但并不是说一定要在某个年龄之前干预,有些年龄大点的孩子也有好转的例子。

治疗孤独症的方法有好多,每种都有其好处和不足,现在大家都倾向于把各种方法结合起来应用。有些孩子没经过特别训练和治疗,也有可能自己好起来。

8. 长期用药会不会影响孩子发育　用于治疗孤独症的抗精神病药物常见的不良反应有如下几种。①运动平衡障碍:孩子可能会变得四肢僵硬、运动不灵活;②糖脂代谢异常:血糖和血脂水平出现升高或降低;③心血管、呼吸系统改变:孩子可能出现供血不足、呼吸困难、嘴唇发紫等;④肝、肾功能损伤;⑤镇静过度:让孩子变得全身没力气、想睡觉等。但是每个孩子的反应不一样,所以出现不良反应时及时咨询医生和药师。

9. 其他注意事项

(1)如何预防孤独症的发生　孤独症发病原因还不是很清楚,所以预防比较难。但孕妇在怀孕期间最好别喝酒、服药,还要避免感染。

(2)家长如何培养孤独症患儿的社交能力　①安排机会促进孩子与他人接触、

建立关系;②安排让孩子需要帮助的场合,训练他们主动向人求助的能力;③训练孩子的游戏技巧,提高孩子基础学习能力;④让孩子学习社交礼仪及语言的运用。

(3) 家长抚养孤独症患儿的原则　要宽容和理解孩子的行为,耐心引导他们改正不正常的行为,还要多发现和培养孩子的特长。

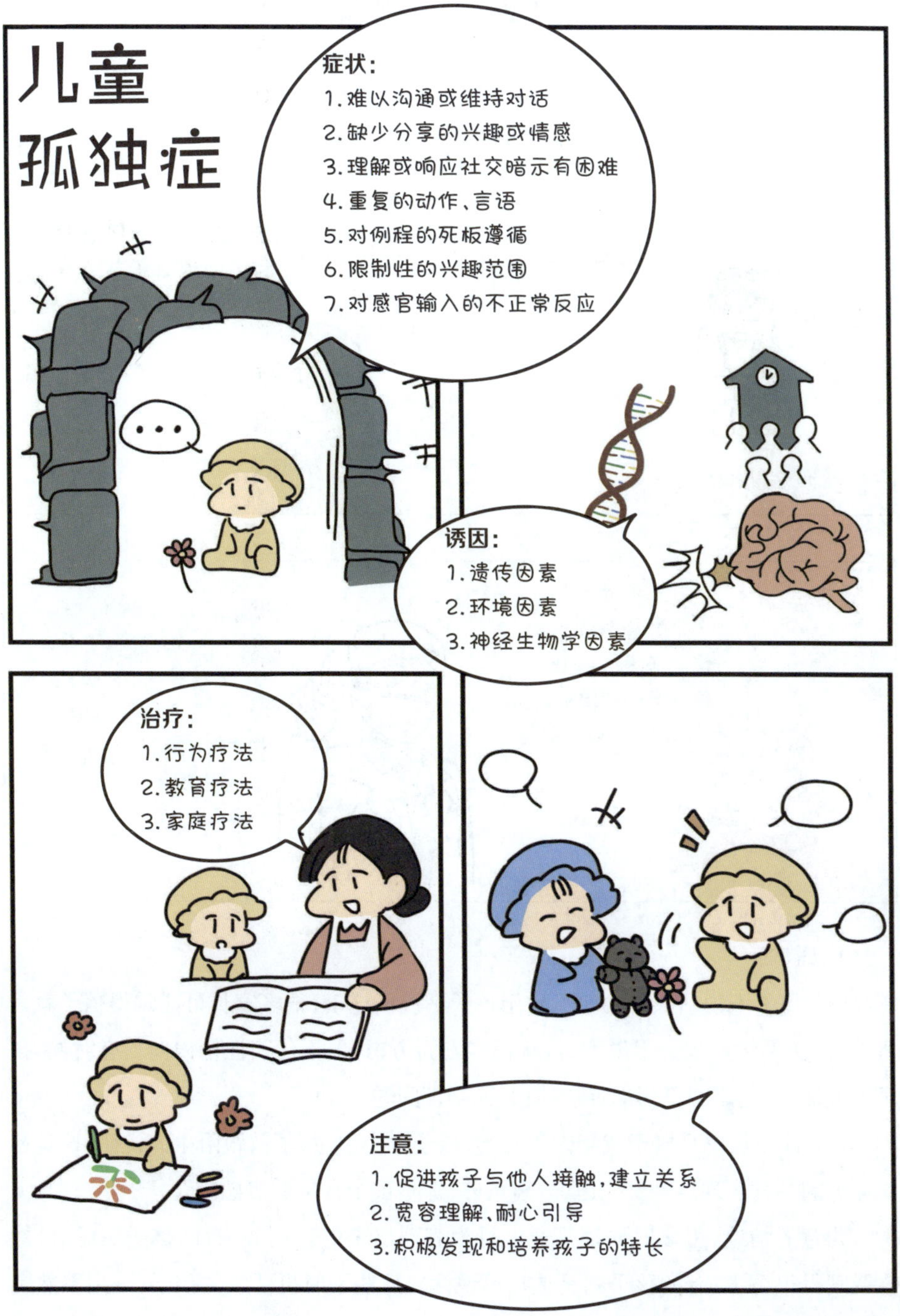

（三）帮助孩子驯服焦虑

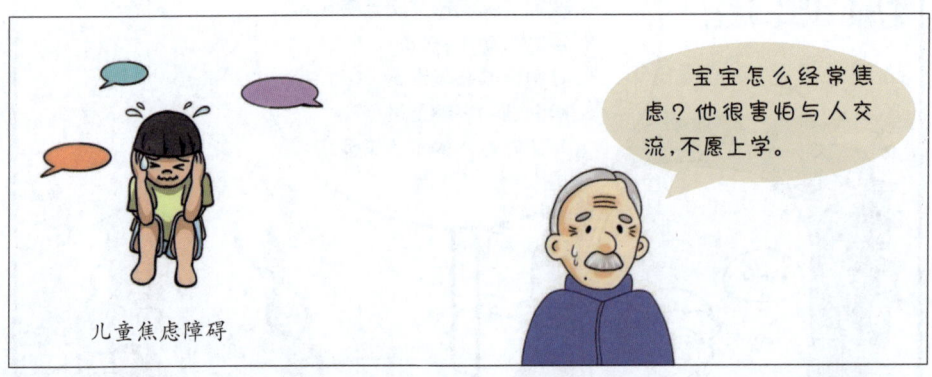

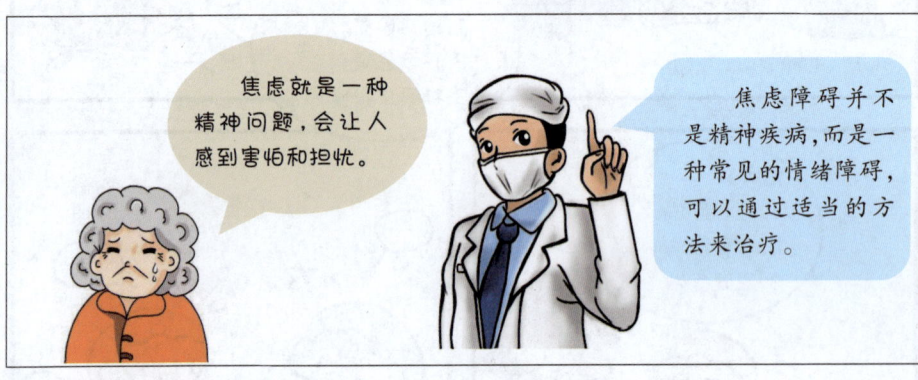

1. 谣言

（1）孩子不说话只是害羞　对于孩子不说话这事，很多家长可能觉得孩子就是害羞，其实不然。孩子不说话，得从很多方面考虑，并不代表性格内向。有时候，孩子不说话，可能是心里焦虑，或者有其他心理问题。

（2）社交焦虑只属于成年人　其实，孩子也会怕生，不敢跟陌生人说话，这是社交焦虑的一种表现。社交焦虑、分离焦虑，都是孩子常见的焦虑问题。

儿童的情绪，很多时候都是通过行为表现出来的。比如，有的孩子焦虑，可能会哭闹得很厉害；有的孩子则是选择不说话。那些平时挺活泼的孩子，一到不熟悉的场合就一言不发,很可能就是因为焦虑,出现了选择性缄默症的症状。

2. 孩子出现哪些症状,需要怀疑有焦虑障碍的可能

(1)回避行为　孩子突然不想上学或者不想参加聚会,那可能是他们在回避一些事情,觉得心里有点不舒服。

(2)躯体症状　如果孩子经常说头痛、肚子痛可能是焦虑情绪在作怪。

(3)睡眠问题　孩子晚上睡不好,可能是焦虑情绪在作怪。

(4)过度寻求安慰　家长有没有发现孩子有时候特别黏人,总是想寻求安慰?这可能是孩子焦虑的信号。

(5)在校表现差　孩子可能因为焦虑,使得注意力不集中而难以专注上课或按时完成考试,从而导致在学校的表现不如以前。

(6)爆发和对立行为　焦虑障碍的青少年普遍存在易激惹情况,可能由家中或学校环境中无法避免的焦虑诱发性刺激而引发。

(7)进食问题　孩子还可能会因为害怕进食或害怕吞咽过程而进食不足,或是为了应对焦虑而暴饮暴食。

(8)自杀想法或行为　在没有抑郁症状的情况下,焦虑青少年也可能会有自杀想法或自杀行为。

家长平时要多关心孩子的情绪变化,及时发现他们可能存在的焦虑问题。有1/10的孩子会有焦虑问题。如果发现孩子有上面提到的那些症状,不妨跟他们多沟通,了解一下他们的想法和感受。还可以带孩子去看医生,听专业人士的建议。记住,多关心和理解是帮助孩子度过焦虑期的最好方法!

3. 什么是儿童焦虑障碍　简单来说,就是孩子心里特别担心、害怕一些事情,这种担心和害怕比别的孩子更严重,持续时间也更长。它有很多不同种类,比如孩子总是担心各种事情,那可能是广泛性焦虑障碍;有时候,孩子会突然很害怕,那就是惊恐障碍;还有的孩子担心离开爸妈,或者特别害怕社交场合,这些都可能是焦虑障碍的表现。

这种焦虑障碍有些是大人、小孩都可能得的,比如广泛性焦虑障碍和惊恐障碍;有些则是孩子特有的,比如分离性焦虑障碍和恐惧性焦虑障碍。有些孩子长大了焦虑就会慢慢好起来,但也有些孩子会一直焦虑,影响到他们的学习、交友甚至是长大后的生活。

根据《柳叶刀》杂志的数据,焦虑这种问题最容易在11~15岁的孩子中间出现。

家长如果发现孩子总是特别担心、害怕,或者行为上有些不对劲,那就得多留心一下。有可能是焦虑障碍在作祟,要及时带孩子去看医生,早点干预,对孩子的成长会更有帮助。

4. 儿童焦虑障碍的常用检查方法 儿童焦虑障碍,其实就是儿童有时候会感到特别担心、害怕或紧张。这里有一些简单的方法可以知道孩子是不是有这个问题。

首先,家长可以试着直接问问孩子,或者让孩子填一些调查问卷,初步了解一下他们的心情。如果发现有焦虑的迹象,那就得深入了解,问问孩子更详细的情况,或者咨询专业的心理医生。

有些调查问卷特别适合患儿,比如学龄前的孩子可以填斯宾思幼儿焦虑问卷,4~16岁的孩子可以用问卷里的情绪问题部分或者用儿童行为问卷。还有让孩子自己填的儿童焦虑性情绪障碍筛查表,该量表适合7~16岁的孩子。

除了问卷,医生还会跟孩子及他们的家长聊天,了解一下孩子的具体情况。对于6岁以下的患儿,医生还会跟他们的家长聊聊;对于6岁以上的孩子,医生会用一些专门的问卷来与他们沟通。

其次,也别忘了给孩子做个身体检查,看看有没有什么身体上的不适让他们感到焦虑。可能需要做一些实验室检查,比如心电图、甲状腺功能检查等,以排除其他可能导致类似症状的疾病。

最后,医生会根据孩子的症状、持续时间和一些诊断标准来判断孩子是不是有儿童焦虑障碍。所以,家长不用太担心,只要按照医生的建议来,一定能帮孩子度过这个难关。

5. 哪些因素容易诱发儿童焦虑障碍

(1) 心理—社会因素 如受到惊吓或者生气,或者遇到一些大事,比如父母分开住、搬家等,这些都可能让孩子心里感到不太舒服。

(2) 发育因素 还有些孩子可能开口说话晚一些,或者有些特别的语言习惯,这也可能让他们更容易焦虑。

(3) 性格因素 有些孩子天性就比较敏感、胆小、不太合群,或者特别依赖人,这样的孩子也更容易有焦虑问题。

6. 儿童焦虑障碍的治疗方法

(1) 药物治疗 对于严重的焦虑情况,医生可能会使用抗焦虑药或抗抑郁药,但有些药孩子得慎用。如抗抑郁药,要选那些专门给儿童青少年用的,目前常用的是5-羟色胺再摄取抑制剂,比如舍曲林、氟伏沙明、氟西汀,最好在儿童精神科或发育行为儿科医生指导下使用。

(2)非药物治疗 ①心理治疗:缓解焦虑症状的非药物治疗方法包含系统脱敏法、榜样示范法、角色扮演法、想象法、行为奖励法、放松训练。系统而专业的心理治疗以认知行为治疗为主,还可进行游戏治疗、家庭治疗等。通过这些方法可以帮助孩子认识到他们那些不合理的自言自语和消极想法产生的原因,还能教他们怎么识别焦虑带来的身体感觉。更重要的是,可以教会孩子采取积极正确的想法,学会应对焦虑。②家-校-医及社会多层次多维度主动健康管理和干预:家-校-医及社会多层次多维度主动健康管理和关心能帮家长消除不必要的担心和焦虑,明白孩子为什么会焦虑,然后帮助孩子减小心理上的压力和创伤,家庭教育环境和氛围也会更加和谐。③支持性养育家长要制定一个计划,让孩子少受点焦虑的折磨。孩子焦虑少了,家庭氛围也会更和谐。

7. 使用儿童焦虑障碍治疗药物的注意事项 焦虑障碍的治疗效果和恢复的情况,这个得看孩子具体是哪种焦虑。比如孩子特别害怕跟爸妈分开,或者怕某种特定的东西,这种焦虑一般等孩子长大点就会慢慢好起来。但有的焦虑,比如孩子在人多的地方不敢说话,这个可能会一直影响到他们成年。要是孩子得了社交焦虑

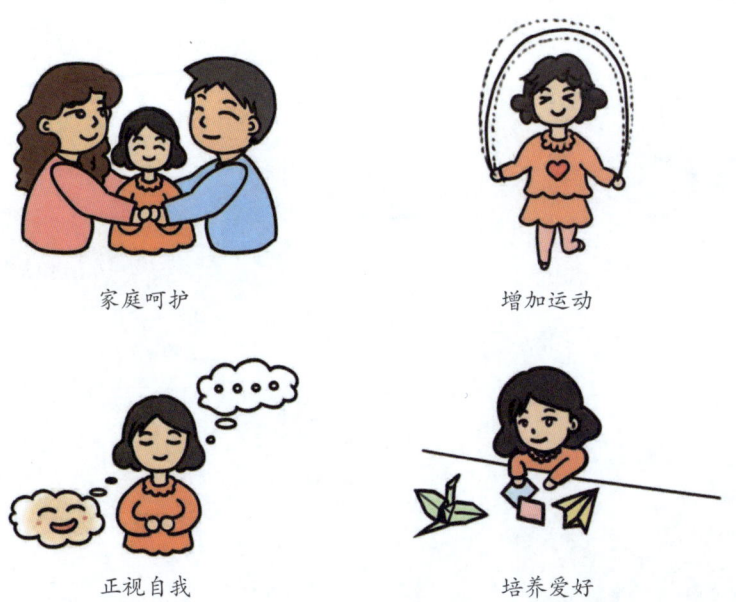

家庭呵护　　　　　增加运动

正视自我　　　　　培养爱好

或者总是感觉紧张不安,早点治、治得好,恢复起来就不错,不过也得注意,以后可能会再发或变成别的焦虑问题。

孩子身体和心理都在发育,这个阶段特别关键,会影响他们的一生,甚至影响到其下一代。所以,孩子得了焦虑障碍要抓紧治疗。

8. 其他注意事项

(1) 有些家长会怀疑孩子焦虑是不是因为自身做得不够好 孩子焦虑可能跟生理、家庭环境都有关系,所以,别太自责,发现问题就去寻求找医生或心理咨询师的帮助。

(2) 消除精神因素 想让孩子不那么焦虑,就不要总盯着他们的沉默不语而纠结,别逼他们说话,这样反而会让他们更紧张。家长可以试着安排一些适合孩子放松的环境,让他们多参加一点集体活动,锻炼身体。要是情况严重的话,还可以咨询医生,看是否需要给孩子服用抗焦虑药。

总之,治疗儿童焦虑症得靠医生、家长和孩子一起努力。别太担心,合理治疗加上关心照顾,孩子的焦虑问题一般能慢慢得到解决。

五、心理障碍性疾病

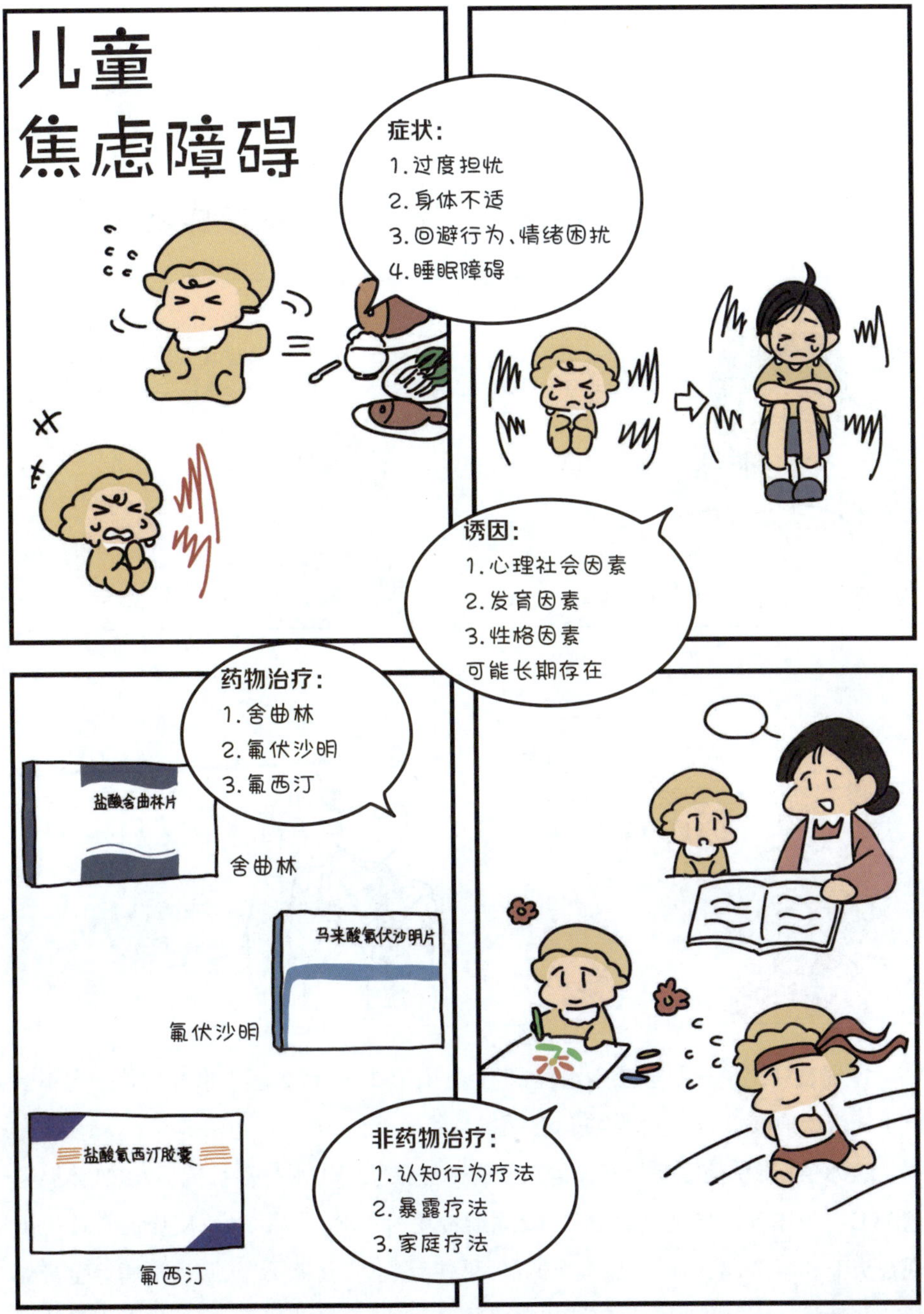

六

皮肤累及常见疾病

（一）你真的了解水痘-带状疱疹病毒感染吗

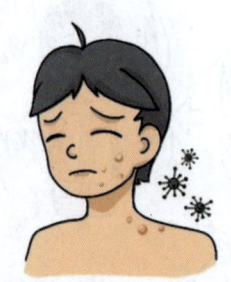
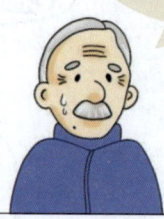

病毒感染（水痘-带状疱疹病毒）

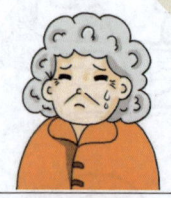
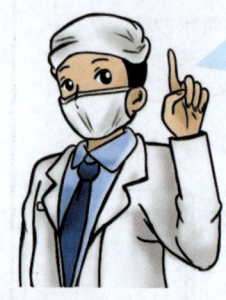

1. **谣言** ①孩子只会感染水痘，不会感染带状疱疹；②感染水痘后就一定不会再出现带状疱疹感染；③水痘疫苗会诱发带状疱疹。

2. **水痘-带状疱疹病毒感染的孩子有哪些症状** ①水痘症状包括发热（体温超过38℃）；身体各处出现红色斑丘疹，逐渐转变为水疱，然后结痂；皮疹通常首先出现在头部和躯干，然后逐渐蔓延至四肢；可伴有头痛、食欲不振、肌肉疼痛等全身症状。②带状疱疹的症状包括皮肤出现疼痛、瘙痒或灼热的感觉，通常局限于身体一侧,沿着神经分布的区域形成带状;随后,这些区域上出现水疱,水疱可能会破裂并结痂;感染非常严重时才会伴有神经痛、头痛、发热等全身症状。

若孩子出现上述症状,且最近(10~21天内)接触了患有水痘或带状疱疹的患者,则要尽快前往医疗机构进行治疗。

3. 水痘-带状疱疹病毒感染是一种怎样的疾病以及引起的原因 水痘和带状疱疹都是由水痘-带状疱疹病毒引起的感染性疾病,其在免疫受损个体中可造成严重的甚至致命的影响。病毒侵入后,首先复制的部位可能是鼻咽部,从这里种植到网状内皮系统中,最终导致毒血症。此时便出现弥漫性和成簇的皮肤损害。皮肤损害累及真皮,有气球样变、多核巨细胞和嗜酸性核内包涵体形成。感染可累及局部皮肤血管,引起坏死和表皮出血。随着病情进展,水疱内的液体会变浑浊。疱疹最终破裂并释放出其内的液体(其中具有传染性的病毒),或被逐渐吸收,形成结痂。人类是水痘-带状疱疹病毒唯一的贮存宿主。水痘的传染性极强,对易感人群的感染率达到90%以上。男女及不同种族人群对水痘-带状疱疹病毒感染同等敏感。在温带地区,水痘的发病高峰在冬季后期和早春。5~9岁儿童对本病最敏感,所有水痘病例中,此年龄段的发病儿童占50%。其余病例多为1~4岁和10~14岁儿童。有一项调查表明,在0~50岁健康人群中,水痘病毒IgG抗体的检出率为64.3%,0~2岁者抗体检出率最低,而40岁以上者最高,达100%。

水痘-带状疱疹病毒经呼吸道分泌物、皮损水疱液通过空气或直接接触传播。水痘患者在出疹前24~28h至水疱疹结痂,均具有传染性。新生儿和免疫损伤患者的水痘病情较重,其并发症和病死率相对较高。对水痘易感的儿童与患带状疱疹的成人发生密切接触后可发生水痘。患水痘后可产生持久的终身免疫力。但水痘-带状疱疹病毒可长期潜伏在脊髓后根神经节,当免疫功能减弱时,可诱发该病毒再度活动、生长繁殖,沿周围神经累及皮肤,发生带状疱疹。

带状疱疹在儿童中不常见。带状疱疹的发病无季节性。有水痘病史的个体,一生中发生带状疱疹的概率约为10%;发病者中75%在45岁后发病。发病者的病情偏轻,但倾向于多次发病。接受免疫抑制治疗的儿童和有艾滋病病毒感染的儿童,则病情严重,病死率可达15%。

4. 检查方法

(1) 病史问询 仔细回想最近有没有接触过水痘或带状疱疹患者的情况,观察并记录孩子的具体症状。

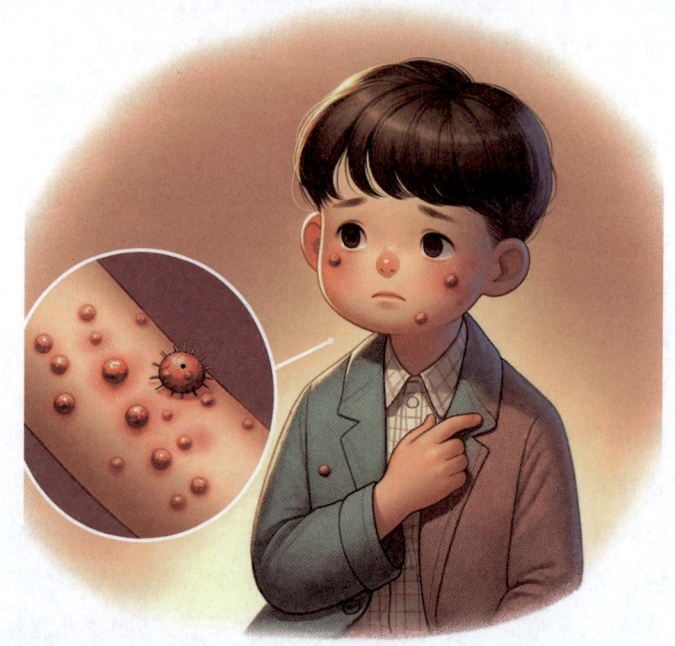

(2)实验室检查　从水疱样疹基底部刮取标本并涂片进行细胞学染色,进一步的明确诊断可用免疫荧光抗体染色法对皮损涂片进行检查或用聚合酶链式反应(PCR)来测定病毒的核酸,以明确是否为水痘-带状疱疹病毒。

5. 哪些药物可以治疗水痘-带状疱疹病毒感染

(1)解热镇痛药物　包括布洛芬和对乙酰氨基酚,使用注意事项和不良反应如下。①应遵循医生的建议或药品说明书上的用药剂量和频率。不要超量服用或长时间连续使用,以免引起不良反应;②如存在对药物过敏、胃肠道出血、肝功能损害或肾功能不全等情况应禁用;③对乙酰氨基酚和布洛芬可能与其他药物发生相互作用,包括抗凝血药、抗高血压药、利尿剂等,具体影响和建议应咨询医生或药师;④消化道不适(如胃痛、恶心、胃溃疡)、肾功能损害(如肾功能减退、尿量减少和水肿)、心血管系统不良反应(如高血压、心悸和心力衰竭)和过敏反应(如荨麻疹、哮喘)等。

(2)抗病毒药物　主要为阿昔洛韦、伐昔洛韦。注意事项和不良反应:①使用前,应告知医生是否存在过敏情况。②如果患者有肾功能障碍,应调整剂量。使用时应按照医生的建议和药品说明书上的指示,不要自行增减剂量或更改用药方式。

③与阿昔洛韦相比，伐昔洛韦口服吸收效果更好，但可能导致更高的血药浓度，增加不良反应风险。④最常见的不良反应包括头痛、恶心、呕吐、腹泻和皮疹等。少数情况下可能会出现过敏反应，如皮疹、荨麻疹，甚至呼吸困难等。长期或大剂量使用时，可能会引起肾功能损害，因此需要定期监测肾功能。

（3）止痒药物　水痘的水疱常常会引起剧烈瘙痒，因此可以使用抗过敏药物，如苯海拉明。注意事项和不良反应：①严格遵循医生建议或说明书上的儿童用药剂量和频率来用药。对苯海拉明或其他抗组胺药物过敏时，或有严重的心血管疾病、青光眼或尿潴留等情况的患儿禁忌使用。②保持皮肤清洁：对于水痘病例，建议患儿保持皮肤清洁，并避免挠抓水疱，以减少感染风险。③不良反应包括嗜睡、头晕、口干、视物模糊和尿潴留。在部分儿童中可能会引起兴奋或焦虑。长期使用可能会增加患儿认知功能下降和意外伤害的发生风险。

（4）镇痛药物　带状疱疹常伴随剧烈的疼痛，因此常使用镇痛药物来缓解疼痛，如治疗带状疱疹后遗神经痛的镇痛药物普瑞巴林或加巴喷丁。注意事项和不良反应：①使用前应告知医生有无肝、肾功能异常或心脏问题等情况，定期监测肾功能和体重变化。②长期使用时需要逐渐调整剂量，并且在停止使用时也需要逐渐减少剂量，避免戒断反应。③乙醇（酒精）和镇静药物可能会增强加巴喷丁的嗜睡作用，因此需要避免同时使用。④最常见的不良反应包括头晕、嗜睡、乏力、头痛、口干和视物模糊等。其他可能出现的不良反应包括消化系统不良反应（如恶心、呕吐、便秘和腹泻）、体重增加和周围水肿等。

6. 作为家长，可以做哪些事情来帮助孩子早日康复

（1）首先要让孩子远离家中患有水痘的人和使用过的物品。从户外玩耍回来要洗手，并保持玩具清洁。尽早接种水痘疫苗进行免疫防护。

（2）家长应保持室内空气新鲜，给孩子清淡饮食。让孩子尽量不要抓挠患处，防止水痘破裂而形成瘢痕。给孩子勤换衣服、清洁皮肤。

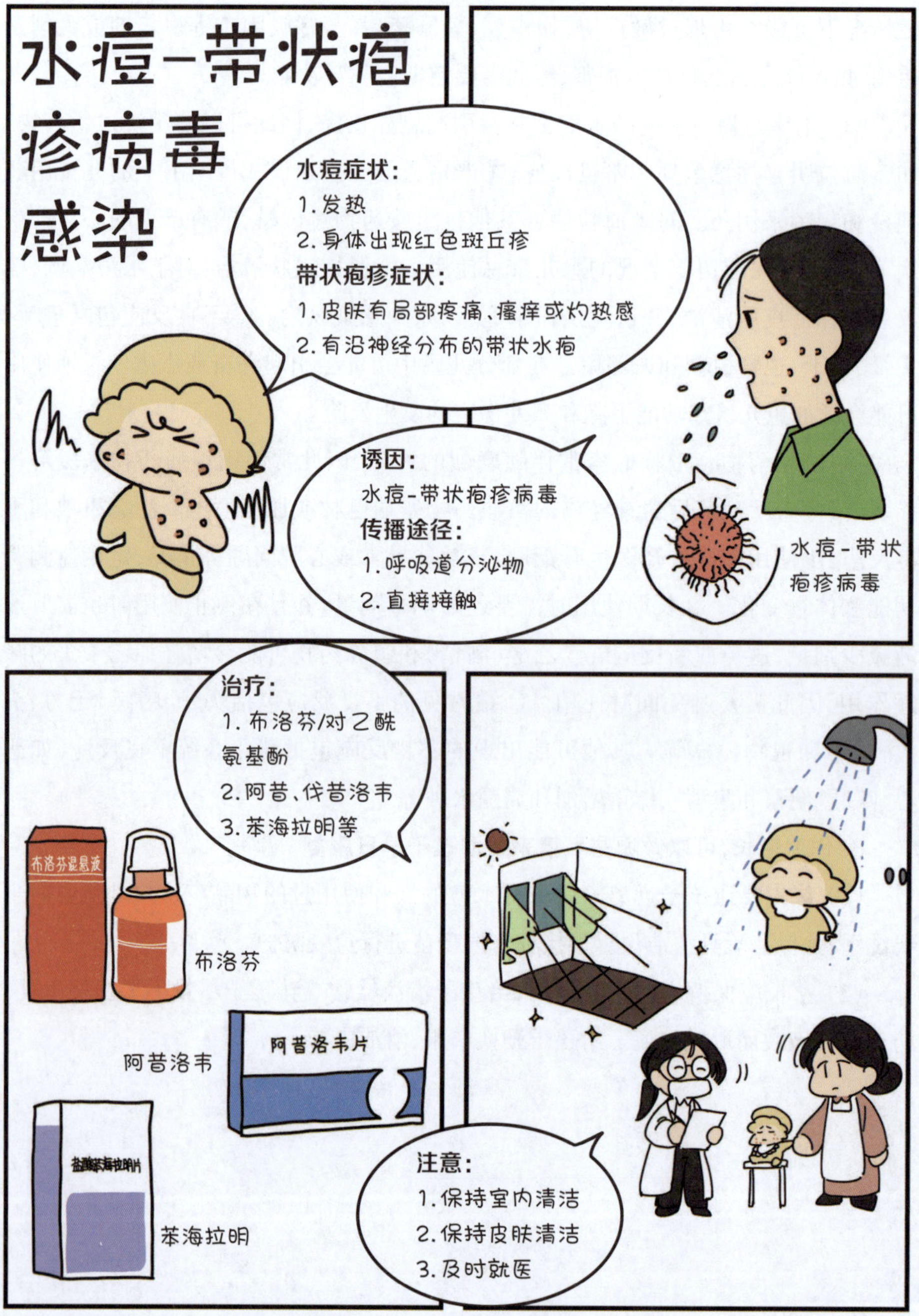

(二)脓疱疮？别怕,我们一起战胜它

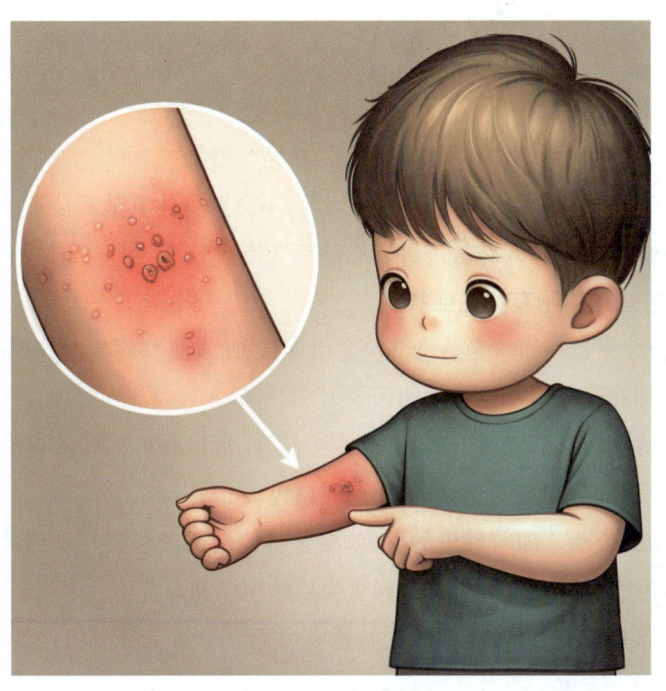

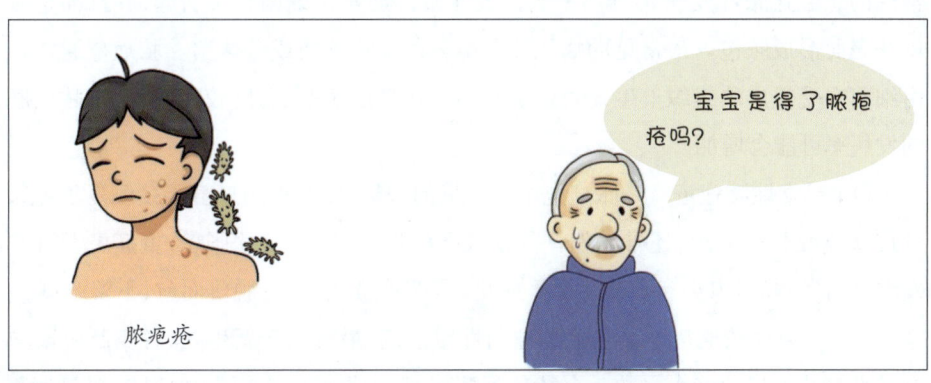

脓疱疮

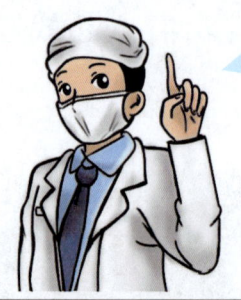

对于脓疱疮,需要专业的皮肤科医生进行诊断和开具相应的药物。

1. 谣言 ①脓疱疮只是皮肤表面的问题,不会对身体其他部位造成影响;②脓疱疮可以通过空气传播;③脓疱疮可以通过空气传播。

2. 患脓疱疮的孩子有哪些症状

(1)皮肤红肿和疼痛 受感染部位会出现红肿、发热和疼痛。这是由炎症反应引起的,是身体在试图清除感染的细菌。

(2)脓液积聚 感染的部位通常会产生脓液,形成脓包。脓液是由白细胞、细菌和死亡的组织细胞组成的,通常呈黄色或白色。

(3)溃疡和破溃 随着感染的发展,脓包可能会逐渐扩大并最终破裂,释放出脓液。这会导致溃疡形成,并可能引起更强烈的疼痛和炎症。

(4)发热和全身不适 严重的皮肤感染可能会导致全身症状,如发热、乏力和全身不适。

3. 脓疱疮是一种怎样的疾病以及引起的原因 脓疱疮俗称"黄水疮",是一种常见的急性化脓性皮肤病,1~5岁为高发年龄。通常由细菌感染引起,其特征是在皮肤表面形成脓包。最常见的病原体是金黄色葡萄球菌或链球菌。脓疱疮通常是由细菌在受损皮肤组织上生长繁殖引起的。在气候潮湿、温度较高的季节,脓疱疮的发病率可能会增加。

(1)寻常性脓疱疮 是脓疱疮中最常见的一型,皮损可通过直接接触蔓延至邻近皮肤或融合成一片;还常继发于外伤或瘙痒性皮肤病,自觉瘙痒,重症患者可并发淋巴结炎、蜂窝织炎和发热等全身症状。病程约1周,痂皮脱落而愈,不留瘢痕。

(2)大疱性脓疱疮 又名葡萄球菌性脓疱疮,最常见于新生儿,各年龄阶段均有散发。其致病菌绝大多数为金黄色葡萄球菌,皮损好发于躯干和四肢,初起为散在水疱,由于重力作用,脓汁沉积,形成特征性的半月积脓现象。新生儿可有并发金黄色葡萄球菌性败血症、肺炎或脑膜炎的可能,如治疗不当可导致死亡。

(3)深脓疱疮 俗称臁疮,主要由溶血性链球菌所致,多累及营养不良的儿童。皮损初为胫前、足背水疱或浆液脓性疱疹,数日内增大形成脓疱,疱破后结成灰褐色黏着性厚痂,去除痂后可见表浅的浅碟状溃疡,边缘高起,约数周后结痂痊愈。自觉瘙痒、疼痛。皮损附近淋巴结可肿大,可有发热,少数可形成坏疽而累及深部组织;自体接种可导致多处发病。

脓疱疮的发病机制如下。

(1)细菌侵入皮肤 感染通常发生在皮肤受损或划破的区域。这些损伤可以是划伤、擦伤、刺破或烧伤等。细菌则利用这些损伤进入皮肤组织。

(2)细菌繁殖和感染 一旦细菌进入皮肤组织,它们就开始繁殖并引发局部感染和炎症反应。这会激发身体免疫系统反应,产生炎性细胞和介质以对抗感染。

(3)形成脓包 在感染部位形成的脓包是脓疱疮的典型特征。脓包内充满白色或黄色的脓液,这是局部细菌感染引起的身体反应,以清除感染。

(4)炎症反应 感染部位周围的皮肤通常会出现红肿、疼痛和局部温度升高的现象。这些是炎症反应的表现,是身体免疫系统对抗感染的自然反应,旨在限制感染的扩散并加速愈合过程。

综上可见,引起脓疱疮的常见原因包括皮肤损伤和细菌感染。脓疱疮也可以通过接触感染源,如已感染的皮肤、污染的物品或环境等传播。此外,免疫力低下的孩子更容易感染细菌,因此更容易被感染而患上脓疱疮。

4. 检查方法 观察患儿皮肤病变,包括红肿、疼痛、脓液渗出、溃疡等情况,回想身边是否有患脓疱疮的患者、孩子是否接触过他们的皮肤或用过的物品。可以寻求专业机构通过脓液培养和血液检查来确定感染细菌类型,对于复杂的或深部组织感染的病例可以考虑进行影像学检查。对于疑似真菌感染或其他皮肤病变的情况,可采集皮肤样本进行显微镜检查或真菌培养。如果医生怀疑感染已扩散到深层组织或引起其他严重并发症,可能会建议进行影像学检查,如B超、CT扫描或MRI等。

5. 哪些药物可以治疗脓疱疮

(1)外用药物 在儿童皮肤上应用外用药时要注意:①容易过敏的孩子在初次用药时,建议先在耳后或手腕内侧小范围少量涂抹药物,观察12~48h,如未出现红肿、瘙痒等不良反应,方可遵医嘱用药;若有不适,应立即停药并就诊。②儿童外敷用药剂量不用刻意减量,可以通过酌情减少用药次数来达到儿童治疗效果。③同一部位需要涂抹多种外用药物时,为了避免药物的相互影响,2种药物的涂抹时间应间隔15~30min。如药液和药膏均需使用时,遵循"先药液后药膏,先低浓度再高浓度"的原则,遵医嘱给药。④注意外用药的使用期限。一般软膏剂在首次开启后,最佳使用期限是1个月。

脓疱期有2种处理方案:一种是先用75%乙醇消毒再用无菌针头将脓疱刺破,吸出分泌物后用0.02%~0.1%高锰酸钾溶液或0.1%苯扎溴铵溶液清洗;然后涂敷0.25%~0.5%聚维酮碘溶液或2.5%碘甘油。另一种则是外搽1%龙胆紫溶液、氧化锌糊膏加新霉素软膏、2.5%~5%白降汞软膏等。

结痂期应先去痂,再按上法治疗,也可从0.5%克林霉素软膏、复方新霉素软膏、莫匹罗星软膏、杆菌肽软膏等药物中任选其一进行涂敷。

(2)病情较严重的患儿应及时、系统地应用抗生素(如头孢类或青霉素类)治疗。

6. 使用这些药物时有哪些注意事项和不良反应

(1)高锰酸钾　强氧化剂,结晶物不可直接与皮肤接触,其对组织有刺激性,易污染皮肤而致黑色。同时,水溶液最好现配现用,久置会变为棕色而失效。尤其注意不要将高锰酸钾与还原性物质(糖、甘油等)混合,以免引起爆炸事故。

(2)林可霉素　①遵医嘱适量使用林可霉素,避免大量或长期使用以免皮肤细菌产生耐受性,症状改善后方可停止使用。使用软膏时,避免接触眼睛和黏膜部位,以免引起刺激或不适。②不良反应包括过敏反应(个别人群可能出现皮肤红肿、瘙痒、刺痛等症状。如果出现过敏反应,应立即停止使用并就医处理)和皮肤问题(局部的皮肤灼伤或损伤,表现为疼痛、烧灼感等症状。长时间使用或过量使膏可能导致皮肤刺激,表现为皮肤干燥、瘙痒、红肿等不适)。

(3)莫匹罗星软膏(含2%莫匹罗星)　①莫匹罗星又名假单孢菌酸A,是一种局部外用抗生素。它可作用于细菌细胞壁,能强有力地通过竞争抑制细菌蛋白质和RNA合成,起到杀菌和抑菌作用。用药后几乎不会影响皮肤正常菌群,渗透效果好,但透皮吸收少,对全身影响轻微。②对莫匹罗星或聚乙二醇等成分过敏的孩子不宜使用,中、重度肾功能不全者慎用。为避免产生耐药性,应避免长期或频繁使用,也不要随意中断或延长疗程,在病情得到控制后要及时停药并采取巩固治疗措施。③局部使用一般不会引起不良反应,偶尔出现灼热感、刺痛、瘙痒、氨基转移酶水平升高等,症状通常比较轻微,无需停药。如果出现过敏反应或严重的刺激症状,要立刻咨询医师寻求帮助。

(4) 其他外用药 ①聚维酮碘对碘过敏者禁用;并不宜与碱性药物或还原剂同用。②复方新霉素软膏不适合应用于严重肾功能不全者和正在服用氨基糖苷类抗生素者。③杆菌肽软膏外用偶见轻度皮肤过敏、皮疹、瘙痒、红肿,皮肤刺激感,一般较为轻微,罕见全身严重过敏,但有致肾毒性的可能。

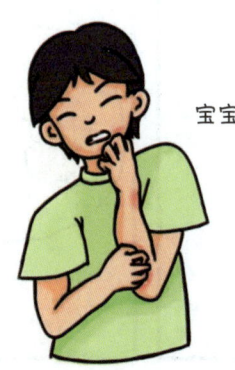

7. 作为患儿家长,可以做哪些事情来帮助孩子早日康复

(1) 避免疱疹破损 脓疱疮的蔓延是极为迅速的,早期可能只是存在一个或几个疱疹,一旦疱疹出现破损,其中的细菌就会迅速感染邻近皮肤组织,继而引起新的脓包。所以在患病期间,一定不要用手去抓挠疱疹,清洗和擦药时也要小心谨慎,避免疱疹破损。在衣着方面,尽量选择一些棉质且宽松的衣物,避免磨损皮肤。

(2) 做好隔离措施 脓疱疮具有较强的传染性,在孩子未完全恢复前,尽量不要带他去人多的地方走动,以免交叉感染。另外,患儿日常接触的餐具用具等,都要积极进行消毒处理。平时使用的毛巾、枕巾以及衣物等,也要及时清洗,并积极进行烫、晒消毒,从而减少细菌的滋生和传染。

(3) 合理饮食 孩子在患病期间免疫力会相对减弱,建议加强饮食营养,多吃些高蛋白质食物,适当吃些维生素C、E含量丰富的食物,以增强皮肤组织的免疫功能。另外,需要注意的是,脂肪和糖类的摄入,可能会促进葡萄球菌的生长繁殖,所以尽量不要让孩子食用糖类食物和油腻类食物,以免加重疾病症状。

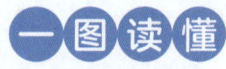

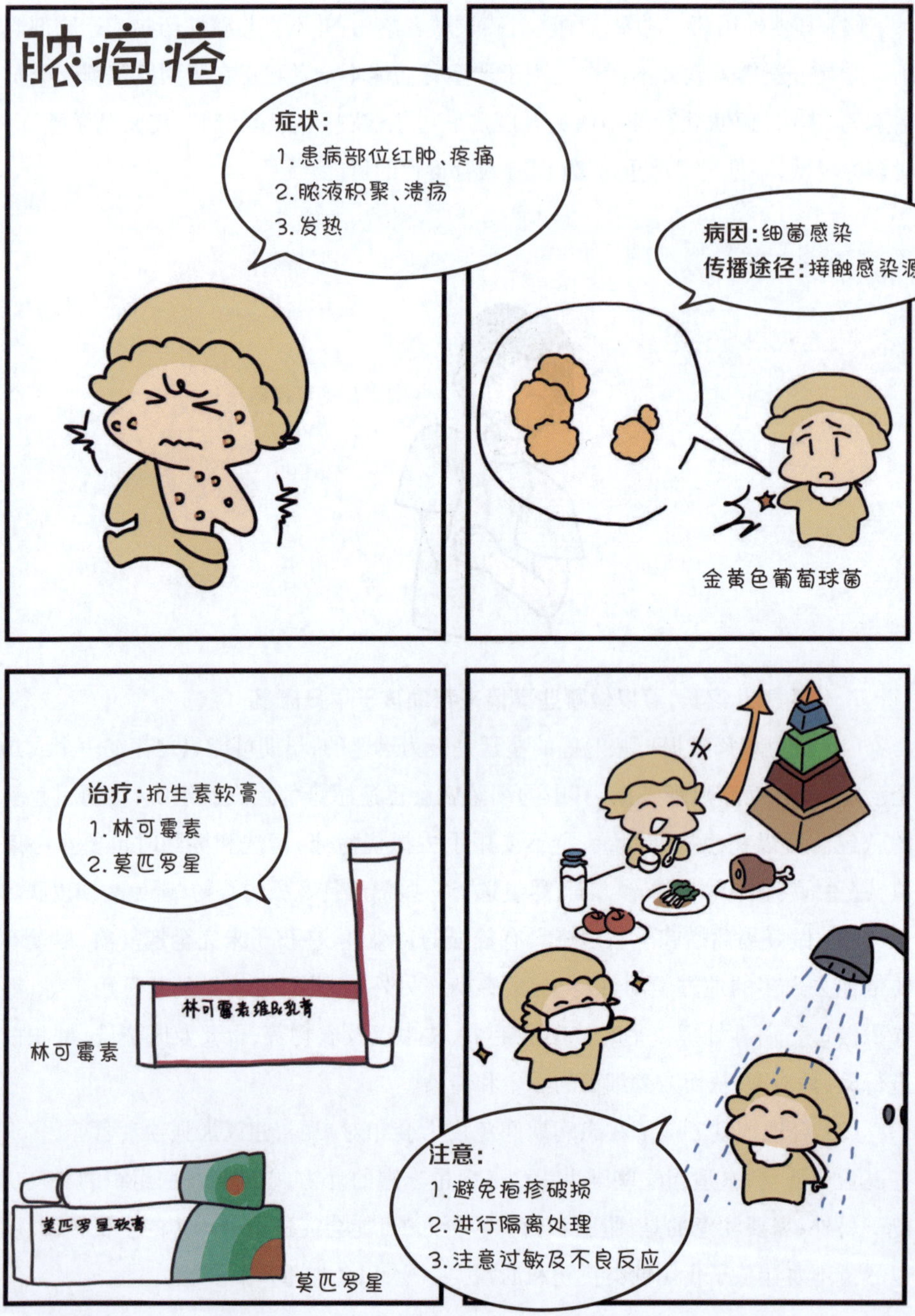

六、皮肤累及常见疾病　185

（三）皮肤起癣大揭秘

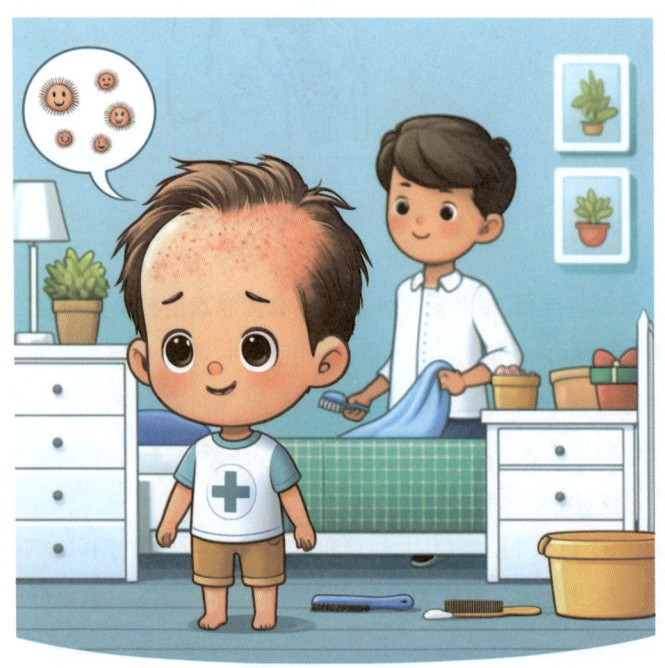

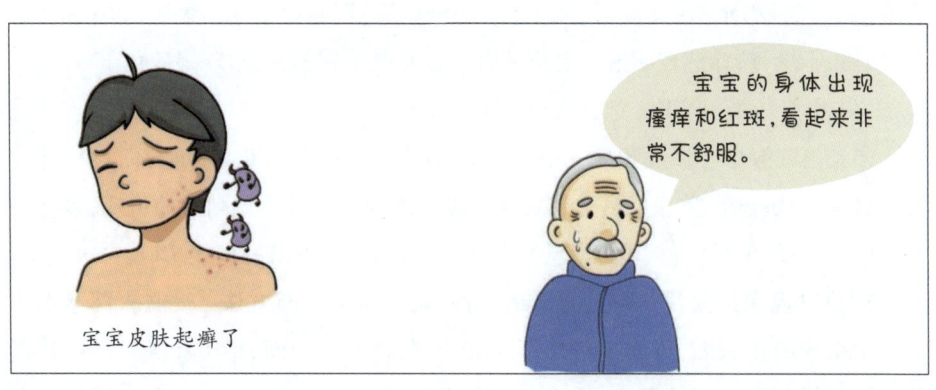

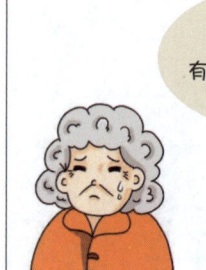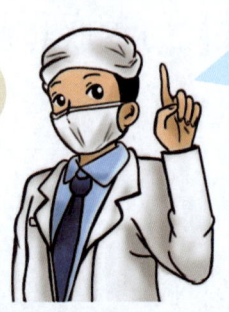

1. 谣言 头癣、手癣、足癣等真菌感染后涂抹小苏打、茶树油,食用大蒜、醋均可以治疗。

2. 孩子出现哪些症状,家长需要怀疑孩子有皮肤真菌感染的可能

（1）头癣 可有白癣、黑点癣、黄癣,炎症明显时可有脓癣。主要表现为脱发、断发、丘疹、鳞屑斑、头皮脱屑伴瘙痒,毛囊性脓疱,重症者可有脓肿形成,伴全身中毒症状,如发热、精神不振、头部肿胀、疼痛和淋巴结肿大等,病程长者可形成秃发。由于病原菌不同,可出现不同的临床症状。

（2）体癣、股癣 急性期瘙痒明显,严重时既痒又痛,慢性期可能不明显。常为红斑或丘疹,呈离心性扩大,形成表面脱屑的圆形损害。此后,中心可逐渐好转,边缘则高起,出现红斑、丘疹及水疱,慢慢扩大并可融合成片。部分患儿由于用药不当,可出现红色丘疹、斑块、表面较多渗出、形成痂屑,皮损类似湿疹样。

（3）手癣、足癣 可分为水疱型、间擦糜烂型、鳞屑角化型等,几种类型可同时存在。表现有小水疱、糜烂、浸渍发白、红色糜烂,可有渗液、弥漫性皮肤粗糙、增厚、脱屑、干燥,瘙痒感较明显。足癣还容易合并细菌感染,或出现湿疹化。

（4）甲癣 指甲变厚、变形、变色,易脱落。

（5）花斑糠疹 多发于躯干、腋下、面、颈等部位,婴幼儿尤以额部、颈后部常见。自觉症状轻微,常在炎热季节发病。多表现为圆形或不规则形的斑疹,多呈淡白色斑片,也可呈粉红色、黄棕色甚至灰黑色,表面覆盖细薄的糠状鳞屑。

3. 皮肤真菌感染是一种什么样的疾病,临床常用诊断方法 皮肤真菌感染是由真菌引起的皮肤病,可影响身体不同部位,包括皮肤表面、指甲和头发。皮肤真菌感染包括头癣、体癣、股癣、手癣、足癣、甲癣等。这些症状的严重程度和具体表现可因感染情况不同而异。皮肤真菌感染非常常见,在温暖湿润的条件下更普遍。

常用检查方法包括询问病史、检查症状、直接镜检、真菌培养、KOH试验、PCR检测。

4. 皮肤真菌感染有哪些病因与诱因

(1) 湿热环境　真菌在潮湿和温暖的环境中生长迅速,长时间穿着潮湿的衣物或被潮湿的衣物覆盖也会增加感染风险。

(2) 接触感染源　直接接触感染的皮肤、衣物、毛巾或其他个人用品也可能传播真菌。

(3) 个人卫生不良　不及时更换湿衣物、长时间穿着潮湿的鞋袜、不洗澡或不干净的清洁习惯都可能导致真菌感染。

(4) 免疫系统状况　免疫系统受损或疾病状态的人更容易感染真菌,如糖尿病患者、艾滋病毒感染者或正在接受免疫抑制治疗的人群。

(5) 共享个人用品　共享毛巾、鞋子或其他个人用品会增加感染风险。

5. 皮肤真菌感染的治疗药物有哪些　通常包括局部和口服抗真菌药物,具体的治疗药物取决于感染的类型和严重程度。以下是常用于治疗皮肤真菌感染的一些药物,如灰黄霉素、伊曲康唑、联苯苄唑、克霉唑、益康唑、酮康唑、咪康唑、特比萘芬、布替萘芬、阿莫罗芬、环吡酮胺。

(1) 局部治疗　外用抗真菌药物,疗程一般需2~4周。可作为霜剂、喷雾剂、液体或乳霜涂抹在感染部位。

(2) 系统治疗　对于全身泛发、顽固性或难治性或累及五官的体癣,除外用药外,还可口服用药。

(3) 其他治疗　①抗生素:如同时有脓癣、细菌感染者需加用抗生素,如口服头孢类抗生素,外用莫匹罗星软膏、夫西地酸乳膏或复方多黏菌素B软膏。②抗真菌洗剂:可用于清洁和治疗皮肤真菌感染。③局部抗瘙痒药物:针对瘙痒不适,可使用局部抗瘙痒药物缓解,如含有抗组胺成分的药物。④良好的皮肤护理:规律洗澡和保持皮肤干燥,足癣患者应考虑穿着透气的鞋子和吸附性强的袜子,并使用粉剂控制湿度。

6. 皮肤真菌感染治疗的注意事项　注意治疗方案应由医生根据感染类型、病情严重程度和患儿个体情况进行制订。使用任何抗真菌药物前,请咨询医生或药师。及时完成整个疗程对预防感染复发和确保痊愈非常重要。

7. 皮肤真菌感染治疗药物的不良反应　以上常用药物可见胃肠道、皮肤、神经系统不良反应,以及过敏反应、肝损伤等,需要及时监测。接受长程治疗或原有肝病的患者尤应给予严密监护。有些药物可与多种药物产生相互作用,影响疗效或增加不良反应,因此,使用其他药物时先咨询医师或药师。

8. 其他注意事项

(1) 保持皮肤干燥、清洁。

(2) 避免与感染者共享个人用品,在潮湿的公共场所尤其要注意个人卫生。

(3) 及时诊断和治疗皮肤真菌感染也很重要,以避免感染的传播和复发。

(4) 治疗应彻底,以达到根治目的。应给患儿勤洗澡、勤换衣服,内衣应消毒,以防止再发感染。

(5) 一旦确诊头癣,应清洁所有被污染的梳子、刷子、帽子和床铺。

(6) 建议贴身穿着吸汗、透气的棉质衣物,避免与其他人混用衣物毛巾;内衣应定期进行洗、晒、煮、烫等消毒处理。

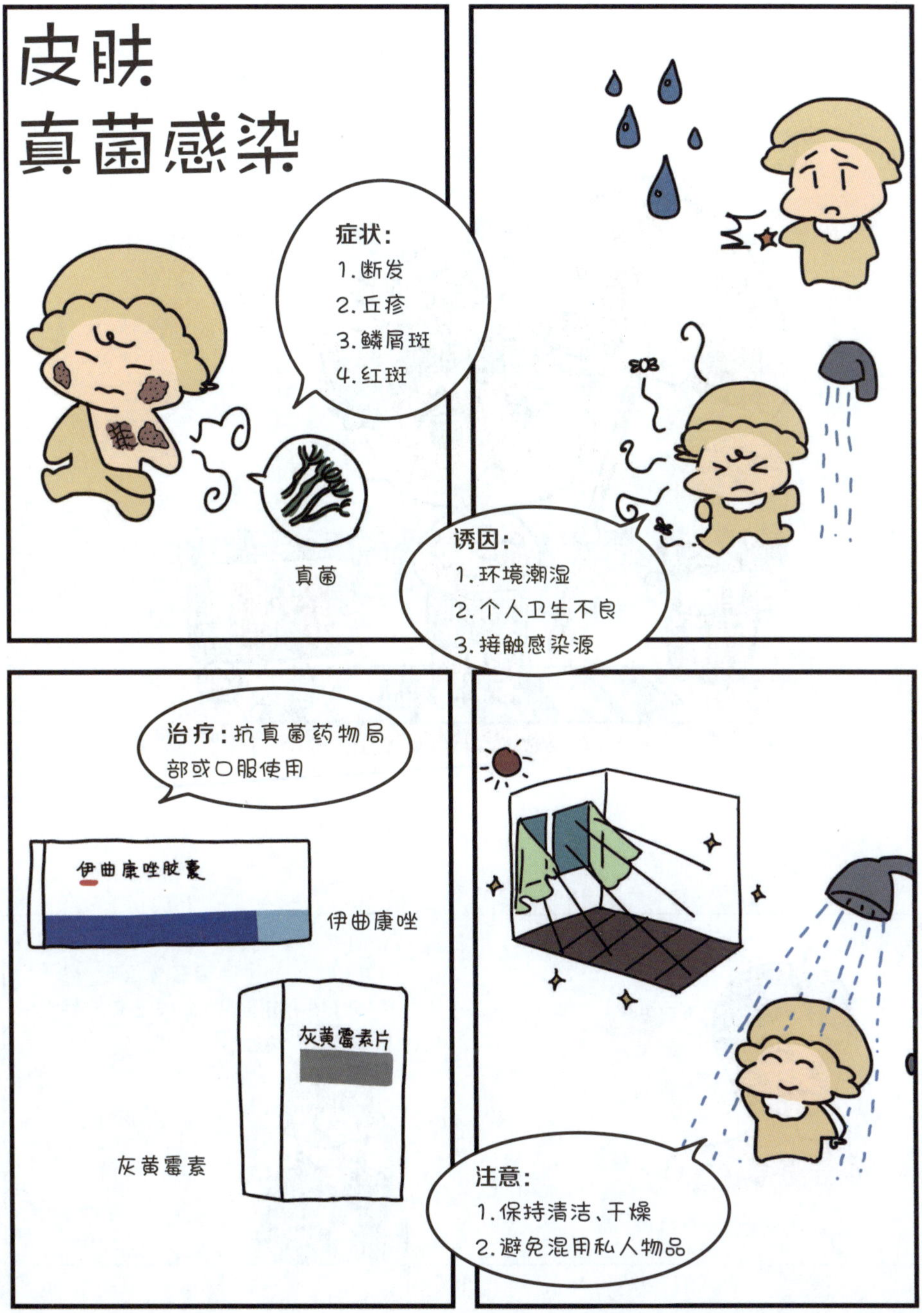

（四）晒伤可不只会变黑，还会得日光性皮炎

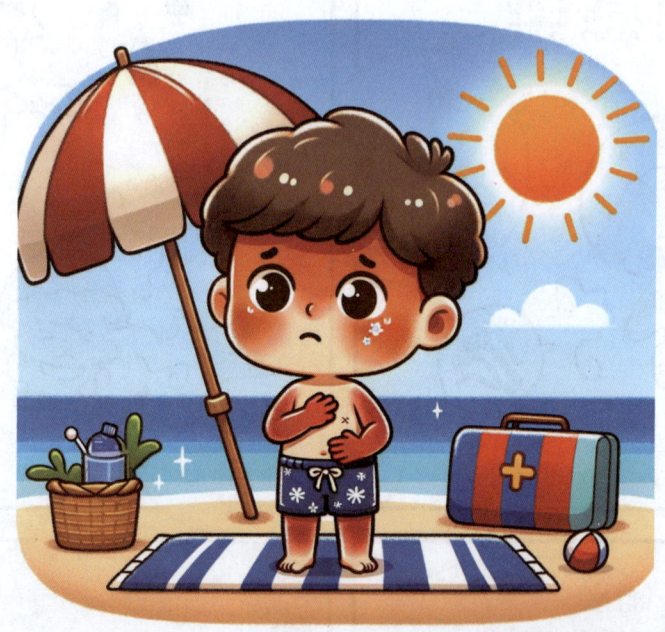

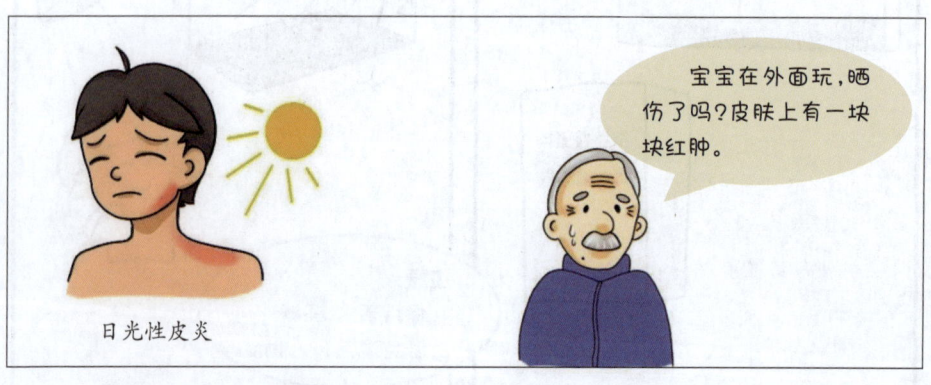

日光性皮炎

宝宝在外面玩，晒伤了吗？皮肤上有一块块红肿。

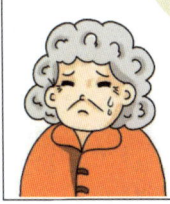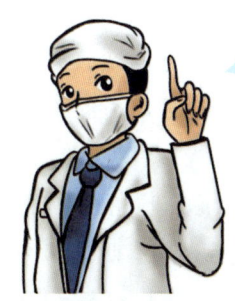

1. **谣言** 发生日光性皮炎,皮肤晒得红红的,涂抹牙膏很舒服,很快就可以恢复。

2. **孩子出现哪些症状,家长怀疑孩子有日光性皮炎的可能** 典型的日光性皮炎症状通常在暴露后数小时到数天内出现,主要症状包括皮肤红肿、疼痛或有灼热感、瘙痒、脱皮、水疱或严重灼伤。

3. **日光性皮炎是一种什么样的疾病,临床常用诊断方法** 日光性皮炎是由于过度暴露于紫外线(UV)下导致的皮肤细胞受损和炎症反应。日光性皮炎的常用检查方法:①一般通过病史询问、临床观察来诊断,而不需要特定的检查方法。②有时医生可能会采取一些检查来评估皮肤损伤的程度,如皮肤电阻仪、皮肤测量仪、紫外线诱发皮炎试验等。

4. **日光性皮炎有哪些病因与诱因**

(1)年龄和性别 任何年龄段都可患病,但儿童和年轻人的皮肤更嫩,更易受到紫外线的损害。在性别方面,研究表明,女性比男性更容易患上日光性皮炎,可能与女性外出时更常涂抹防晒霜或穿着遮阳服装有关。

(2)地理位置 通常在阳光强烈的地区更常见。例如,赤道附近、高海拔地区以及沙滩、高山、雪地等紫外线反射强烈的环境下,发生日光性皮炎的风险更高。

(3)季节 夏季阳光强度最高,是日光性皮炎发病率最高的季节。

(4)人种 不同人种的皮肤对紫外线的反应有所不同。皮肤较白或不易晒黑的人群的皮肤含有较少黑色素,自我保护较弱更易患上日光性皮炎。

(5)UV指数 是衡量紫外线强度的指标。UV指数较高时,日光性皮炎的发生率也会增高。UV指数通常在夏季和中午时分达到高峰。

(6)个体行为习惯　频繁暴露于阳光下且不使用防晒霜或防护措施的人群,患上日光性皮炎的风险较高,如户外工作者、运动员或度假者。

(7)药物或化学物质引起的光敏感性　有些药物或化学物质可以使皮肤对紫外线更敏感,从而增加日光性皮炎的风险,如某些抗生素、抗癫痫药、非甾体抗炎药等。

(8)遗传因素　家族中有日光性皮炎史的人更容易遗传这种敏感性。

5. 日光性皮炎的治疗药物有哪些　用药旨在缓解症状、减轻皮肤炎症和促进皮肤愈合。以下是常用于日光性皮炎治疗的药物和护理方法。

(1)局部止痒和镇痛药物　涂抹含有止痒和镇痛成分的局部药物,如含有羟基苯甲酸酯的乳液或凝胶。

(2)局部冷敷　可以用冷湿毛巾或冰袋轻轻冷敷,有助于缓解疼痛和红肿。

(3)保湿剂　使用保湿剂或润肤霜,帮助保持皮肤湿润,减少皮肤脱皮和减轻干燥感。

(4)非甾体抗炎药　如布洛芬或对乙酰氨基酚,有助于减轻疼痛和炎症反应。

(5)抗组胺药　如氯雷他定,可以减轻瘙痒和过敏反应。

(6)生长因子药物　有些患者使用表皮生长因子有助于促进皮肤愈合和修复。

(7)抗生素　对于严重感染或出现继发性感染的患者,可能需要口服或局部应用抗生素,以预防或治疗感染。

(8)避免再次暴露　使用防晒霜,尽量待在阴凉处,穿着遮阳衣物和戴宽边帽。

6. 日光性皮炎治疗药物的不良反应

(1)抗组胺药的主要不良反应　包括嗜睡、疲倦、乏力、注意力下降等,或者精神兴奋、容易激动、失眠,甚至抽搐和诱发癫痫。此外,还有可能出现口干、心悸、视物模糊、排尿困难等。胃肠道不良反应也是常见的不良反应,包括口苦、恶心、呕吐、腹痛、腹泻、便秘等。

(2)非甾体抗炎药的主要不良反应　胃肠道反应、过敏反应、药物相互作用。若长期使用还可能出现出血倾向、肝肾损伤,应遵医嘱使用并加强监测。

7. 注意事项

(1)对于严重的日光性皮炎症状或出现并发症的患者,建议及时就医,由专业医生制订合适的治疗方案。

(2)采取适当的防护措施,如使用防晒霜、穿着遮阳服装、避免在阳光强烈时段进行户外活动等,可以降低日光性皮炎的发生率,降低紫外线对皮肤的损伤风险。

(3)防晒霜选择技巧:SPF指防晒时长,是阻挡UVB的能力。UVB的伤害是短时间内将皮肤晒红晒伤。所以SPF指数越高,防晒产品的作用时间越长。市面上常见的有SPF30和SPF50两种。PA指防晒强度,是阻挡UVA的能力。UVA穿透力极强,可以直接损伤肌底造成皮肤变黑和衰老。所以,PA后面的"+"越多,代表这款产品的防晒能力越强,效果越好。同时拥有以上2种标识的产品被称为"广谱防晒",既可以防晒伤又可以防晒黑,是最有效的防晒类型。

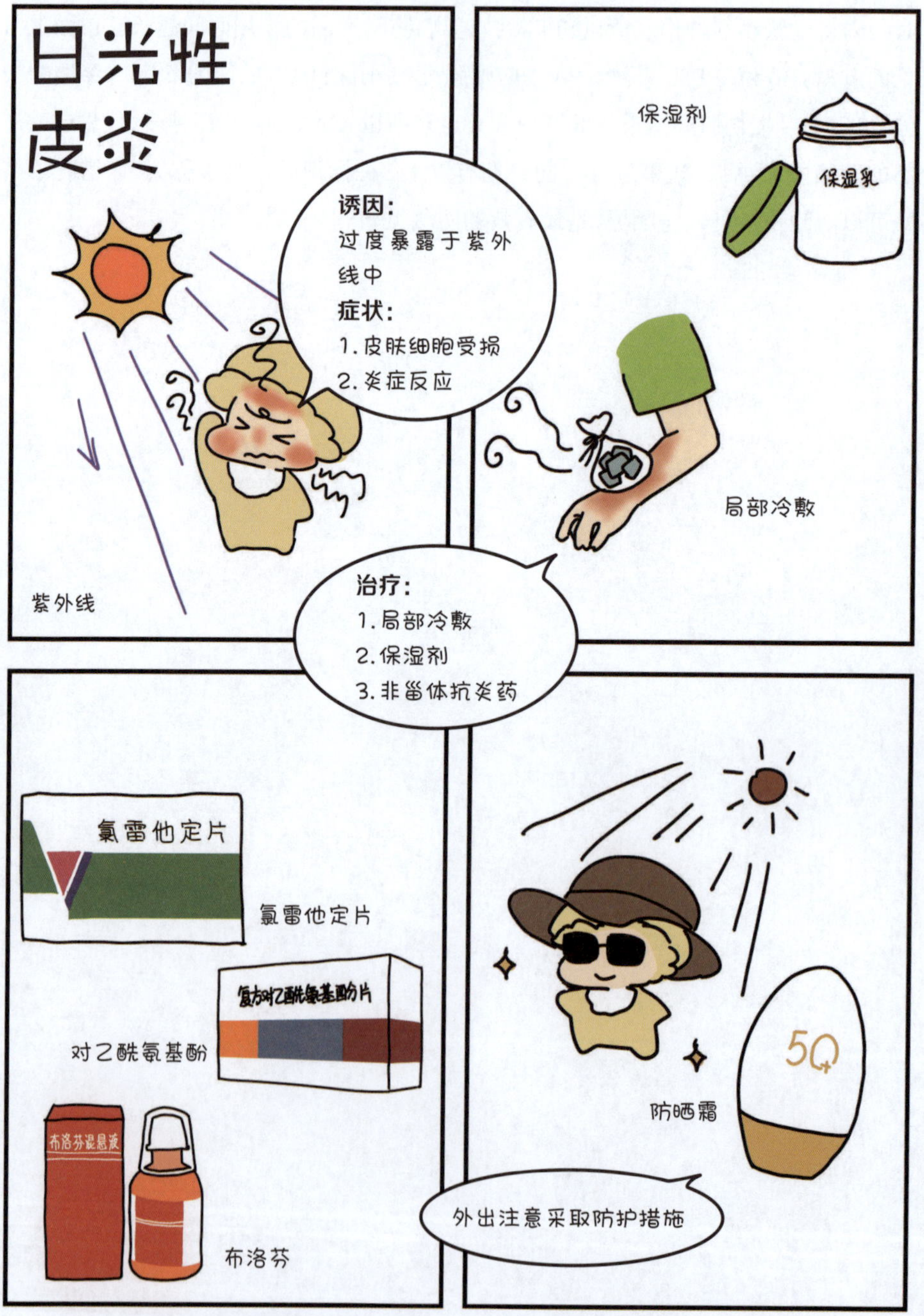

(五)小儿痱子不可怕

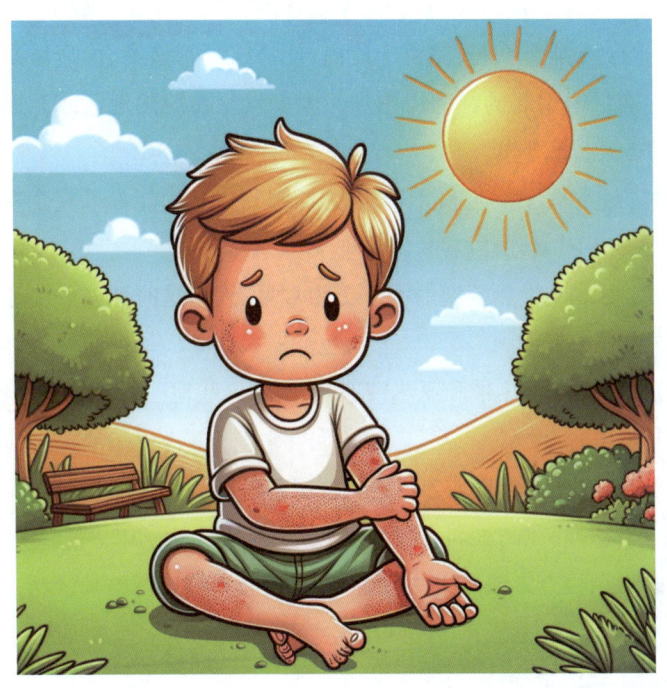

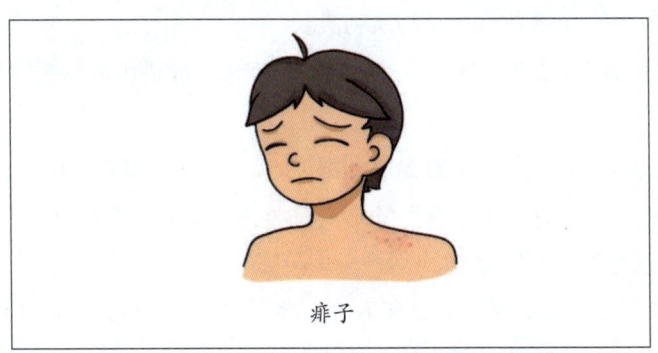

痱子

1. **谣言** 对于宝宝起痱子,传言称涂抹苦瓜水、黄瓜水可以缓解。

2. **孩子出现哪些症状,家长需要怀疑孩子有痱子的可能** 痱子的症状通常是局限性的,一般不会累及全身。常见症状包括皮疹(起红色小颗粒或小疙瘩)、起红色丘疹、丘疱疹、小水疱、皮肤瘙痒,有灼热感、刺痛感,皮肤红肿、发热或局部压痛。

3. **痱子是一种什么样的疾病,临床常用诊断方法** 痱子,又称粟粒疹、汗疱疹或汗疹,是由于汗液排泄不畅、潴留于皮内,使汗腺导管堵塞,内压增高而破裂,汗液外溢刺激周围组织引起的汗腺周围炎。大多发生在湿热地区或温度高、天气闷热的夏季。痱子流行病学如下。

(1) 年龄 最常见于婴儿和儿童,因为汗腺和皮肤功能尚未完全发育成熟,汗腺较细小,容易发生阻塞,所以容易出现痱子。

(2) 季节 夏季或炎热潮湿的季节更为常见,因为这时汗液分泌旺盛,而高温和湿度容易导致汗腺阻塞。

(3) 环境 多发生于热带和亚热带地区,因为这些地区的气候条件更容易导致过度出汗和汗腺阻塞。

(4) 体质 体温调节不良或多汗的人群更容易出现痱子。

(5) 职业 长时间在高温和潮湿环境下工作,也更容易出现痱子。

4. **痱子的常用检查方法** ①一般通过病史询问、临床观察来诊断,不需要特定的检查方法。②在一些情况下,医生可能会考虑检查排除其他疾病或继发性感染,如皮肤刮片检查、病原学检查、过敏试验。

5. **痱子有哪些病因与诱因** 主要病因是汗腺阻塞,这种阻塞可以由多种因素引起,如①炎热、潮湿的环境;②过度出汗;③穿着不透气的衣物;④婴儿和幼儿;⑤体温调节功能障碍;⑥药物或化学物质刺激。

6. **痱子的治疗方法有哪些** 通过简单的护理和治疗措施可以缓解和改善痱子症状。

(1) 注意室内通风,保持适宜温度和湿度,勤洗温水澡,穿宽敞、单薄的棉质衣服,保持皮肤干燥、清洁。注意给小婴儿多喂水、勤翻身;儿童避免在烈日下玩耍;应避免搔抓,以免引起继发感染。

(2) 治疗上可外用清凉粉剂如痱子粉,或炉甘石洗剂,以及含薄荷的清凉止痒洗剂。35%~70%乙醇对轻型痱子有一定疗效。

（3）忌用油膏，以免妨碍汗液蒸发。

（4）一般无需内服药物，天气凉爽时皮疹就能迅速自愈。

7. 其他注意事项　痱子是一种常见但通常是良性的皮肤问题，可以通过保持皮肤干燥、避免过度出汗、穿着透气衣物和定期清洁等简单的预防措施来预防和缓解。对于婴儿和年幼儿童，保持室温适中、穿着透气衣物，避免过度包裹，均有助于预防痱子的发生。

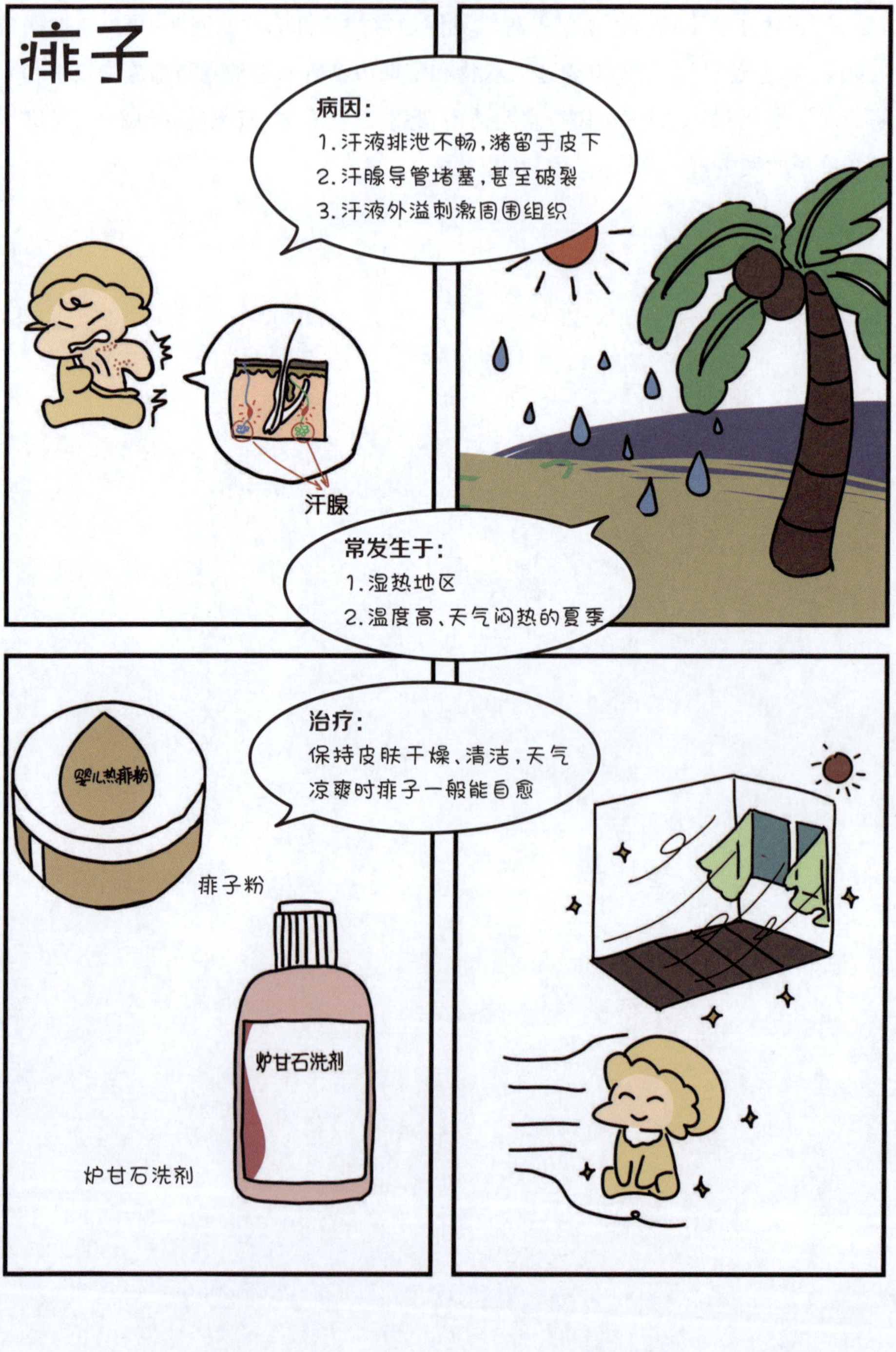

(六)玫瑰糠疹:美丽名字下的疾病

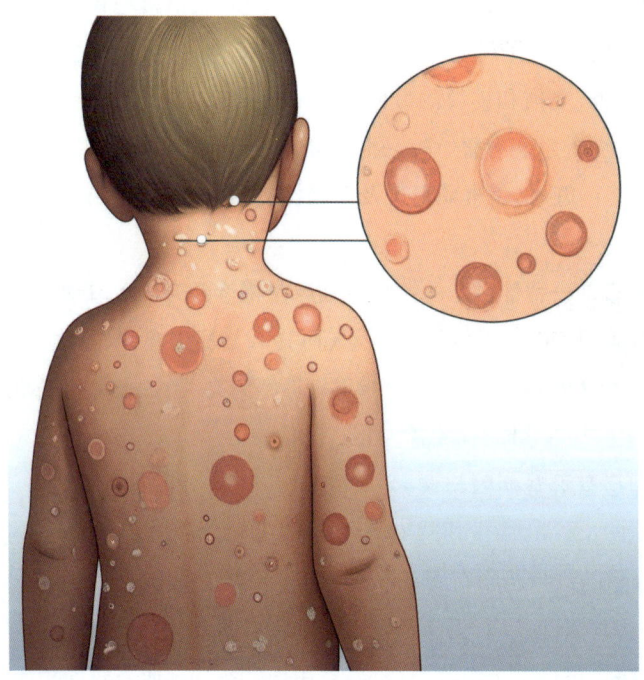

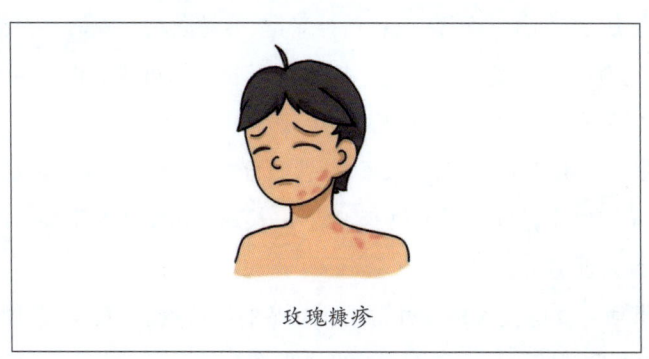

玫瑰糠疹

1. 谣言 患玫瑰糠疹后可以使用沐浴液和肥皂清洗受损的部位！错，要尽量保持皮肤干燥，减少对受损部位的刺激。

2. 孩子出现哪些症状，家长需要怀疑孩子有玫瑰糠疹的可能 玫瑰糠疹常表现为躯干、四肢近端出现早期皮损：1~2个较大、边界清楚的圆形或椭圆形的淡红色鳞屑斑，称为"母斑"，直径2~5cm或更大。1~2周后成批出现较小的与母斑类似的圆形或椭圆形斑疹，称"子斑"，上覆少量糠样鳞屑，中心为淡红色、浅棕色或淡黄褐色，边缘为玫瑰色，皮损和皮纹的方向一致。皮损多分布于头面部、躯干及四肢近端，肢端一般较少受累。有轻、中度瘙痒，部分患者有流感样症状。不典型玫瑰糠疹可表现为暗紫色斑疹、色素减退斑及紫癜样皮损。本病具有自限性，自然病程为8~12周。

3. 玫瑰糠疹是一种什么样的疾病及临床常用诊断方法 玫瑰糠疹是一种常见的慢性皮肤疾病，其症状和体征可以因人而异。其病因不明，发病率为0.5%~2%。好发于年龄较大的儿童和成年人，可能与病毒感染有关，一般无传染性。一般通过病史询问、临床观察来诊断，而不需要特定的检查方法。

4. 玫瑰糠疹有哪些病因与诱因 玫瑰糠疹的确切病因尚不完全清楚，包括遗传、免疫反应、血管异常、微生物感染、环境因素及饮食和生活方式等。

5. 玫瑰糠疹的治疗药物有哪些

（1）本病为自限性疾病，无症状则不需治疗。

（2）如有瘙痒可口服抗组胺类药物，外用炉甘石洗剂或弱效糖皮质激素制剂。

（3）对于病程长、全身泛发的患儿，可酌情给予紫外线（UV）照射。

6. 玫瑰糠疹治疗药物的不良反应有哪些 口服抗组胺药的主要不良反应包括嗜睡、疲倦、乏力、注意力下降等，或者精神兴奋、容易激动、失眠，甚至抽搐和诱发癫痫。此外，还有可能出现口干、心悸、视物模糊、排尿困难等。胃肠道不良反应也较常见，包括口苦、恶心、呕吐、腹痛、腹泻、便秘等。

若长期使用外用药物，特别是激素软膏，可能会引起局部皮肤色素加深、局部皮肤萎缩，甚至有密集排列的绒毛改变。此外，长期使用皮质激素类药物还可能造成皮肤萎缩、继发性感染等。

7. 注意事项 玫瑰糠疹是一种常见而复杂的皮肤疾病，其发病机制尚不完全清楚。早期诊断和治疗可以有效缓解症状并改善生活质量。如果怀疑患有玫瑰糠疹，应及时就医，接受专业医生和药师的诊断及治疗。

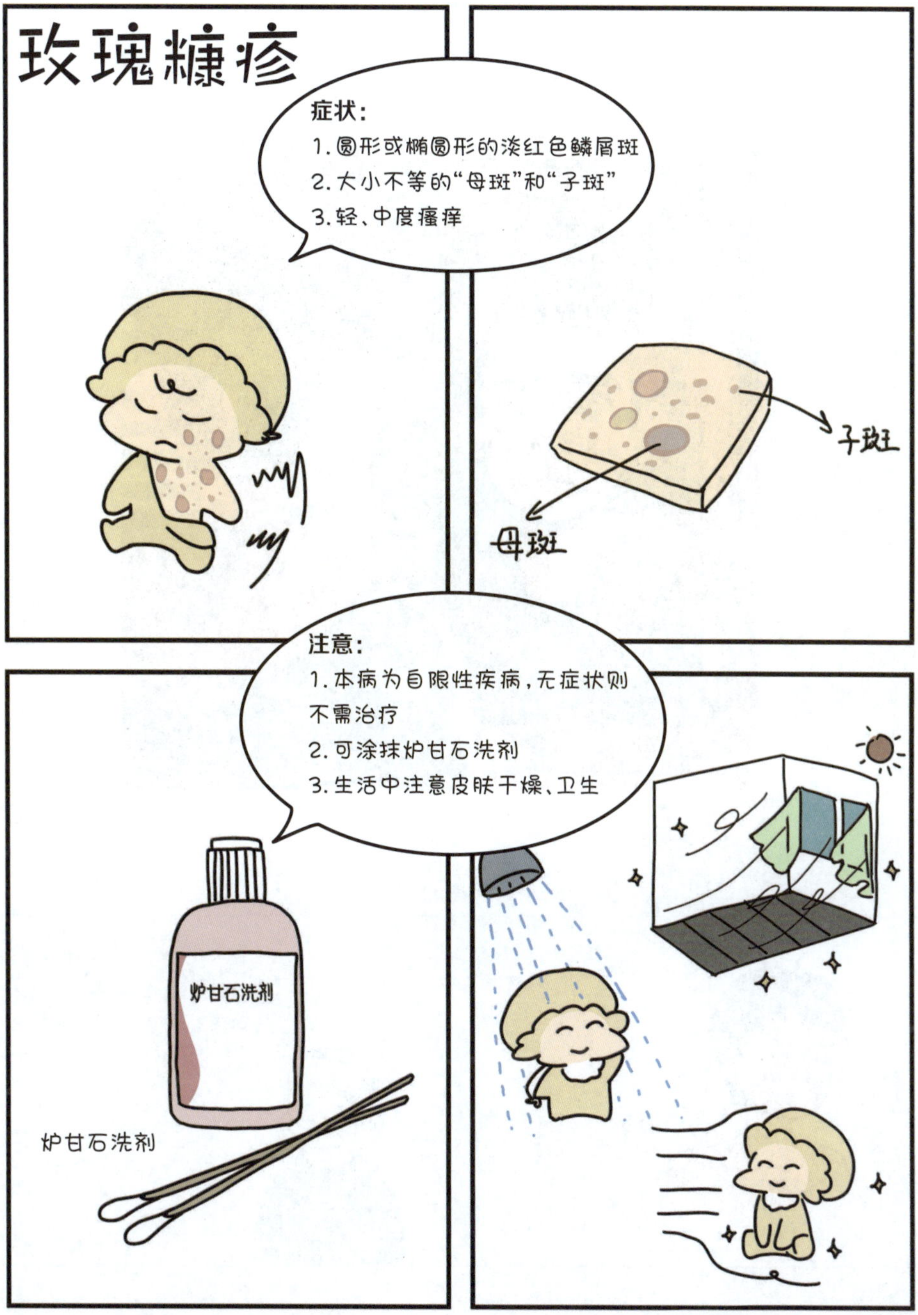

（七）痤疮：不只是青春期的烦恼

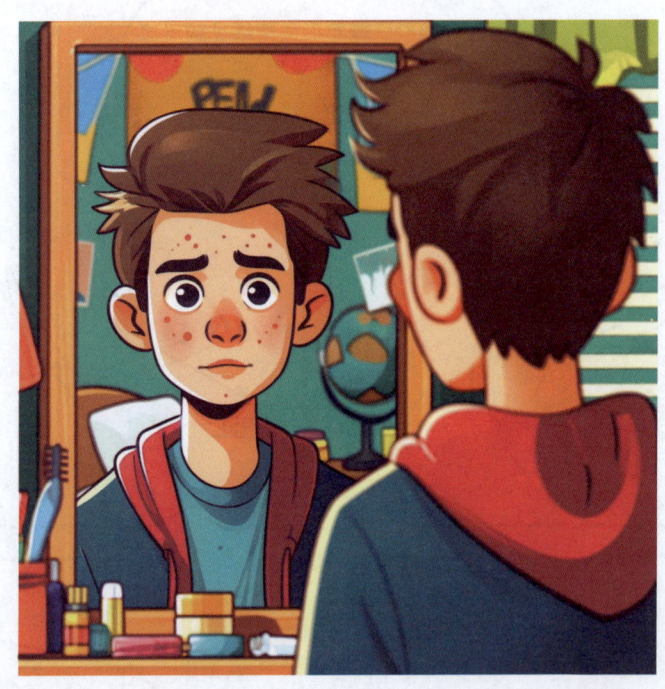

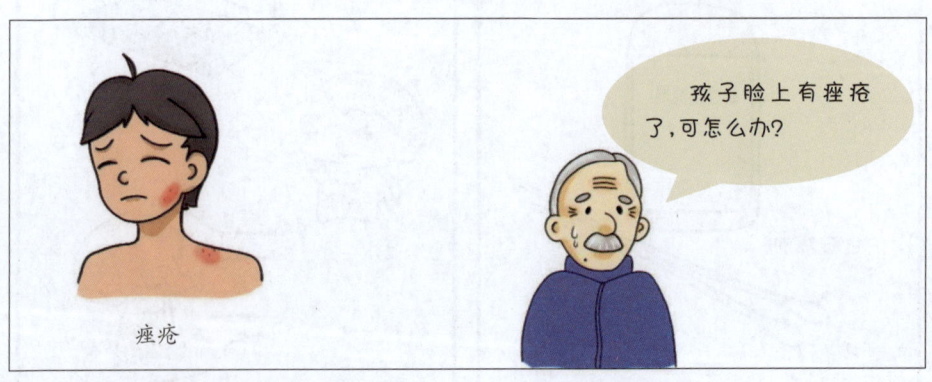

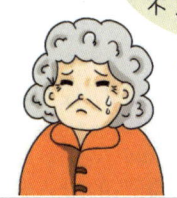
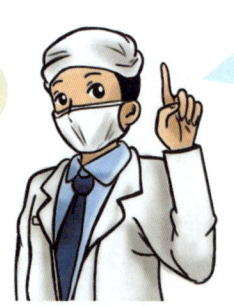

1. 谣言 ①对付青春期痘痘，贴土豆片、黄瓜片有效；②长痘痘不用管，过了青春期就会恢复。

2. 孩子出现哪些症状，家长需要怀疑孩子有痤疮的可能

（1）痤疮分类　未成年人痤疮可根据年龄组分类，0~11岁称为儿童痤疮，12~18岁称为青春期痤疮。痤疮多发生在面部T区，包括额头、鼻子和下颌，也可发生在胸部、背部和肩部等。

（2）痤疮临床表现分级　根据皮损性质及严重程度可将痤疮分为4级：①1级（轻度），仅有粉刺；②2级（中度），除有粉刺外还有炎性丘疹；③3级（中重度），除有粉刺、炎性丘疹外还有脓疱；④4级（重度），除有粉刺、炎性丘疹及脓疱外还有结节、囊肿或瘢痕。

3. 痤疮是一种什么样的疾病　痤疮是一种累及毛囊皮脂腺的慢性炎症性皮肤病，青少年的痤疮患病率为35%~90%，甚至更高。近年来，痤疮发病年龄逐渐减小，不同年龄段患儿发生痤疮的病因、临床症状及治疗各不相同。

4. 临床常用检查和诊断方法

（1）一般通过病史询问、临床观察来诊断，而不需要特定的检查方法。

（2）有些情况下医生可能会做一些血液检查，如激素水平检查，以排除激素失调或其他系统性疾病。

5. 痤疮有哪些病因与诱因

（1）遗传因素　如果家族成员中有痤疮病史，则个体患病风险会增加。

（2）激素水平　青春期性激素水平增高，会刺激皮脂腺分泌增加，易导致毛囊堵塞和痤疮形成。除青春期外，女性在月经周期、孕期、更年期等阶段的激素变化也可能影响痤疮的发生。

（3）皮脂分泌过多　造成毛囊口堵塞,加速痤疮的形成。

（4）细菌感染　痤疮丙酸杆菌感染,分解皮脂,产生炎症反应,加重痤疮。

（5）毛囊角化异常　角质层过厚或角质转化不良时,堵塞毛囊口则易形成痤疮。

（6）环境因素　如空气污染、高温多湿的气候、接触有害化学物质、使用的化妆品过多、护肤不当等,也可能影响皮肤健康,加重痤疮病情。

（7）饮食因素　有研究表明,高糖、高脂食物以及牛奶和乳制品的摄入与痤疮的发生有一定关系。

6. 痤疮的治疗药物有哪些　痤疮的治疗包括局部药物和口服药物,用于控制痤疮的症状、减轻炎症、清除粉刺和预防皮损形成。指南建议根据分级选择相应治疗药物和手段(表10)：

表10　痤疮推荐治疗药物

痤疮严重程度	轻度(Ⅰ级)	中度(Ⅱ级)	中重度(Ⅲ级)	重度(Ⅳ级)
临床表现	粉刺	炎性丘疹	丘疹、脓疱	结节、囊肿
一线药物选择	外用维A酸	外用维A酸+过氧化苯甲酰±外用抗生素或过氧化苯甲酰+外用抗生素	口服抗生素+外用维A酸±过氧化苯甲酰+外用抗生素	口服异维A酸±过氧化苯甲酰/外用抗生素 炎症反应强烈者可先口服抗生素+过氧化苯甲酰/外用抗生素后,再口服异维A酸
二线药物选择	过氧化苯甲酰、壬二酸、果酸、中医药	口服抗生素+外用维A酸±过氧化苯甲酰/外用抗生素、壬二酸、红蓝光、水杨酸或复合酸、中医药	口服异维A酸、红蓝光、光动力、激光疗法、水杨酸或复合酸、中医药	口服抗生素+外用维A酸±过氧化苯甲酰、光动力疗法、系统用糖皮质激素(聚合性痤疮早期可以和口服异维A酸联合使用)、中医药
女性可选择			口服抗雄激素药物	
维持治疗			外用维A酸±过氧化苯甲酰	

来源：中国痤疮治疗指南(2019 修订版)。

7. 痤疮治疗的注意事项

（1）新生儿痤疮受母体激素的影响而产生，随着激素消退可自行消退。

（2）对于婴儿痤疮和儿童痤疮需要仔细查找内分泌疾病。

（3）FDA批准2.5%过氧化苯甲酰/1%阿达帕林凝胶组合可用于≥9岁的患儿，0.05%维A酸凝胶可用于≥10岁的患儿。

（4）≥8岁：2、3级采用口服抗生素与外用维A酸联合治疗，抗生素首选四环素，其次是大环内酯类。

（5）<8岁：口服抗生素首选红霉素或其他大环内酯类抗生素。

（6）4级口服异维A酸是最有效的治疗方法。

8. 痤疮治疗药物的不良反应
外用药物时避免接触眼睛和其他黏膜（如口、鼻等）。外用维A酸和过氧苯甲酰可能会引起皮肤刺激症状，如灼热感、红斑及脱屑，可能使皮损更明显，但同时表明药物正在起作用，而不是病情的加重。皮肤一般可适应及耐受，刺激现象可逐步消失。若刺激现象持续或加重，可在医师指导下间歇用药或暂停用药。

9. 其他注意事项
痤疮是一种常见而复杂的皮肤疾病，发病因素多样。青春期是痤疮的高发期，痤疮患儿应积极调整生活方式、保持健康饮食习惯、避免使用刺激性护肤品，并及时就医接受专业治疗，以减轻症状和防止并发症的出现。

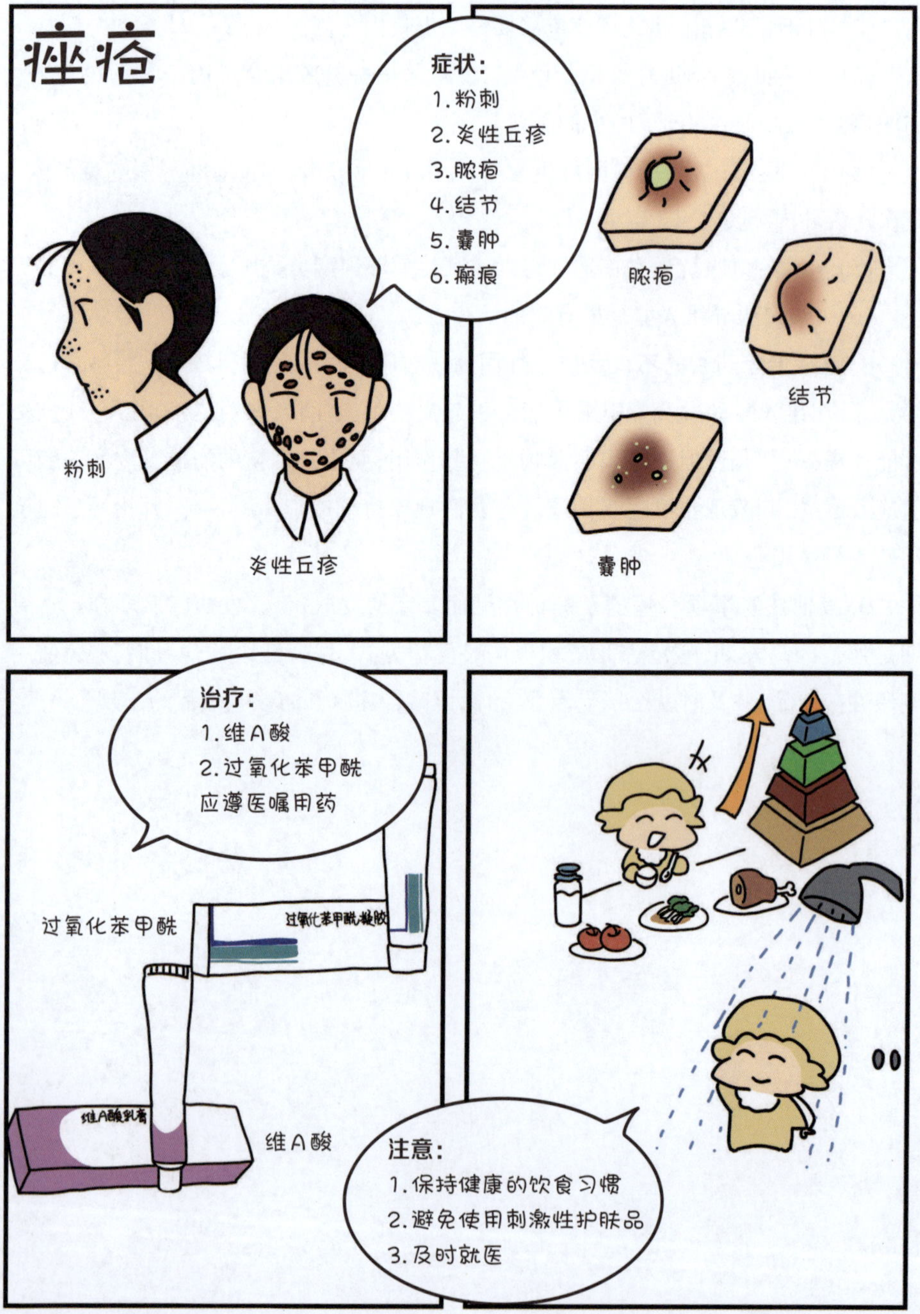

（八）童享无忧夏日：细解儿童蚊虫叮咬处理与安全用药

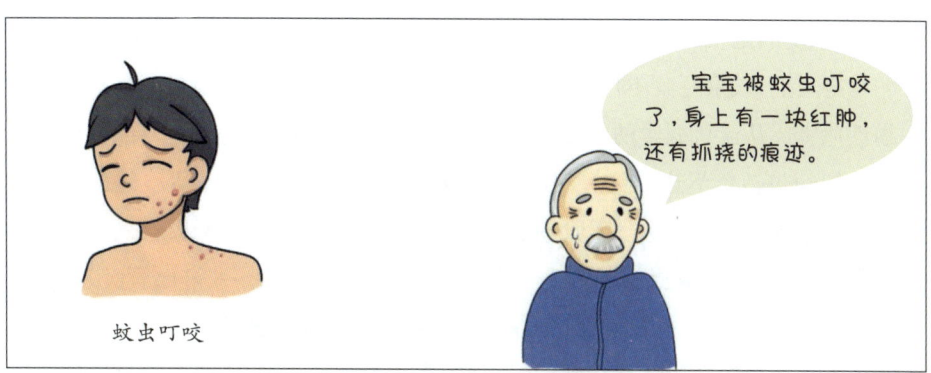

1. **谣言** ①蚊子偏爱某种血型；②维生素B_1泡水能驱蚊；③被叮咬后用大蒜汁涂抹可以止痒；④驱蚊草可有效驱蚊；⑤涂风油精能驱蚊；⑥驱蚊软件能有效赶走蚊子。

2. **孩子出现哪些症状，需要怀疑有蚊虫叮咬的可能**　蚊虫叮咬后可能会出现皮肤瘙痒的症状，这是因为蚊虫的唾液中含有一定的毒素；当毒素进入体内时，就可能引起瘙痒感。同时，毒素还可能使局部血管扩张，从而出现皮肤红肿的情况。如果患儿经常用手去抓挠患处，可能会使局部受到细菌的感染，进而出现丘疹现象。

被不同的蚊虫叮咬后产生的症状不同。例如，螨虫叮咬可能形成水肿性风团样丘疹、丘疱疹或瘀斑，上面可能伴有小水疱；跳蚤叮咬则可能在吸血处形成带出血点的红色斑丘疹，如果对跳蚤唾液过敏，还可能出现水疱、红斑等丘疹性荨麻疹的表现；

毒蜂蜇伤则可能导致局部立即出现红肿、水疱，并伴有明显的疼痛、烧灼感和瘙痒，甚至可能出现恶心、发热等全身症状，严重情况下还可能引发过敏性休克。

3. 什么是蚊虫叮咬　　蚊虫叮咬是由蚊子这种具有刺吸式口器的纤小飞虫，通过其口器刺伤人体皮肤，吸食血液作为食物的行为。这种行为除了造成人体皮肤不适，更重要的是，某些种类的雌蚊在吸血过程中，可能成为疾病传播的媒介。

在定义上，蚊虫叮咬不仅仅是一种物理性伤害，更是一种可能导致疾病传播的生物性危害。从流行病学的角度来看，由蚊虫叮咬传播的疾病多种多样，其中最为人们熟知的包括登革热、疟疾、黄热病、丝虫病和流行性乙型脑炎等。这些疾病在流行地区给人类健康带来了严重威胁。以丝虫病为例，它是由班氏丝虫和马来丝虫引起的寄生虫病，成虫主要寄生于人体的淋巴系统，可能导致淋巴管炎、淋巴结炎，晚期甚至可能引发橡皮肿、乳糜尿等严重病症。而流行性乙型脑炎和登革热则分别由乙型脑炎病毒和登革病毒引起，临床表现为高热、意识障碍、脑膜刺激征，以及发热、皮疹、肌肉和关节酸痛等症状。

4. 儿童被蚊虫叮咬后的常用检查方法

（1）血常规检查　　通过抽取静脉血进行化验，观察血液中白细胞、红细胞、血小板等指数的变化，从而判断机体是否存在感染情况、血液系统疾病等。白细胞计数升高，尤其是中性粒细胞比值升高，可能表示虫咬反应合并感染或为细菌感染的疾病；若为淋巴细胞比值升高，则可能提示主要为过敏反应。

（2）皮肤镜检查　　使用特殊仪器对皮肤进行照射，观察皮肤表面的血管形态、色泽等，以判断是否存在皮肤损伤、皮肤感染等情况。

（3）过敏原检查　　通过抽血化验，判断机体是否对某种物质存在过敏的情况，有助于医生为患者制订更好的治疗方案。在过敏原检查中，如果免疫球蛋白E水平升高，则可能提示患者有过敏反应。

5. 哪些因素容易致使儿童遭受蚊虫叮咬

（1）皮肤暴露　　儿童的皮肤通常较为娇嫩，且他们在户外活动时更容易暴露皮肤，使得蚊虫更容易叮咬。

（2）环境因素　　家庭或周围环境中的某些因素可能增加儿童被蚊虫叮咬的风险。例如，如果家庭周围存在垃圾堆积或积水，都可能成为蚊虫滋生的场所。同时，如果家庭没有做好防护措施，如未安装纱窗或未使用蚊帐，蚊虫则更容易进入室内叮咬儿童。

（3）汗液分泌多　儿童通常比成人更容易出汗,汗液中含有的氨基酸和其他化学成分可以产生气味,这些气味更容易吸引蚊虫。

（4）营养不足　部分儿童可能存在营养不足的情况,特别是缺乏B族维生素和铁质等营养素。这些种营养不足可能导致儿童的免疫力下降,从而更容易受到蚊虫叮咬。

（5）新陈代谢旺盛　儿童的新陈代谢相对旺盛,体温较高,这使得他们体内三甲胺含量更高。三甲胺具有强烈的诱蚊作用,因此儿童更容易成为蚊虫的攻击目标。

（6）卫生习惯　儿童如果不注意个人卫生,长时间不更换衣物,或者经常穿紧身衣物,则可能使皮肤更易受到刺激,从而吸引蚊虫。

6. 儿童蚊虫叮咬的治疗和预防的方法有哪些

（1）外用药物　①炉甘石洗剂:具有收敛和保护皮肤的作用,可以有效缓解皮肤瘙痒的症状。②复方薄荷脑软膏:含有薄荷脑、樟脑等成分,具有止痒、清凉和抗炎作用,适用于虫咬皮炎等。③复方醋酸地塞米松乳膏:属于肾上腺皮质激素类药物,具有抗炎、抗过敏、止痒和抗感染作用,适用于治疗局部皮肤瘙痒等。④清凉油、风油精、花露水:这些传统药物都具有清凉、止痒、抗炎和驱蚊的作用,对于缓解蚊虫叮咬后的不适很有帮助。

（2）口服药物　抗过敏药如盐酸西替利嗪、氯雷他定等,对于因蚊虫叮咬引起的严重过敏反应,如全身多处皮疹、明显瘙痒等,可以有效缓解症状。但需注意,使用这些药物前,应咨询医生的建议,确保用药安全。

（3）保持环境清洁　定期清理垃圾、积水等,减少蚊虫滋生。

（4）使用驱蚊产品　如蚊香、驱蚊液等,但要注意选择适合儿童使用的产品,避免过量使用。

（5）穿着防护衣物　在户外活动时,为儿童穿上长袖衣物、长裤,减少皮肤暴露。

7. 儿童蚊虫叮咬后药物使用的注意事项

（1）选择合适的药物　首先,家长应确保所选药物是专为儿童设计的,并符合儿童的年龄和体重。其次,针对蚊虫叮咬的不同症状,如皮肤红肿、瘙痒等,应选择相应的治疗药物。例如,炉甘石洗剂适用于缓解皮肤瘙痒,而清凉油、风油精则具有清凉、止痒和驱蚊的作用。

（2）遵循用药剂量和频率　家长应严格按照药物说明书或医生的建议来使用药物，不可随意增减药物剂量或改变用药频率。过量使用可能导致不良反应，而剂量不足则可能影响治疗效果。

（3）注意药物的使用方法和禁忌证　一些药物可能需要外用，一些需要口服，家长应仔细阅读药物说明书，确保正确使用。同时，要注意药物的禁忌证，如对某些药物过敏的儿童应避免使用相关药物。

（4）观察药物反应　使用药物后，家长应密切观察儿童的反应。如果出现过敏反应、皮肤刺激或其他不适症状，应立即停止使用并咨询医生。

（5）避免与其他药物相互作用　如果儿童正在使用其他药物，家长应咨询医生，了解所使用的治疗蚊虫叮咬的药物是否与其他药物存在相互作用的风险。

（6）预防蚊虫叮咬　使用药物治疗的同时，家长还应积极采取预防措施，如使用驱蚊产品、穿着防护衣物等，以降低儿童再次被蚊虫叮咬的风险。

（7）选择适合宝宝的驱蚊液　给宝宝挑选适合的驱蚊液很重要，驱蚊液中的一些成分，对我们成人确实有效，但对宝宝可能有害。如薄荷脑和樟脑在花露水、风油精中较常见，但具有神经毒性，不建议给2岁以下的宝宝使用。同样，蚊香中常见的成分，如拟除虫菊酯具有神经毒性，也不建议给2岁以下的宝宝使用。美国疾病控制和预防中心推荐避蚊胺、派卡瑞丁、驱蚊酯、柠檬桉这4种成分，成人均可使用，包括孕产妇。但是对于儿童，只推荐避蚊胺、派卡瑞丁这2种成分。其中对于2月龄以下的宝宝，不建议涂抹任何驱蚊液；3岁以下宝宝禁用柠檬桉。

8. 蚊虫叮咬常用药物不良反应有哪些

（1）皮肤过敏　这是最常见的不良反应之一。如果患者对药物过敏，涂抹激素类药物后可能出现皮肤瘙痒、红肿、刺痛、起疹子等过敏症状。这主要是因为某些药物成分可能引发机体的过敏反应。

（2）皮肤刺激　药物中含有的某些成分，如薄荷脑、水杨酸甲酯等，可能会对皮肤造成一定的刺激，导致皮肤发红、灼热、疼痛等不适感。

（3）皮肤感染　如果长期使用或过量使用某些药物，可能会破坏皮肤的屏障功能，使皮肤更容易受到细菌或病毒的侵袭，从而诱发皮肤感染。感染症状可能包括皮肤红肿、疼痛、流脓等。

（4）色素沉着　部分药物可能会导致皮肤色素沉着，使被叮咬的部位留下深色痕迹。这可能会影响皮肤的外观，特别是在显眼的位置。

(5)皮肤萎缩　长期或不当使用某些激素类药物(如皮炎平、艾洛松等),可能导致皮肤萎缩,使皮肤变薄、松弛,甚至出现皱纹。

9. 其他注意事项

(1)预防蚊虫叮咬　穿着宽松的长袖衣物和长裤,减少皮肤暴露,从而降低被蚊虫叮咬的风险。外出时,尤其在蚊虫活动高峰期,可以使用驱蚊液、驱蚊手环等驱蚊产品。在家中,可以使用蚊香、电蚊拍等工具,保持室内清洁,避免家中积水,以减少蚊虫的滋生。

(2)接种疫苗　如果被蚊虫叮咬后仅出现局部瘙痒症状,并无感染情况,通常可以接种疫苗。然而,如果叮咬部位出现红肿、疼痛等感染症状,或者伴随发热等全身性症状,建议在痊愈后再接种疫苗,以免加重感染或诱发发热。接种疫苗后,仍需密切观察体温变化,如有异常及时处理。

(3)饮食注意事项　建议选择清淡、易消化的食物,如蔬菜、水果等,避免辛辣、刺激性食物,以免加重瘙痒症状。富含维生素B_1的食物,如苹果、香蕉等,有助于营养神经、缓解瘙痒。同时,避免饮用酒精类饮品,以防加重症状。

(4)穿着注意事项　除了上述提到的穿着宽松长袖衣物外,还可以选择穿浅色衣物,因为深色衣物更容易吸引蚊虫。穿袜子也是一个有效的防蚊方法,因为蚊子在人体皮肤湿度降低、皮表挥发物减少后就会减少叮咬。

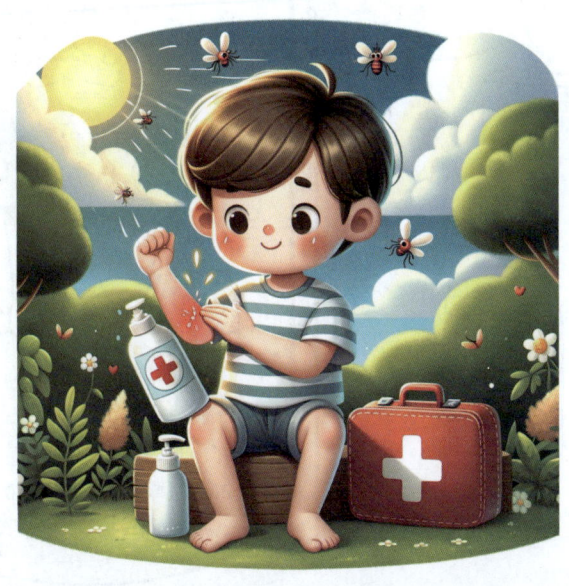

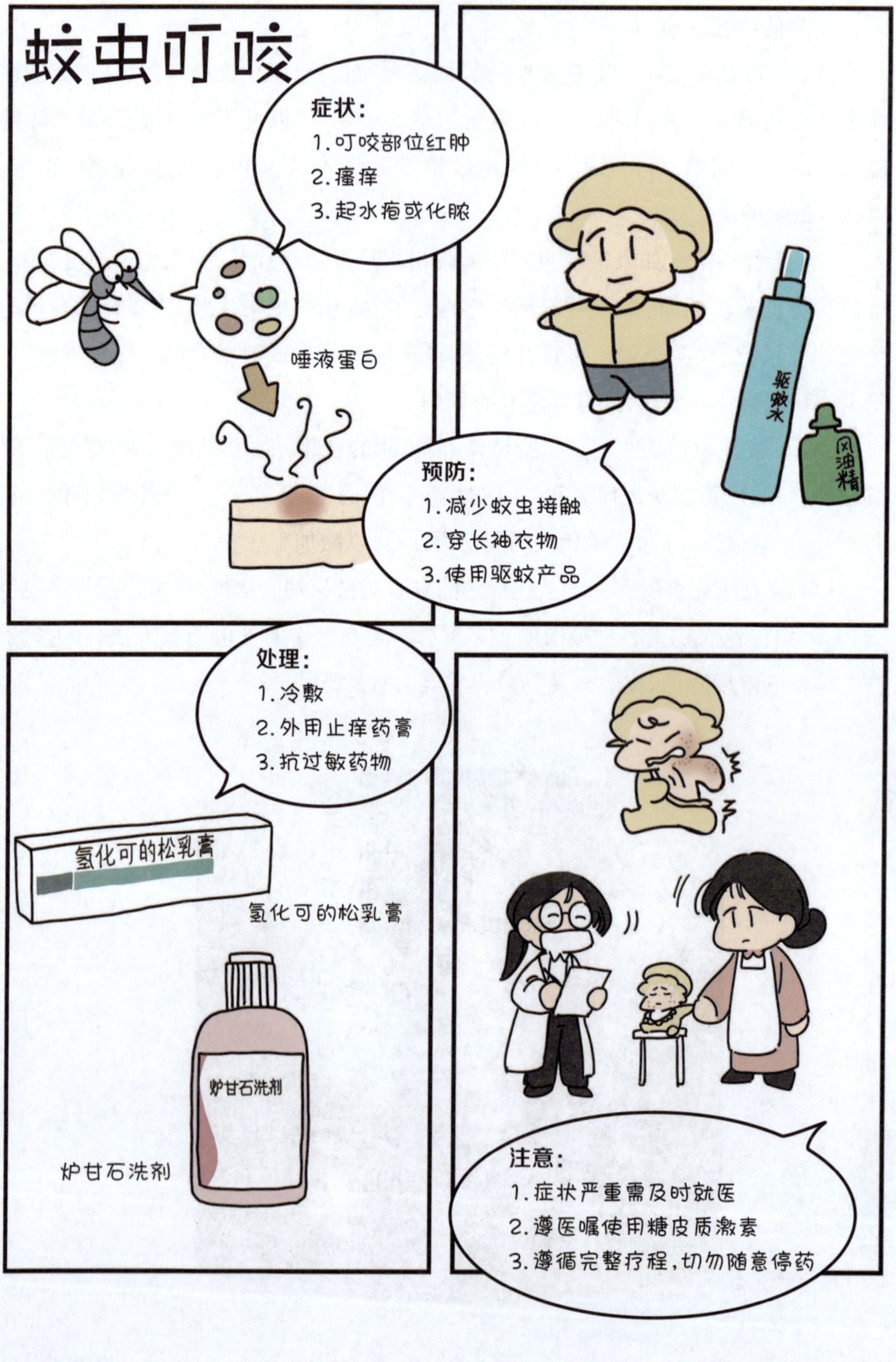

(九)瘙痒小怪兽来袭！儿科药师的荨麻疹驱逐秘籍，让孩子笑对"风疙瘩"

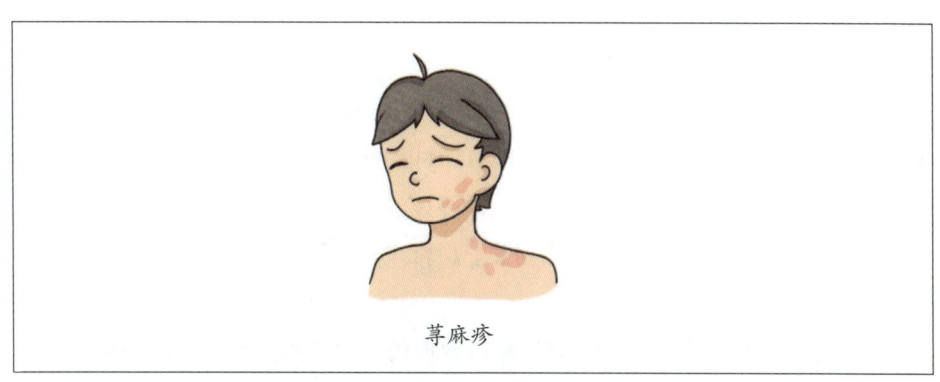

荨麻疹

1. 谣言 ①荨麻疹会传染；②荨麻疹不用忌口；③荨麻疹不用管会自己痊愈；④吃了抗过敏药就有效，停药后就复发，荨麻疹是不是没办法治好？

2. 孩子出现哪些症状，家长需要怀疑孩子患上荨麻疹的可能

（1）皮肤出现红色斑块或风团　荨麻疹最典型的症状就是皮肤上突然出现的红色斑块或风团，即一个个红色基底上稍微凸起的白色或红色片状皮疹，类似蚊虫叮咬的疙瘩，有时皮肤表面凹凸不平，呈橘皮样改变，瘙痒明显。这些斑块通常会比周围皮肤稍高，并且可能会逐渐扩大并融合成片。

（2）剧烈瘙痒　荨麻疹通常伴随剧烈的瘙痒感，孩子可能会忍不住去抓挠，这可能会导致皮肤破损和感染。

（3）皮肤肿胀　血管性水肿也是荨麻疹的症状之一，主要出现在眼睑、嘴唇等皮肤组织疏松的部位，表现为眼袋、嘴唇肿胀等。

（4）快速变化　风团持续时间一般不超过2天，往往在数小时内减轻或消退。消退后不留痕迹，但新风团可此起彼伏，不断发生。这种此起彼伏的特点是荨麻疹的一个重要表现。

（5）可能伴随的其他症状　部分孩子出现荨麻疹的同时，还可能出现发热、头痛、腹痛、腹泻或呼吸困难等全身症状，通常表示过敏反应比较严重，需要立即就医。

3. 什么是荨麻疹　荨麻疹又称风疹块,是一种由肥大细胞活化导致肌肤、黏膜小血管扩张、渗透性增加而引起的常见过敏性皮肤病,通常在2~24h内消退,但反复发生新的皮疹。荨麻疹可发生于任何年龄,但更常见于青年人和成年人。荨麻疹的病因非常复杂,约3/4的患者找不到原因,特别是慢性荨麻疹。常见原因主要有:食物及食物添加剂、吸入物、感染、药物,物理因素如机械刺激、冷热、日光照射等,昆虫叮咬、精神因素、内分泌改变和遗传因素等。

4. 儿童荨麻疹的常用检查方法

(1) 体格检查　观察患儿的皮肤状况,检查是否存在红肿、风团等荨麻疹的典型症状,并询问患儿的病史和过敏史,以初步判断病情。

(2) 血常规检查　通过血常规检查,可以查看是否有血细胞异常的情况,这有助于判断荨麻疹是否与感染或过敏相关。血常规检查还能帮助医生了解患儿的整体健康状况。

(3) 过敏原检测　这是确诊荨麻疹过敏原的重要步骤。常见的过敏原检测方法包括皮肤点刺试验、抽血检查过敏原特异性IgE抗体等。这些方法可以帮助医生明确患儿对哪些物质过敏,从而制订针对性的治疗方案。

(4) 皮肤镜检查　使用特殊的放大镜直接观察皮损部位的形态特征和病变程度,有助于医生更准确地诊断荨麻疹,并评估病情的严重程度。

(5) 其他辅助检查　根据患儿的具体情况,医生可能还会建议进行其他辅助检查,如血清免疫球蛋白检查、肝肾功能检查、血沉检测和C反应蛋白检测等,以排除其他潜在疾病或并发症的可能性。

5. 哪些因素容易诱发儿童荨麻疹

(1) 病因　儿童荨麻疹的最主要原因之一是过敏反应。当儿童接触到某些过敏原时,如食物、药物、花粉等,免疫系统就会产生过度反应,释放组胺等物质,导致皮肤出现红肿、瘙痒等症状。

(2) 诱因　根据诱发因素,荨麻疹分为自发性荨麻疹(无明确的诱发因素)和诱导性荨麻疹(有明确的诱发因素)。

外源性原因多为一过性,包括:①某些物理因素:如摩擦、压力、冷热刺激、日光照射等;②食物:鱼虾、蛋类、芒果、酒等食物和(或)食品添加剂;③药物:食用了一些可能致敏的药物;④接触其他过敏原:吸入了花粉、动物皮屑、粉尘、尘螨和挥发性化学品等过敏原。

内源性原因多为持续性,包括①感染:一些微生物的慢性隐匿性感染(如幽门螺杆菌感染在少数患者中可能是重要的因素);②劳累、精神紧张;③慢性疾病:如系统性红斑狼疮、甲状腺疾病、淋巴瘤、炎症性肠病等。④遗传因素:荨麻疹的发病还与遗传因素有关。如果有荨麻疹家族史,孩子患病的风险可能会增加。

6. 儿童荨麻疹的治疗药物有哪些

(1) 去除病因　想要荨麻疹得到控制,首先要弄清楚是什么因素导致荨麻疹的发作。如果是过敏原引起的,应尽量远离过敏原。如果是药物诱发的,应在医生指导下停药或换药。对于冷热刺激、压力、日光照射或运动等物理因素诱发的荨麻疹,要尽量减少这些因素的影响。

(2) 缓解症状　①抗组胺药:可通过抑制组胺作用,减轻荨麻疹引起的瘙痒和红肿。常用的抗组胺药包括氯雷他定、西替利嗪等,这些药物对于缓解荨麻疹的症状非常有效,并且适合儿童使用。②抗炎药:对于荨麻疹引起的炎症反应,可以使用抗炎药进行治疗,糖皮质激素可让免疫细胞"冷静"下来,暂停反应,从而控制炎症并缓解症状,具有强大的抗炎作用。代表药物有泼尼松和地塞米松等。抗炎药的使用需要在医生的指导下进行,以确保安全性和有效性。③外用药物:对于局部瘙痒和红肿,可使用一些外用药物进行缓解,如炉甘石洗剂、丹皮酚软膏等,能快速缓解症状。

7. 儿童荨麻疹治疗用药使用注意事项

(1) 尽量减少物理、压力、过敏原等刺激(做过敏原检测,该避免的尽量避免)。

(2) 抗组胺类药物有助于控制慢性荨麻疹,但很少能减轻压力性荨麻疹。

(3) 外用皮质类固醇药物虽然可以减轻炎症反应,但经常使用会导致皮肤黏膜变薄。

(4) 不允许长期使用全身性糖皮质激素类药物,长期使用与许多潜在的不良反应有关。

8. 荨麻疹治疗药物常见不良反应　①嗜睡与乏力:为抗组胺药最常见的不良反应,特别是第一代抗组胺药(如苯海拉明、氯苯那敏)。②口干与眼干:抗组胺药可能会减少口腔和眼部分泌液的分泌,导致口干和眼干,有时还会引起不适。③胃肠道反应:部分儿童服用抗组胺药后可能出现恶心、呕吐、腹痛等胃肠道症状。④心律失常:少数情况下,抗组胺药可能导致心律失常,尤见于大剂量或长期使用的情况下。⑤兴奋和失眠:部分第二代抗组胺药(如西替利嗪、氯雷他定)可能导致部分儿童出现兴奋、失眠等症状。

9. 其他注意事项

(1) 预防措施 ①避免接触过敏原：了解并避免孩子接触已知的过敏原，如某些食物、花粉、宠物皮屑等，减少荨麻疹的发作频率。②保持室内清洁：定期打扫房间，减少尘螨、真菌等过敏原的影响。③保持皮肤清洁：定期洗澡，使用温和的洗浴产品，避免使用刺激性强的化学洗涤剂。

(2) 接种疫苗 荨麻疹发作期间，免疫系统可能处于激活状态，接种疫苗会增加不良反应的发生风险，此时一般不建议接种疫苗。待康复后，可按计划接种常规疫苗，提高孩子免疫力，预防其他疾病。

(3) 饮食调整 ①避免摄入致敏食物；②均衡饮食：确保孩子摄入足够的营养，包括蛋白质、维生素和矿物质，以增强免疫力；③多喝水：保证充足水分摄入，有助于排出体内毒素和缓解皮肤干燥。

(4) 穿着建议 ①选择棉质衣物：如柔软、透气的棉质衣物，减少对皮肤的刺激。②避免紧身衣物：选择宽松的衣物，以免摩擦皮肤，加重瘙痒感。③勤换洗衣物：保持衣物的清洁和卫生，减少细菌滋生。

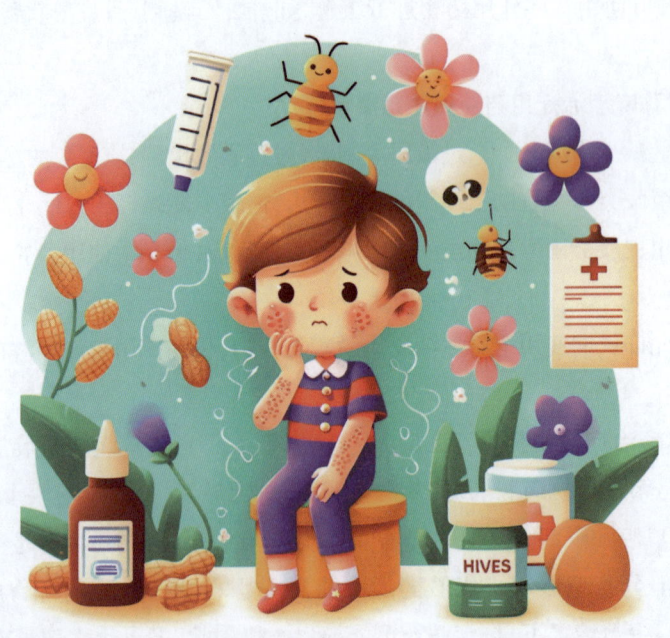

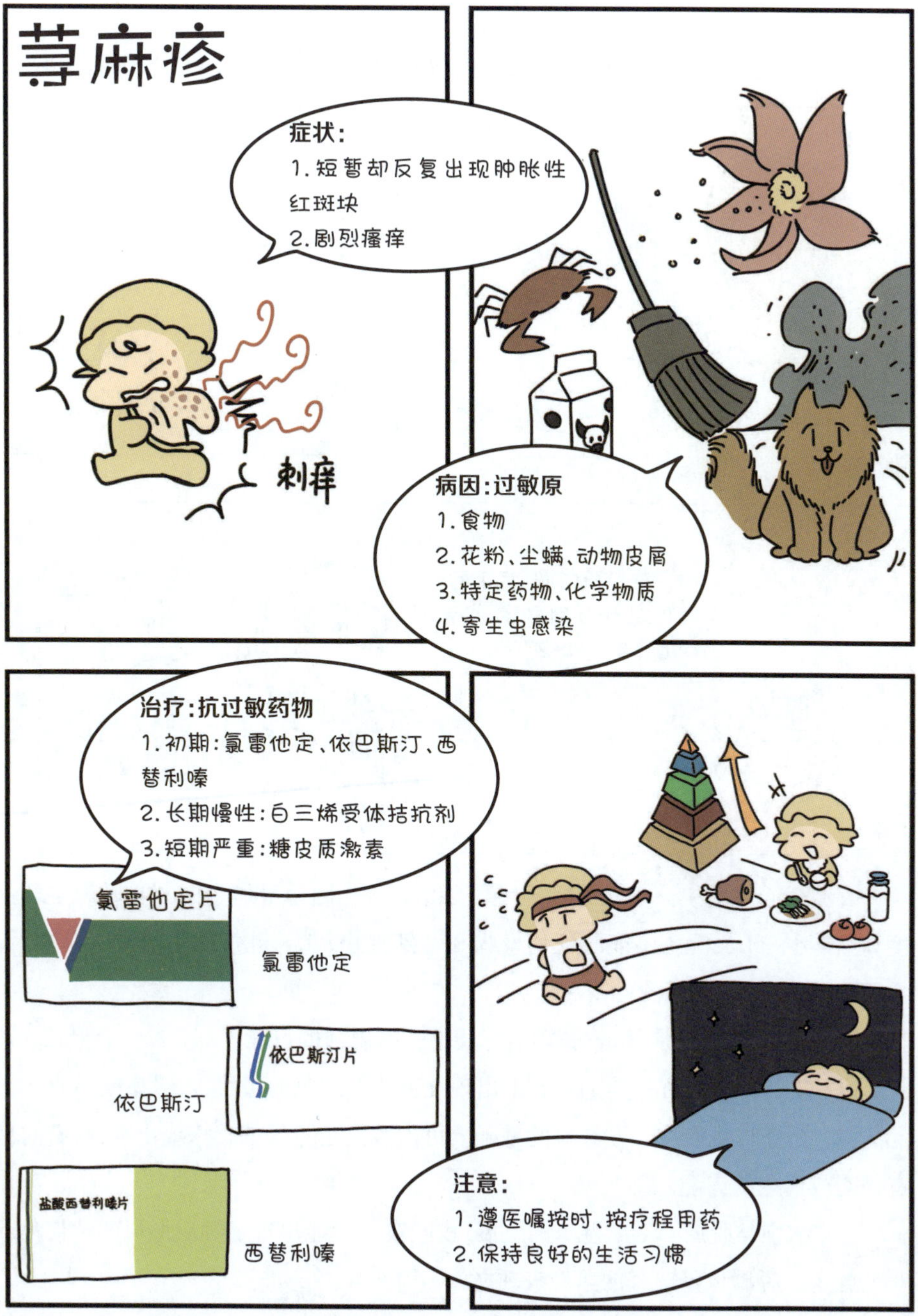

(十)做宝宝肌肤守护者：
科学应对儿童湿疹，药师指导安心用药攻略

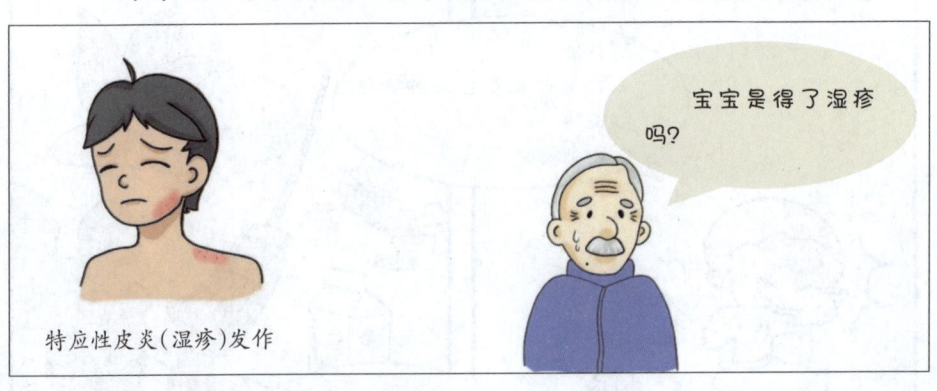

特应性皮炎(湿疹)发作

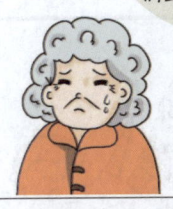
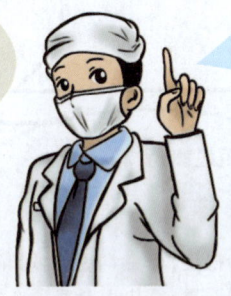

1. 谣言 ①湿疹一定是过敏引起的；②湿疹是因为身体内湿邪过重或空气湿度高引起的；③长湿疹不能吃任何发物和辛辣食物；④长湿疹后不能洗澡；⑤长湿疹后涂抹一层保湿霜就够了。

2. 孩子出现哪些症状，家长需要怀疑孩子有湿疹的可能

(1) 皮肤红斑　湿疹早期皮肤上出现红色或淡红色的斑块，边缘模糊不清。

(2) 丘疹与丘疱疹　在红斑的基础上可出现大小不等的丘疹或小水疱，有时伴有透明或黄色的渗液。

(3) 结痂与脱屑　随着湿疹的发展，皮肤表面可能出现干涸后形成的黄褐色或灰色痂皮。脱屑也是湿疹的典型表现之一。

(4) 皮肤瘙痒　患儿会表现明显的瘙痒感，常常抓挠受影响部位，严重时可能

导致破皮、渗液甚至继发性感染。

（5）皮肤干燥　干燥型湿疹皮肤可能呈现粗糙、紧绷，并伴有干性鳞屑。

（6）对称分布　湿疹倾向于对称分布在面部、头皮、颈部、肘窝、腘窝、手腕和脚踝等部位，也可能扩散到躯干和四肢。

（7）反复发作　湿疹症状可能时轻时重，在环境变化、刺激物接触、食物过敏等因素影响下易复发。

（8）其他症状　湿疹患儿因瘙痒而难以入睡、情绪烦躁不安，尤其是在夜晚。

3. 不同类型湿疹特征

（1）脂溢型　常见于新生儿和小婴儿，表现为皮肤潮红，小斑丘疹上渗出淡黄色脂性液体并覆盖在皮疹上，以后结成较厚的黄色结痂皮，不易除去，以头顶及眉际、鼻旁及耳后多见，痒感不强。

（2）渗出型或急性湿疹　多见于较胖的婴儿，红色皮疹间有水疱和红斑，伴有皮肤组织肿胀现象，痒感强，抓挠后有黄色浆液渗出或出血，皮疹可向躯干、四肢以及全身蔓延，易继发皮肤感染。

（3）干燥型或慢性湿疹　表现为面部、四肢、躯干外侧呈斑片状密集红色丘疹，丘疹上有糠皮样脱屑和干性结痂现象。

4. 什么是特应性皮炎　特应性皮炎又称湿疹，是由遗传和环境因素共同作用引起的复杂炎症性疾病，表现为皮肤屏障功能障碍，对外界刺激高度敏感，并伴有免疫系统异常反应，是一种常见的慢性复发性炎症性皮肤病，具有明显的遗传倾向和个体过敏体质背景。以皮肤干燥、严重瘙痒、反复出现湿疹样皮疹为主要特点，且病程长，易反复发作。急性期皮肤损伤以丘疱疹为主，有渗出倾向；慢性期以苔藓样变为主，瘙痒剧烈，易反复发作。常伴有IgE介导的过敏反应，如哮喘、过敏性鼻炎等其他特应性疾病。10%~20%的儿童在婴儿期即出现症状，约半数病例在出生后第1年内发病。发达国家和发展中国家均报告患病率增长，可能与现代生活方式、环境变化（如城市化、污染增加）、过度清洁及基因-环境相互作用等多种因素有关。

此外，特应性皮炎具有家族聚集性，如果家长中有一方患有特应性皮炎，那么他们子女的患病风险会比一般人群高得多。

5. 儿童湿疹的常用检查方法

（1）体格检查　观察皮肤病变特征，通常通过直接肉眼观察和触摸皮肤来评估湿疹的表现，如红斑、丘疹、疱疹、渗出、结痂、苔藓样变、干燥、脱屑和有瘙痒痕迹等。皮肤刮片或活检,细胞学检查疱底涂片,虽然其不是常规做法,但必要时可通过取皮肤表面样本进行显微镜细胞学检查,以排除感染或其他皮肤病的可能。

(2) 血液检查　血常规:检测白细胞计数和分类,评估全身炎症反应和感染情况(白细胞计数不一定会有特定变化)。全血嗜酸性粒细胞计数:部分湿疹患者计数增多。过敏原特异性IgE抗体检测:通过抽血检查,可检测到患者对某些常见过敏原(如食物、尘螨、花粉等)的反应。

(3) 过敏原筛查　抽血测定特异性IgE抗体水平,可间接反映对某些常见过敏原的过敏状态。皮肤点刺试验可在年龄稍大的儿童中使用,通过在皮肤上滴入少量可疑过敏原并轻微刺破皮肤观察局部反应,以确定儿童是否对该物质过敏。

(4) 食物回避和激发试验　对于怀疑与食物过敏相关的湿疹,可通过记录食物摄入与湿疹症状的关系,以及暂时从饮食中去除可疑食物看症状是否有改善。食物激发试验:在医生监督下,逐步引入可能的过敏食物,观察是否会引发湿疹症状,从而判断儿童是否对特定食物过敏。

6. 哪些因素容易诱发儿童湿疹

(1) 遗传因素　特应性皮炎具有显著的遗传倾向,如果家族中有人患有湿疹、哮喘或过敏性鼻炎,则儿童更有可能发展成湿疹。

(2) 皮肤屏障功能障碍　湿疹患者的皮肤往往不能有效地保持水分,导致皮肤干燥,对外界刺激更为敏感。

(3) 免疫系统异常反应　湿疹与免疫系统过度活跃有关,表现为Th2细胞介导的免疫反应增强,以及IgE抗体水平升高,容易对环境中的一些物质产生过敏反应。

(4) 环境因素　寒冷、干燥的冬季和炎热、潮湿的夏季都可能对湿疹儿童的皮肤造成不利影响。低湿度环境使皮肤更易干燥,从而诱发或加重湿疹。

(5) 过度清洁　频繁使用肥皂和热水洗澡都会破坏皮肤的天然保护层,增加湿疹发生的可能性。

(6) 接触刺激物和微生物感染　如化学物质、香料、洗涤剂、某些织物(如羊毛)等可引起皮肤刺激或过敏。微生物如金黄色葡萄球菌在湿疹皮肤上过度生长繁殖,可加重湿疹症状。

(7) 食物过敏　牛奶、鸡蛋、花生、鱼类、贝壳类海鲜、大豆、小麦等可能成为致敏原,特别是对于婴儿和幼儿来说,食物过敏可能是诱发湿疹的一个重要因素。

(8) 精神压力和情绪波动　尽管不是直接原因,但压力和情绪不稳定均可能会影响免疫系统的正常工作,间接加重湿疹的症状。

(9) 其他 皮肤受损、皮肤摩擦、出汗过多、衣服过紧都是湿疹的触发因素。

7. 儿童湿疹的治疗药物有哪些

(1) 保湿润肤剂 用无添加无激素的护肤乳,做基础护肤,维持皮肤湿润,修复皮肤屏障。注意每天2~3次涂抹保湿霜,使宝宝的皮肤一直保持湿润状态。

(2) 外用药物 ①糖皮质激素类药膏:如氢化可的松、地奈德、丙酸氟轻松等,用于短期控制炎症和瘙痒,但长期大面积使用时应注意不良反应。②非激素类抗炎药物:钙调神经磷酸酶抑制剂,如他克莫司软膏、吡美莫司乳膏,适合长期维持治疗,较少引起激素依赖性皮炎。③抗微生物药物:如莫匹罗星、夫西地酸软膏等抗生素药膏,可治疗继发性感染。④止痒剂:如含有丹皮酚、多塞平等成分的止痒乳膏。⑤湿敷剂:如炉甘石洗剂,用于收敛、保护皮肤和止痒。⑥氧化锌油或糊剂:可用于湿敷或涂抹,有助于保护和修复皮肤。

(3) 口服药物 ①抗组胺药物:如西替利嗪、氯雷他定等,用于缓解瘙痒和抗过敏。②免疫调节药物:在严重或顽固性湿疹中,可以使用免疫抑制剂如环孢素、硫唑嘌呤等,儿童慎用,须严格监控这类药物的不良反应。③抗生素:对于合并细菌感染时,可能需要口服抗生素如阿莫西林克拉维酸、头孢类等。④抗病毒药物:合并单纯疱疹病毒感染可使用阿昔洛韦。⑤系统性激素治疗:仅在严重或局部治疗无效的情况下,短期使用口服或注射糖皮质激素(如泼尼松、甲泼尼龙等),必须由医生严格掌握适应证和用药剂量。

8. 儿童湿疹治疗药物的使用注意事项

(1) 遵循医嘱 不要自行购买和使用未经医生推荐和认可药物,特别是激素类药物,因为不同年龄段人群、湿疹程度及部位对药物的选择和用量要求各异。

(2) 正确使用外用药物 按照医生指定的部位、剂量和频次使用药膏或乳液,不得随意增减。涂抹糖皮质激素类药膏时,尽量薄层均匀涂抹,避免长时间大面积使用,以免出现不良反应,如皮肤萎缩、色素沉着等。使用非激素类抗炎药物(如他克莫司、吡美莫司)时,也要注意观察有无不良反应,如有烧灼感、皮肤红肿等。

(3) 保湿护理 湿疹治疗过程中,保湿润肤剂的使用同样重要,尤其是在激素药膏使用间歇期和痊愈后,以维护皮肤屏障功能。选择无刺激、低敏的保湿产品,避免含有香精、染料等可能引发过敏的成分。

(4) 防止感染 若湿疹出现破溃、渗液等症状,应及时更换药膏,可能需要添加抗生素或抗真菌药物以预防感染。保持患处清洁、干燥,避免抓挠,以防二次感染。

(5)监测药物反应　使用任何药物后,均应密切观察儿童的皮肤反应和全身症状,如有不适或症状未见改善,应及时联系医生调整用药方案。

(6)定期复诊　让医生评估病情进展和药物效果,适时调整治疗方案。

(7)生活方式调整　合理调整饮食,避免已知过敏的食物。注意个人卫生和穿着,选择舒适、透气的棉质衣物。尽量避免接触可能的刺激物和过敏原。对于瘙痒带来的不适,可帮助孩子转移注意力,减轻其焦虑,并保证充足的睡眠。

9. 儿童湿疹治疗用药可能出现的不良反应

(1)口服抗组胺药的主要不良反应　包括嗜睡、疲倦、乏力、注意力下降等中枢神经系统的抑制作用。此外,一些患儿可能会出现中枢神经系统兴奋,表现为精神兴奋、容易激动、失眠,甚至抽搐和诱发癫痫。还有的患儿可能出现抗胆碱能作用,如口干、心悸、视物模糊、排尿困难等。胃肠道不良反应也是抗组胺药物常见的不良反应,包括口苦、恶心、呕吐、腹痛、腹泻、便秘等。

(2)外用药物,特别是激素软膏,若长期使用,可能会引起局部皮肤色素加深、局部皮肤萎缩,甚至呈密集排列的绒毛改变。此外,长期使用糖皮质激素类药物还可能引起继发性感染。

(3)系统性治疗药物,如抗生素,可能导致腹泻、皮肤红肿、头痛、恶心、呕吐等不良反应。同时,激素类药物在治疗湿疹的过程中,除出现上述皮肤局部反应外,还可能引起胃肠道反应,如恶心、呕吐和食欲不振等;长期使用还可能诱发肥胖、骨质疏松症、血糖升高等全身性不良反应。

10. 其他注意事项

(1)预防措施　①保持皮肤清洁、干燥:定期洗澡,选择温和的洗浴产品。洗澡后轻轻拍干皮肤,避免过度摩擦。②避免过度搔抓:湿疹可导致皮肤瘙痒,但过度搔抓会损伤皮肤,加重湿疹症状。尽量通过轻轻拍打或冷敷来缓解瘙痒。③注意保湿:使用温和的保湿霜或乳液,有助于保持皮肤湿润,减少湿疹的发作。

(2)饮食方面　注意预防食物过敏:湿疹患者可能对某些食物过敏,如海鲜、牛、羊肉等。在饮食方面要注意观察,如发现对某些食物过敏,应及时避免食用。

(3)穿着方面　①选择透气、舒适的衣物:避免穿化纤类、羊毛类衣物,选择棉质、柔软、透气的衣物,以减少对皮肤的刺激。②避免紧身衣物:穿紧身衣物可能加重湿疹症状,应选择宽松、舒适的衣物。

六、皮肤累及常见疾病　223

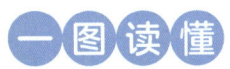

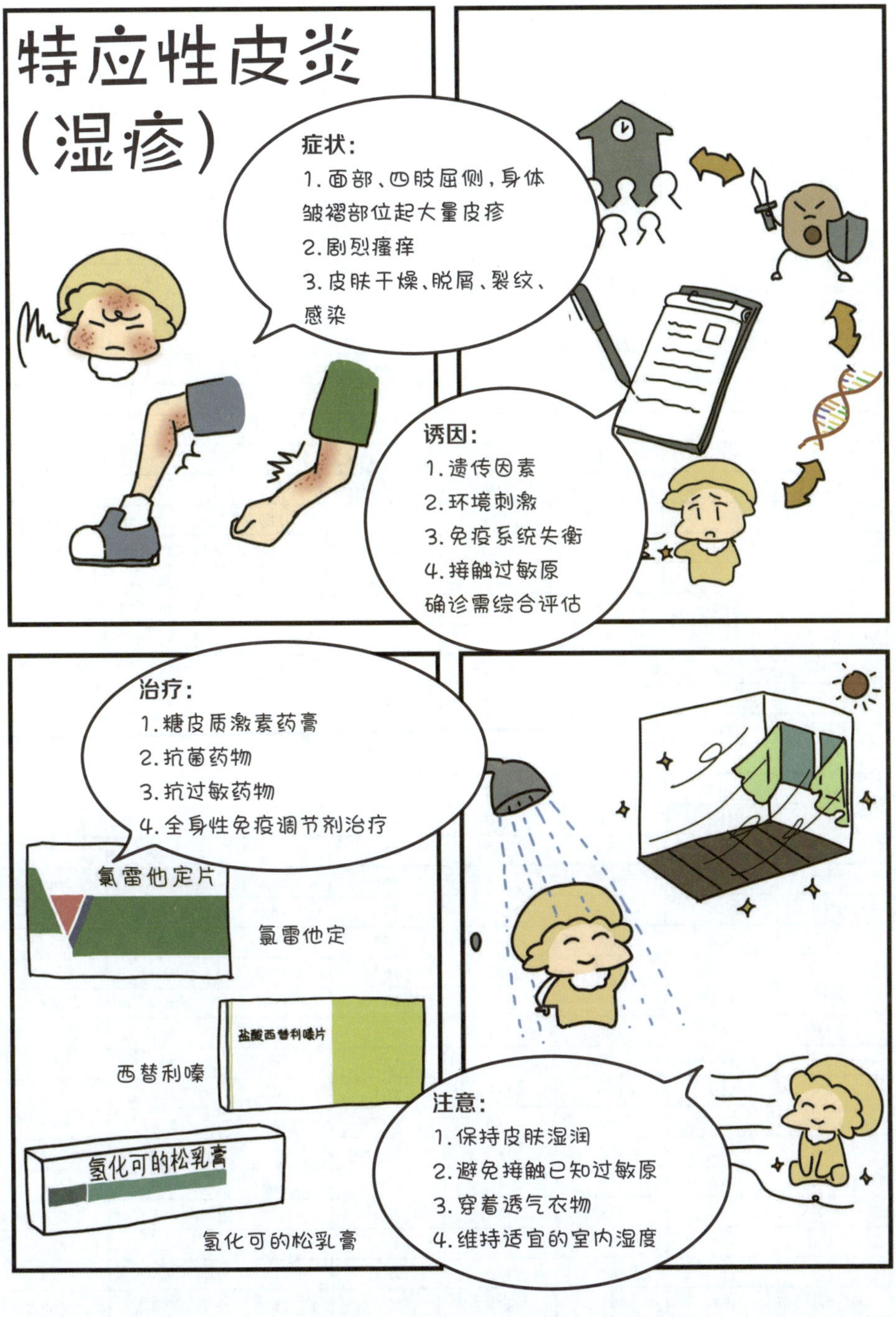

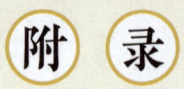

1. 儿童生长标准

（1）7岁以下男童年龄别体重的百分位数值（单位：kg）

年龄	P_3	P_{10}	P_{25}	P_{50}	P_{75}	P_{90}	P_{97}
0月	2.8	3.0	3.2	3.5	3.7	4.0	4.2
1月	3.7	3.9	4.2	4.6	4.9	5.2	5.6
2月	4.7	5.0	5.4	5.8	6.2	6.7	7.1
3月	5.5	5.9	6.3	6.8	7.3	7.8	8.3
4月	6.1	6.5	7.0	7.5	8.1	8.6	9.2
5月	6.6	7.0	7.5	8.0	8.6	9.2	9.8
6月	6.9	7.4	7.9	8.4	9.1	9.7	10.3
7月	7.2	7.7	8.2	8.8	9.5	10.1	10.8
8月	7.5	8.0	8.5	9.1	9.8	10.4	11.1
9月	7.7	8.2	8.7	9.4	10.1	10.8	11.5
10月	7.9	8.4	9.0	9.6	10.3	11.0	11.8
11月	8.1	8.6	9.2	9.8	10.6	11.3	12.0
1岁	8.3	8.8	9.4	10.1	10.8	11.5	12.3
1岁1月	8.4	9.0	9.6	10.3	11.0	11.7	12.5
1岁2月	8.6	9.2	9.7	10.5	11.2	12.0	12.8
1岁3月	8.8	9.3	9.9	10.7	11.4	12.2	13.0
1岁4月	9.0	9.5	10.1	10.9	11.7	12.4	13.3
1岁5月	9.1	9.7	10.3	11.1	11.9	12.7	13.5
1岁6月	9.3	9.9	10.5	11.3	12.1	12.9	13.8
1岁7月	9.5	10.1	10.7	11.5	12.3	13.2	14.0
1岁8月	9.7	10.3	10.9	11.7	12.6	13.4	14.3
1岁9月	9.8	10.5	11.1	11.9	12.8	13.7	14.6
1岁10月	10.0	10.6	11.3	12.2	13.0	13.9	14.8
1岁11月	10.2	10.8	11.5	12.4	13.3	14.2	15.1
2岁	10.4	11.0	11.7	12.6	13.5	14.4	15.4
2岁3月	10.8	11.5	12.2	13.1	14.1	15.1	16.1
2岁6月	11.2	12.0	12.7	13.7	14.7	15.7	16.7
2岁9月	11.6	12.4	13.2	14.2	15.2	16.3	17.4
3岁	12.0	12.8	13.6	14.6	15.8	16.9	18.0
3岁3月	12.4	13.2	14.1	15.2	16.3	17.5	18.7
3岁6月	12.8	13.7	14.6	15.7	16.9	18.1	19.4
3岁9月	13.2	14.1	15.1	16.2	17.5	18.7	20.1
4岁	13.6	14.5	15.5	16.7	18.1	19.4	20.8
4岁3月	14.0	15.0	16.0	17.3	18.7	20.1	21.6
4岁6月	14.5	15.4	16.5	17.9	19.3	20.8	22.4
4岁9月	14.9	15.9	17.1	18.4	20.0	21.6	23.3
5岁	15.3	16.4	17.6	19.1	20.7	22.4	24.2
5岁3月	15.8	16.9	18.1	19.7	21.4	23.2	25.1
5岁6月	16.2	17.4	18.7	20.3	22.2	24.0	26.0
5岁9月	16.6	17.9	19.3	21.0	22.9	24.8	27.0
6岁	17.1	18.3	19.8	21.6	23.6	25.7	27.9
6岁3月	17.5	18.8	20.3	22.2	24.3	26.5	28.9
6岁6月	17.8	19.2	20.8	22.8	25.0	27.3	29.8
6岁9月	18.2	19.7	21.3	23.4	25.7	28.0	30.6

注 年龄为整月或整岁。

(2) 7岁以下女童年龄别体重的百分位数值(单位:kg)

年龄	P_3	P_{10}	P_{25}	P_{50}	P_{75}	P_{90}	P_{97}
0月	2.7	2.9	3.1	3.3	3.6	3.8	4.1
1月	3.5	3.7	4.0	4.3	4.6	4.9	5.3
2月	4.4	4.7	5.0	5.4	5.8	6.2	6.6
3月	5.1	5.4	5.8	6.2	6.7	7.2	7.6
4月	5.6	6.0	6.4	6.9	7.4	7.9	8.4
5月	6.0	6.4	6.9	7.4	7.9	8.5	9.1
6月	6.4	6.8	7.2	7.8	8.4	9.0	9.6
7月	6.7	7.1	7.6	8.1	8.8	9.4	10.0
8月	6.9	7.4	7.9	8.4	9.1	9.7	10.4
9月	7.2	7.6	8.1	8.7	9.4	10.0	10.8
10月	7.4	7.8	8.3	9.0	9.6	10.3	11.1
11月	7.6	8.0	8.6	9.2	9.9	10.6	11.4
1岁	7.7	8.2	8.8	9.4	10.1	10.9	11.6
1岁1月	7.9	8.4	9.0	9.6	10.4	11.1	11.9
1岁2月	8.1	8.6	9.2	9.8	10.6	11.3	12.2
1岁3月	8.3	8.8	9.3	10.0	10.8	11.6	12.4
1岁4月	8.4	9.0	9.5	10.3	11.0	11.8	12.7
1岁5月	8.6	9.1	9.7	10.5	11.3	12.1	12.9
1岁6月	8.8	9.3	9.9	10.7	11.5	12.3	13.2
1岁7月	9.0	9.5	10.1	10.9	11.7	12.6	13.5
1岁8月	9.1	9.7	10.3	11.1	12.0	12.8	13.8
1岁9月	9.3	9.9	10.5	11.3	12.2	13.1	14.0
1岁10月	9.5	10.1	10.7	11.5	12.4	13.3	14.3
1岁11月	9.7	10.3	10.9	11.7	12.6	13.6	14.6
2岁	9.8	10.4	11.1	11.9	12.9	13.8	14.8
2岁3月	10.3	10.9	11.6	12.5	13.5	14.4	15.5
2岁6月	10.7	11.4	12.1	13.0	14.1	15.1	16.2
2岁9月	11.1	11.8	12.6	13.6	14.6	15.7	16.9
3岁	11.5	12.3	13.1	14.1	15.3	16.4	17.7
3岁3月	12.0	12.7	13.6	14.7	15.9	17.1	18.4
3岁6月	12.4	13.2	14.1	15.2	16.4	17.7	19.1
3岁9月	12.8	13.6	14.5	15.7	17.0	18.3	19.8
4岁	13.1	14.0	15.0	16.2	17.6	18.9	20.5
4岁3月	13.5	14.4	15.4	16.7	18.1	19.6	21.1
4岁6月	13.9	14.8	15.9	17.2	18.7	20.2	21.9
4岁9月	14.3	15.3	16.4	17.8	19.3	20.9	22.6
5岁	14.7	15.8	16.9	18.4	20.0	21.6	23.4
5岁3月	15.1	16.2	17.5	19.0	20.7	22.4	24.3
5岁6月	15.5	16.7	18.0	19.6	21.4	23.2	25.1
5岁9月	15.9	17.1	18.5	20.2	22.0	23.9	26.0
6岁	16.3	17.6	19.0	20.7	22.7	24.7	26.8
6岁3月	16.7	18.0	19.5	21.3	23.3	25.4	27.6
6岁6月	17.0	18.4	19.9	21.8	24.0	26.1	28.5
6岁9月	17.4	18.8	20.4	22.4	24.6	26.8	29.3

注 年龄为整月或整岁。

（3）7岁以下男童年龄别身长/身高的百分位数值(单位:cm)

年龄	P_3	P_{10}	P_{25}	P_{50}	P_{75}	P_{90}	P_{97}
0月	47.6	48.7	49.9	51.2	52.5	53.6	54.8
1月	51.3	52.5	53.8	55.1	56.5	57.7	59.0
2月	54.9	56.2	57.5	59.0	60.4	61.7	63.0
3月	58.0	59.4	60.7	62.2	63.7	65.1	66.4
4月	60.5	61.9	63.3	64.8	66.4	67.8	69.1
5月	62.5	63.9	65.4	66.9	68.5	69.9	71.3
6月	64.2	65.7	67.1	68.7	70.3	71.8	73.2
7月	65.7	67.2	68.7	70.3	71.9	73.4	74.9
8月	67.1	68.6	70.1	71.7	73.4	74.9	76.4
9月	68.3	69.8	71.4	73.1	74.7	76.3	77.8
10月	69.5	71.0	72.6	74.3	76.0	77.6	79.1
11月	70.7	72.2	73.8	75.5	77.3	78.8	80.4
1岁	71.7	73.3	74.9	76.7	78.5	80.1	81.6
1岁1月	72.8	74.4	76.0	77.8	79.6	81.2	82.8
1岁2月	73.8	75.4	77.1	78.9	80.7	82.4	84.0
1岁3月	74.8	76.5	78.1	80.0	81.8	83.5	85.1
1岁4月	75.8	77.5	79.2	81.0	82.9	84.6	86.3
1岁5月	76.8	78.5	80.2	82.1	84.0	85.7	87.4
1岁6月	77.7	79.4	81.2	83.1	85.0	86.8	88.5
1岁7月	78.6	80.4	82.1	84.1	86.1	87.8	89.6
1岁8月	79.6	81.3	83.1	85.1	87.1	88.9	90.6
1岁9月	80.5	82.3	84.1	86.1	88.1	89.9	91.7
1岁10月	81.4	83.2	85.0	87.0	89.1	90.9	92.7
1岁11月	82.2	84.1	85.9	88.0	90.0	91.9	93.7
2岁	82.4	84.2	86.1	88.2	90.3	92.2	94.0
2岁3月	84.8	86.7	88.6	90.8	93.0	94.9	96.8
2岁6月	87.0	88.9	91.0	93.2	95.4	97.4	99.4
2岁9月	89.0	91.0	93.1	95.4	97.7	99.8	101.8
3岁	90.9	93.0	95.1	97.5	99.9	102.0	104.1
3岁3月	92.7	94.8	97.0	99.5	101.9	104.1	106.2
3岁6月	94.4	96.6	98.8	101.3	103.8	106.1	108.3
3岁9月	96.0	98.3	100.6	103.1	105.7	108.0	110.2
4岁	97.6	99.9	102.3	104.9	107.5	109.8	112.2
4岁3月	99.2	101.6	104.0	106.6	109.3	111.7	114.1
4岁6月	100.8	103.2	105.7	108.4	111.1	113.6	116.0
4岁9月	102.4	104.9	107.4	110.2	113.0	115.5	117.9
5岁	104.1	106.6	109.1	112.0	114.8	117.4	119.9
5岁3月	105.7	108.2	110.9	113.7	116.6	119.2	121.8
5岁6月	107.2	109.9	112.5	115.5	118.4	121.1	123.7
5岁9月	108.8	111.4	114.1	117.1	120.2	122.9	125.5
6岁	110.3	113.0	115.7	118.8	121.9	124.6	127.3
6岁3月	111.7	114.5	117.3	120.4	123.5	126.3	129.1
6岁6月	113.1	116.0	118.8	122.0	125.2	128.0	130.8
6岁9月	114.5	117.4	120.3	123.5	126.7	129.6	132.5

注 2岁以下适用于身长，2~7岁以下适用于身高。年龄为整月或整岁。

（4）7岁以下女童年龄别身长/身高的百分位数值(单位:cm)

年龄	P_3	P_{10}	P_{25}	P_{50}	P_{75}	P_{90}	P_{97}
0月	46.8	47.9	49.1	50.3	51.6	52.7	53.8
1月	50.4	51.6	52.8	54.1	55.4	56.6	57.8
2月	53.8	55.0	56.3	57.7	59.1	60.4	61.6
3月	56.7	58.0	59.3	60.8	62.2	63.5	64.8
4月	59.1	60.4	61.7	63.3	64.8	66.1	67.4
5月	61.0	62.4	63.8	65.3	66.9	68.2	69.6
6月	62.7	64.1	65.5	67.1	68.7	70.1	71.5
7月	64.2	65.6	67.1	68.7	70.3	71.7	73.1
8月	65.6	67.0	68.5	70.1	71.7	73.2	74.7
9月	66.8	68.3	69.8	71.5	73.1	74.6	76.1
10月	68.1	69.6	71.1	72.8	74.5	76.0	77.5
11月	69.2	70.8	72.3	74.0	75.7	77.3	78.8
1岁	70.4	71.9	73.5	75.2	77.0	78.6	80.1
1岁1月	71.4	73.0	74.6	76.4	78.2	79.8	81.4
1岁2月	72.5	74.1	75.7	77.5	79.3	81.0	82.6
1岁3月	73.5	75.2	76.8	78.6	80.5	82.1	83.8
1岁4月	74.6	76.2	77.9	79.7	81.6	83.3	84.9
1岁5月	75.5	77.2	78.9	80.8	82.7	84.4	86.1
1岁6月	76.5	78.2	79.9	81.9	83.8	85.5	87.2
1岁7月	77.5	79.2	80.9	82.9	84.8	86.6	88.3
1岁8月	78.4	80.2	81.9	83.9	85.9	87.6	89.4
1岁9月	79.3	81.1	82.9	84.9	86.9	88.7	90.4
1岁10月	80.2	82.0	83.8	85.8	87.9	89.7	91.5
1岁11月	81.1	82.9	84.7	86.8	88.8	90.7	92.5
2岁	81.2	83.0	84.9	87.0	89.1	90.9	92.8
2岁3月	83.6	85.5	87.4	89.5	91.7	93.6	95.5
2岁6月	85.7	87.7	89.7	91.9	94.1	96.1	98.1
2岁9月	87.7	89.8	91.8	94.1	96.4	98.4	100.5
3岁	89.7	91.8	93.9	96.2	98.5	100.7	102.7
3岁3月	91.5	93.6	95.8	98.2	100.6	102.8	104.9
3岁6月	93.2	95.4	97.6	100.1	102.5	104.8	106.9
3岁9月	94.9	97.1	99.4	101.9	104.4	106.7	108.9
4岁	96.5	98.8	101.1	103.7	106.3	108.6	110.9
4岁3月	98.1	100.4	102.8	105.4	108.1	110.4	112.8
4岁6月	99.7	102.1	104.5	107.2	109.9	112.3	114.7
4岁9月	101.3	103.8	106.2	109.0	111.8	114.2	116.7
5岁	103.0	105.5	108.0	110.8	113.6	116.1	118.6
5岁3月	104.6	107.1	109.7	112.6	115.4	118.0	120.6
5岁6月	106.1	108.7	111.3	114.3	117.2	119.8	122.4
5岁9月	107.6	110.3	112.9	115.9	118.9	121.6	124.2
6岁	109.0	111.7	114.5	117.5	120.6	123.3	126.0
6岁3月	110.4	113.2	116.0	119.1	122.2	124.9	127.7
6岁6月	111.8	114.6	117.4	120.6	123.7	126.6	129.4
6岁9月	113.2	116.0	118.9	122.1	125.3	128.2	131.0

注 2岁以下适用于身长,2~7岁以下适用于身高。年龄为整月或整岁。

(5) 7~18岁儿童青少年P_{75}和P_{90}腰围值(单位:cm)

年龄（岁）	男生		女生	
	P_{75}	P_{90}	P_{75}	P_{90}
7	58.4	63.6	55.8	60.2
8	60.8	66.8	57.6	62.5
9	63.4	70.0	59.8	65.1
10	65.9	73.1	62.2	67.8
11	68.1	75.6	64.6	70.4
12	69.8	77.4	66.8	72.6
13	71.3	78.6	68.5	74.0
14	72.6	79.6	69.6	74.9
15	73.8	80.5	70.4	75.5
16	74.8	81.3	70.9	75.8
17	75.7	82.1	71.2	76.0
18	76.8	83.0	71.3	76.1

（6）6~18岁学龄儿童青少年性别年龄别BMI筛查超重与肥胖界值（单位：kg/m^2）

年龄 （岁）	男生		女生	
	超重	肥胖	超重	肥胖
6.0~	16.4	17.7	16.2	17.5
6.5~	16.7	18.1	16.5	18.0
7.0~	17.0	18.7	16.8	18.5
7.5~	17.4	19.2	17.2	19.0
8.0~	17.8	19.7	17.6	19.4
8.5~	18.1	20.3	18.1	19.9
9.0~	18.5	20.8	18.5	20.4
9.5~	18.9	21.4	19.0	21.0
10.0~	19.2	21.9	19.5	21.5
10.5~	19.6	22.5	20.0	22.1
11.0~	19.9	23.0	20.5	22.7
11.5~	20.3	23.6	21.1	23.3
12.0~	20.7	24.1	21.5	23.9
12.5~	21.0	24.7	21.9	24.5
13.0~	21.4	25.2	22.2	25.0
13.5~	21.9	25.7	22.6	25.6
14.0~	22.3	26.1	22.8	25.9
14.5~	22.6	26.4	23.3	26.3
15.0~	22.9	26.6	23.2	26.6
15.5~	23.1	26.9	23.4	26.9
16.0~	23.3	27.1	23.6	27.1
16.5~	23.5	27.4	23.7	27.4
17.0~	23.7	27.6	23.8	27.6
17.5~	23.8	27.8	23.9	27.8
18.0~	24.0	28.0	24.0	28.0

2. 疫苗接种一览表

国家免疫规划疫苗儿童免疫程序表(2021年版)

可预防疾病	疫苗种类	接种途径	剂量	英文编写	出生时	1月	2月	3月	4月	5月	6月	8月	9月	18月	2岁	3岁	4岁	5岁	6岁
乙型病毒性肝炎	乙肝疫苗	肌内注射	10或20μg	HepB	1	2					3								
结核病[1]	卡介苗	皮内注射	0.1mL	BCG	1														
脊髓灰质炎	脊灰灭活疫苗	肌内注射	0.5mL	IPV			1	2											
脊髓灰质炎	脊灰减毒活疫苗	口服	1粒或2滴	bOPV					3										4
百日咳,白喉,破伤风	百白破疫苗	肌内注射	0.5mL	DTap				1	2	3				4					
百日咳,白喉,破伤风	白破疫苗	肌内注射	0.5mL	DT															5
麻疹,风疹,流行性腮腺炎	麻腮风疫苗	皮下注射	0.5mL	MMR								1		2					
流行性乙型脑炎[2]	乙脑减毒活疫苗	皮下注射	0.5mL	JE-L								1			2				
流行性乙型脑炎[2]	乙脑灭活疫苗	肌内注射	0.5mL	JE-I								1,2			3				4
流行性脑脊髓膜炎	A群流脑多糖疫苗	皮下注射	0.5mL	MPSV-A							1	2							
流行性脑脊髓膜炎	A群C群流脑多糖疫苗	皮下注射	0.5mL	MPSV-AC												3			4
甲型病毒性肝炎[3]	甲肝减毒活疫苗	皮下注射	0.5mL或1.0mL	HepA-L										1					
甲型病毒性肝炎[3]	甲肝灭活疫苗	肌内注射	0.5mL	HepA-I										1	2				

注

1. 主要指结核性脑膜炎、粟粒性肺结核等。
2. 选择乙脑减毒活疫苗接种时,采用两剂次接种程序。选择乙脑灭活疫苗接种时,采用四剂次接种程序;乙脑灭活疫苗第1、第2剂间隔7~10天。
3. 选择甲肝减毒活疫苗接种时,采用一剂次接种程序。选择甲肝灭活疫苗接种时,采用两剂次接种程序。